公衆衛生学

社会・環境と健康

安達　修一　編著

落合　裕隆　　金井美恵子　　篠原　暁子
川村　　堅　　小田切陽一　　柴崎　智美
野寺　　誠　　共著

三共出版

まえがき

　この度，「公衆衛生学－社会・環境と健康－」を新たに刊行しました。この書は，2004年3月に発刊された，当時，実践女子大学教授の竹田美文先生（元国立感染研究所所長）編による「わかりやすい公衆衛生学」の後継として，書名，装丁を刷新し，一部執筆陣も交替しました。これまで前書を教科書として採用頂いた各方面に，引き続き，ご活用頂ければ幸いです。章立ては，最新の管理栄養士国家試験出題基準に準拠しており，他の構成は前書を引き継いでおります。

　前書「わかりやすい公衆衛生学」は2022年3月の第6版（4刷）まで，12回の改訂を重ねました。この類の教科書としては異例の頻度と思いますが，公衆衛生学は，社会の変化に適応していかなければならない領域であるという，執筆陣の共通理解があればこそ実践できたと考えております。この方針は，本書でも引き継いでいく所存です。

　前書が発刊された2004年は，ちょうど，日本の総人口が増加から減少に転じた年で，その後の2011年の東日本大震災，2019年末に始まる新型コロナウイルス感染症といった災禍は，公衆衛生対策にも大きな変化をもたらしてきました。現在は，健康日本21も最終評価の節目を迎え，低出生率，超高齢社会における保健医療福祉制度の対応など，変化が続いていくと予想され，同様に改訂を続けることが本書の使命と考えております。

　この書で学ぶ学生諸君が，将来，様々な形で人々の健康に関わる立場に就き，良質なサービスを提供できる人材となることを願うものであります。人々の健康を実現するには，多くの専門職が連携するいわゆる多職種連携が重要であり，学んだ内容が多職種間の相互理解の役に立てば幸いです。

　本書をご覧いただき，至らぬ点や理解しにくい点などに気付かれましたら，お手数とは存じますが，是非，ご指摘下さいますようお願い申し上げます。

　2023年3月

安達修一

目　　次

1　社会と健康

2　環境と健康

3　健康，疾病，行動に関わる統計資料

4　疫　　学

5　感染症と食中毒

6　生活習慣と疾病

7　精神保健

8　母子保健

9 学 校 保 健

10 産 業 保 健

11　わが国の保健・医療・福祉の制度と法規

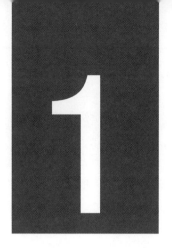

社会と健康

1-1 健康の概念

1-1-1 健康の定義

　WHO憲章＊（1946）は，健康を次のように定義している。すなわち，「健康とは，病気ではないとか，弱っていないということではなく，肉体的にも，精神的にも，そして社会的にも，すべてが 満たされた状態にあることをいいます」。身体的健康とは，症状が現れた病気ではないというばかりでなく，特定の病気になり得る状態ではないことを意味し，精神的健康とは，精神的な病気ではないというばかりでなく，もっと積極的に，現代生活の中でのストレスを克服し，不安，不満を特に持たない状態をいう。さらに社会的健康とは，ますます複雑化する社会の中で，孤立することなく，しかし自立性を発揮して，社会に適応した状態をいう。

　こうした定義の健康について，WHO＊憲章は，「人種，宗教，政治信条や経済的・社会的条件によって差別されることなく，最高水準の健康に恵まれることは，あらゆる人々にとっての基本的人権のひとつです。」としている。

　わが国の憲法も，その第25条で「すべての国民は，健康で文化的な最低限度の生活を営む権利を有する。国は，すべての生活部面について，社会福祉，社会保障及び公衆衛生の向上及び増進に努めなければならない」とし，健康は，すべての国民が享受すべき基本的な権利であるとしている。

　WHO憲章にしても，日本国憲法にしても，1940年代に作られたもので，健康を病気でない，虚弱でない，ということを前提としている。しかし，21世紀に入って，わが国の社会はますます高齢化が進んでい

＊　世界保健機関（World Health Organization）は，人間の健康を基本的人権の1つと捉え，その達成を目的として設立された国連の専門機関。本部はジュネーヴ。

る中で，従来の健康の概念だけでは十分とはいえない状態になってきている。たとえ高齢になり何か治療を受けていても，日常生活に不自由がなく，生きがいを持って，前向きに生きている状態も健康と考えるようになっている。

　さらに，さまざまな障害や弱点を持っていても，それぞれの人が持つ力を十分発揮し，積極的に生きている状態も健康と考えられる。健康であるということは，それぞれの人が持っている身体的，精神的状態の中で，それぞれの人の力を十分発揮して，社会に適応して生きていく状態と考えるべきである。こうした状態を英語では well-being と表現する。

1-1-2　健康づくりと健康管理

　健康の定義では，すべての人々がそれぞれの能力を発揮して社会に適応した状態とされ，その実現には，社会的な取り組みが機能的に作用する必要がある。WHO は，健康づくりについて

- 　生活様式・生活環境の改善
- 　人々と環境との仲介的戦略
- 　個人の選択と社会的義務の統合

といった方策を上げている。また，健康の源は収入，住居，そして食糧にあるとし，これらの基礎を支える強固な基盤が必要で，情報と生活技能，健康をつかむための機会，物品，設備，施設をもたらす支援環境など，総合的な環境の重要性も説いている。したがって，健康づくりは，健康を目的とした社会経済的アプローチといえる。

　健康づくりは，個人差を考慮しつつ集団を対象として実施され，例えば，誕生からライフステージごとの目的・目標を定めた健康管理が行われる。日本では，成長とともに母子保健，学校保健，産業保健と属性に適した健康管理が実施されるが，地域保健，精神保健，環境保健なども加わり，あらゆる面から健康を支える役割を果たしている。

1-2　公衆衛生の概念

1-2-1　公衆衛生の定義

　公衆衛生の定義は，数多くの学者たちによって提案されているが，もっとも広く受け入れられているのは，ウインスローの定義である。それは，「公衆衛生とは，生活環境衛生の整備，地域の感染症の予防，個人衛生概念の啓発教育，疾病の早期診断と治療のための医療・看護サービ

スの組織化，および地域のすべての人々に健康保持に適した生活水準を保証する社会機構の開発に，地域社会が努力することにより，疾病を予防し，寿命を延ばし，身体的・精神的健康と能率の増進をはかる科学・技術である」としている。

ウインスローがこの定義を提案したのは 1920 年で，当時は疾病といえば感染症が中心であったが，現在では，悪性新生物，心疾患，脳血管疾患，糖尿病などの生活習慣病や 1920 年の頃とは異なる新興感染症が疾病の対象となる。しかし，疾病対象が変化した，あるいは拡大したとはいえ，この定義は，現在の公衆衛生の定義として，誰もが受け入れることのできるものである。

もっとも重要な点は，疾病の予防により健康を増進するため努力する主体が，個人ではなく，地域社会あるいは集団（organized community）であるという点である。ここでいう地域社会・集団とは，大きくは国，さらに世界全体と考えることもできるし，あるいは小規模には都道府県，市町村，学校，職場と考えることもできる。

すなわち，医療が患者を対象として疾病の治療を行う「個の医学」に対して，公衆衛生は「集団」を対象にした学問と技術である。

1-2-2 公衆衛生の目標

公衆衛生の目標は，疾病の予防と健康の保持・増進である。目標達成のための手段・方法は，ウインスローの定義にそのすべてが含まれており，① 生活環境衛生の整備，② 地域の感染症の予防，③ 個人衛生概念の啓発教育，④ 疾病の早期診断と治療のための医療・看護サービスの組織化，⑤ 地域のすべての人々に健康保持に適した生活水準を保証する社会的機構の開発と列記される。

1-2-3 公衆衛生と予防医学；一次・二次・三次予防

疾病の予防を目指した科学と技術が予防医学であり，人間の健康に関わる要因，つまり疾病を予防するすべての要因が研究の対象となる。

予防医学では疾病の予防を一次予防，二次予防，三次予防の 3 段階のレベルに分けている。

（1）一次予防

一次予防では，集団をリスクから遠ざけるか，あるいは近づけないために「健康増進活動」を行い，リスク情報を伝達するために「健康教育」を行い，リスクを回避，排除するために「特殊疾病予防活動」を行う。

健康増進，健康被害発生防止，健康教育が一次予防の目標であり，この目標達成のために健康増進法，予防接種法などがあり，「健康日本

21」は，生活習慣病の一次予防対策として，栄養・食生活，身体活動・運動，休養・こころの健康づくり，たばこ，アルコール，歯の健康の6領域を設定し，生活習慣の改善目標を設定した取り組みとしてスタートした。

（2）二次予防

二次予防は，疾病の早期発見，早期治療を実現し，死亡率の減少を目指すものである。この目標達成のために，がん，循環器疾患，高血圧，骨粗鬆症などのスクリーニング検査などを行う。

「健康日本21」では，生活習慣病の二次予防対策として，肥満，高血圧，高脂血症などの危険因子の軽減目標を設定し，さらに糖尿病，循環器病，がんの3領域の検診の充実を提唱し取り組みが行われた。

感染症の発生動向調査（サーベイランス）も二次予防対策と位置づけることができる。感染症法が規定する感染症については，その発生動向（流行）を全国的にタイムリーに捉えて，国立感染症研究所の感染症情報センターで把握するとともに週報としてインターネットで配信することで，各機関が迅速に対応できるシステムが作り上げられている。

（3）三次予防

三次予防は，すでに疾病に罹っている患者が対象である。適切な診断・治療を行い，治療後も追跡・観察することにより再発を防ぎ，あるいは障害による生体機能の損失の回復訓練を行い，社会復帰を図る（リハビリテーション）ことを目標としている。高齢化によって，慢性疾患などの有病率が高くなってきている日本では，とくに重要性が増している。

「健康日本21」では，生活習慣病の三次予防対策として，糖尿病の合併症，循環病およびがんの減少について 達成するべき数値目標を設定し取り組まれている。

1-2-4 プライマリヘルスケア

プライマリヘルスケア（PHC）は，「基本的な健康対策」とも言える概念で，WHOが1978年にソビエト連邦のアルマ・アタ（現在のカザフスタン共和国の最大都市アルマトイ）において開催した会議で提唱したアルマ・アタ宣言（巻末参照）に基づいている。地域社会または国が，それぞれの発展の程度に応じて，自助と自決の精神を原則として，予防，健康増進，治療，社会復帰，社会経済開発を行う保健医療サービスをプライマリヘルスケアという言葉に集約している。この概念は，医療資源（医療機関や医療従事者）が少ない開発途上国を主な対象としたもので，地域住民が活動に積極的に参加することを前提として，医療サービスだ

健康日本21

正式名「21世紀における国民健康づくり運動」の略称。2000年に「一次予防の重視」などを基本方針としてスタートし，2013年度からは健康日本21（第2次）となり「健康寿命の延伸と健康格差の縮小」を新たな目標に揚げ2023年度まで活動する。

2022年11月にまとめられた最終評価報告書では，5割強の項目での改善が報告されている。

けでなく，生活環境や労働環境の改善，生活や栄養の改善，家族計画，
健康教育などを含んでいる。

1-2-5　ヘルスプロモーション

1986 年にカナダのオタワで開催された健康増進に関する国際会議で
採択されたオタワ憲章（巻末参照）において，ヘルスプロモーションと
は，「人々が自己の健康をコントロールし，改善することができるよう
にするプロセス」と定義されている。プライマリヘルスケアが整ってい
る先進国や地域における目標であるとも言える。「健康日本 21」は，こ
のオタワ憲章を具体化して提唱されたものと位置づけられる。

1-2-6　公衆衛生活動の過程

（1）PDCA サイクル

公衆衛生活動は，地域や対象の状況を明らかにして，それに対応して
実施される必要があり，また，時間とともに状況が変化していくことも
視野に入れなければならない。この活動の枠組みとして，計画（Plan），
実施（Do），評価（Check），改善（Action）の流れを順次，繰り返す
PDCA サイクルが有効とされている。

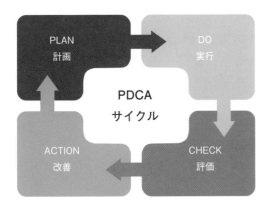

地域，学校，職場などを対象とした例では，以下に示す様に，詳しい
地区診断，対策の樹立，対策の実施，評価，フィードバックの過程を踏
んで実施される。

① 地区診断

　　　　対象の集団に，どのような健康問題が存在するかを調査し，問
　　　　題点を発見する。その上で，問題の原因（危険因子）を明らか
　　　　にする。

② 対策の立案

　　　　問題点と危険因子を分析して，予防の水準，すなわち，一次予
　　　　防か二次予防か三次予防か，を決定する。その際，医療資源と

対策に要する費用を計算し，考慮するとともに，複数の問題点，危険因子が存在する場合には，優先順位を考える。

③　対策の実施

それぞれの対策について，数値目標を設定するなど，目標を明確にする。その上で，医療機関，福祉機関，行政機関，住民組織，NPO などが連携して対策の実施に当たる。

④　評　価

評価は入力，出力，結果，効果に分けて行う。

ⅰ．入　力：どの程度の従事者がどの程度の時間と費用を投入したかを評価する。

ⅱ．出　力：対象となった人の率を評価する。

ⅲ．結　果：対象となった人の知識，態度，行動，維持の変化について科学的に評価する。

ⅳ．効　果：健康状態の変化を評価する。

ⅴ．フィードバック：問題が解決しなかった場合，評価を分析して，再度実践過程を繰り返す。

(2)　ハイリスクアプローチ・ポピュレーションアプローチ

公衆衛生活動では対象者によって，得られる効果にも違いが生じることも知られている。例えば，検査によって高血圧と判定されたグループを対象に脳卒中対策を実施した場合には，予測される発症率を大幅に低下させることが期待できる。一方，地域住民や同一事業所従事者の全員を対象に実施した場合は，発症率の低下は小さくても総発症数の減少としての効果が大きいと期待できる。前者は二次予防であり，ハイ（高）リスクアプローチといわれ，後者はポピュレーション（集団）アプローチで一次予防である。

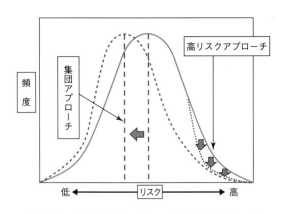

図 1-1　高リスクアプローチと集団アプローチ

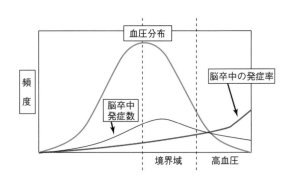

図 1-2　危険因子と合併症の発生数

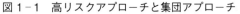

（健康日本 21 企画検討会，「21 世紀における国民健康づくり運動（健康日本 21）について」より引用）

(3) リスクアナリシス（**安全性の確保**）

　私たちは生活の中で様々な危険に出会う可能性（リスク）があるが，これを経験や知識によって回避したり，意識しないでも危険の程度を下げるための状況改善をしていることも少なくない。健康面で言えば，感染症や生活習慣病を避けるための個人あるいは集団レベルの対策によって死亡率を低下させ，寿命の延長を実現してきた。しかし，リスクに出会ったときの私たちの反応は，最近の新型コロナウイルス感染症の流行のように不安対立や排除といった混乱を生じてしまうこともある。リスクアナリシスは，このような混乱を避けながらリスクに対する合理的な対処方法を確立するのに有用な手法である。リスクアナリシスは，科学的知見に基づいて個々の危険性の実体を明らかにし（リスクアセスメント），どのようにして危険性を軽減するか戦略を立て（リスクマネジメント），さらに，その戦略の利害関係者（一般住民など）や行政が情報を共有し意見を交換する（リスクコミュニケーション）という３つの要素から成り立っている。現在の日本では，環境汚染や食品安全についてリスクアナリシスの手法が継続的に実施されている。

① リスクアセスメント（有害性評価，用量反応評価，曝露評価，
　　　　　　　　　　　　　リスク判定）

　このプロセスでは，毒性や疫学の専門家が科学的な根拠に基づいて有害性の定性的な評価（標的臓器，影響の種類）と定量的な評価（量－反応関係）を行い，実際の曝露量が明らかであれば，量－反応関係に基づいてリスクの大きさを判定する。リスクの大きさは，集団の中での確率（例えば１年間に10万人に１人の割合で・・・）や個人の損失余命として表される。リスクアセスメントでは個人差など見積もることが難しい要因などについて不確実係数として定数を乗じることで安全サイドに立ったリスク算出を行う。例えば環境汚染物質のダイオキシン類について，各種毒性試験での最小毒性量（LOAEL）や無毒性量（NOAEL）の体内負荷量（86 ng/kg）から吸収率や半減期を考慮した計算式によって１日摂取量（43.6 ng/kg)を算出し，不確実係数10を根拠に耐容１日摂取量（TDI）の 4 pg － TEQ/kg/day を得ている。

LOAEL : Lowest Observed Adverse Effect Level
NOAEL : No Observed Adverse Effect Level

TDI : Tolerable Daily Intake
TEQ（毒性等量）: Toxic Equivalency Quantity

② リスクマネジメント

　リスクマネジメントは，リスクを科学的に洗い出し，それを軽減，回避，未然防止するための戦略的なシステムを構築することである。これには事業者や行政が重要な役割を果たすことになる。

③ リスクコミュニケーション

　リスクについての正しい情報を一般の住民，行政，非政府組織（NGO）・特定非営利団体（NPO）および事業者など社会全体で共有し，

NGO : Non-Governmetal Organiza-tion
NPO : Non-Profit Organization

意思疎通を図ることにより，リスクの低減を円滑に実現させることを目的としたプロセスである。リスクアセスメントとリスクマネジメントの過程を公開し，話し合いの場を設けることが重要である。今日の環境問題では，健康リスクをただちに 0（ゼロ）にすることは不可能であるが，社会全体の取り組みでリスクを軽減していくことは可能であり，それがリスクコミュニケーションの成果である。日本人の平均ダイオキシン類摂取量は TDI を下回っているが，ダイオキシン類を全く摂取しない食生活を送ることは不可能である。しかし，ダイオキシン類発生源の80%を占める一般廃棄物焼却の対策として，日常のゴミの減量，焼却施設の改善を実施し，リスク軽減の成果を上げている。

1-3 社会的公正と健康格差の是正

1-3-1 社会的公正の概念

　社会的公正は，社会正義（social justice）とも言われ，社会の常識として正当なことであり，国連では 2 月 20 日を「世界社会正義の日」と定め，法の下の平等や同一労働同一賃金を目標としている。人間として満たされるべき基本的な権利は，自由競争の社会にあっても保証され，政治，宗教，人種にかかわらず，誰しもが享受できる，あるいは，それを目指すという考え方である。健康に生きる権利は，その中の大きな柱である。

　日本では，日本国憲法に基本的人権の中の社会権の 1 つとして第 25条で「すべて国民は，健康で文化的な最低限度の生活を営む権利」と「国は，すべての生活部面について，社会福祉，社会保障及び公衆衛生の向上及び増進に努めなければならない」とし，全国民の健康を目指した施策が行われている。

1-3-2 健康の社会的決定要因，健康格差

　現代社会では，住んでいる地域や国，あるいは人種や教育レベルによる健康格差が知られるようになっている。健康は，人間としての基本的な権利であり，経済状況や人種，教育レベルなどの社会的な要因によって，格差が生じることは社会的公正性に反するといえる。予防接種，健康診断などの保健サービスや医療は，平等に提供される仕組みによって健康格差が生じにくくすることが可能である。さらに，格差の要因を見出し，対策を立てる公衆衛生活動を実施することで，格差を是正していくことができる。厚生労働省科学研究費による「健康の社会的決定要因

に関する研究」では，ソーシャルキャピタルが果たす役割が重要である
ことに注目している。ソーシャルキャピタルは，物的資本（フィジカル
キャピタル），人的資本（ヒューマンキャピタル）に並ぶ概念で，人々
の協調行動を活発にすることによって，社会の効率性を高めることがで
きる，「信頼」「規範」「ネットワーク」といった社会組織を意味してお
り，NPO 法人の活動などを通してコミュニティが活発に健康づくりに
関与できると考えられる。また，文部科学省科学研究費による「社会格
差と健康」では，是正のための対策として以下の 10 項目を上げている。

① 社会格差

② 雇用形態と健康問題

③ 仕事によるストレス

④ 職場内のソーシャルサポート

⑤ 所得格差と食事バランス

⑥ 家計支出が少ないと健康リスクは上昇

⑦ 所得格差と健康習慣

⑧ 低所得の人ほど健康診断を受けていない

⑨ 医療へのアクセスの格差

⑩ 強いネットワークが健康を改善する

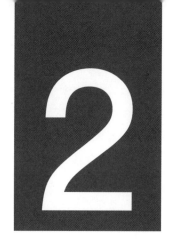

環 境 と 健 康

　人間は自然の恩恵を受けて生活している反面，自然環境に手を加えて文明を築いてきた。文明の副産物としての様々な環境中の要因が健康に影響を及ぼす例は，とくに日本をはじめ先進国で明らかになっている。この章では環境と健康の関わりについて，環境と人間の関係，環境因子の健康に及ぼす影響，そして，どのようにして安全を確保していくかを学ぶ。

2-1　生態系と人々の生活

　ヒトは地球上の生態系の中の1つの生物種として存在しているが，人間生活が生態系に及ぼす影響はあまりにも大きく，生態系が本来持っている食物連鎖を介した物質循環にも混乱が生じている。それは人間にとって自然の恩恵を受けられなくなるばかりか思わぬ形での悪影響をうけることに繋がると気付き始めている。環境保全は，人類の将来を考えるとき現代の私たちに課せられた重要な課題となっている

2-1-1　生態系と環境の保全

（1）人間と環境の相互作用

　「環境」という語は，社会，経済，文化なども含め人間を取り囲むすべての条件を意味するが，健康との関係では，人間の生存に影響するすべての外的条件を指す。人体の体液成分を内部環境とよび，健康は内部環境が一定であることで維持されているので，外部環境の変化に対して一定に保つ機能（恒常性：ホメオスターシス）を持っている。これを適応という。生理的変化の範囲内で行われる適応は正常調節，代償的な生体変化による適応を代償調節という。さらに適応には，短時間で一時的

なものと長期にわたって形成されるものがある。例えば，高山では酸素
分圧が低いために，呼吸数は増し，心拍数も増大する。その結果，酸素
の運搬力が増強され，組織に対する重大な影響は避けられる。外部環境
の変動が長期にわたるときは，適応は恒常的かつ強化されたものになっ
ていくが，これを順化という。高地で生活することにより，血中ヘモグ
ロビン量の増大が起こる。これは順化の一種である。外部環境の変化に
対し，生物の種が遺伝的変異によって，有効に種の保存を保っていく過
程は進化とよばれる。外部環境の変化が大で，適応あるいは順化の範囲
を越えたり，進化に至らないような場合は，健康障害が起き，種は絶滅
する。

　生態系は，地球上のすべての生物系を包括し，海洋では植物プランク
トン，動物プランクトン，海草，貝類，魚類が互いに関係して海洋生態
系を形成している。栄養塩類の多い干潟，浅瀬，河口には特有の生態系
があり，干拓や河口堰の建設による影響が懸念されている。人間は地球
上のあらゆる生態系を利用し生活を広げている。また，生態系は，地球
上の生物群と非生物環境が相互に関係しあい，物質とエネルギーの流れ
を形成している。いん石や原子核反応による元素の転換などを除けば，
地球表面に存在する各元素量は一定で，一定量の元素が生物圏内を循環
している。一方，エネルギーについてみれば，生物は地球外からの太陽
エネルギーを生活エネルギーとして利用している。このように生態系は，
物質循環とエネルギーの流れのきわめて精緻なバランスの上に成り立
ち，人間の生活も維持されている。

（2）環境保全（環境基本法）

　人間の活動は，いろいろな形で環境に負荷をかけることになる。食糧
や機械の生産，それらの移動でエネルギーが消費され，森林を道路，都
市へと変えていく。世界人口は爆発的に増加し，エネルギー消費も増加
の一途をたどっている。二酸化炭素の温室効果によって地球温暖化が観
察されている。現在までのようなエネルギー消費を続けていくことは地
球環境に取り返しのつかない影響を与えることとなることが懸念されて
いる。

　環境基本法（1993年）は，将来にわたって国民の健康で文化的な生
活を確保するために，国，地方公共団体，事業者および国民の責務を明
らかにすることを目的としている。そのためには，恵み豊かな環境が維
持されること，社会経済活動による環境への負荷をできる限り低減し，
環境の保全上の支障が未然に防がれること，地球環境保全が国際的協調
の下に積極的に推進されなければならないことなどを掲げている。

これは，1972年6月5日からストックホルムで開催された国連人間環境会議を記念して定められた。国連では，6月5日を「世界環境デー」と定め，日本では環境基本法が「環境の日」を定めている。

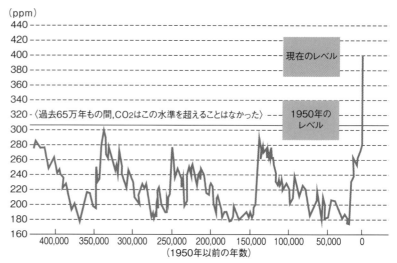

資料:アメリカ航空宇宙局（NASA)ホームページ(https://climate.nasa.gov/evidence/）
より環境省作成

図2-1　大気中の二酸化炭素の平均濃度の推移
（出典：令和2年版環境・循環型社会・生物多様性白書）

（3）環境基本計画

　国は，環境基本法に基づいて環境保全のための総合的かつ長期的な大綱として環境基本計画を策定することとなっている。最初の計画は1994（平成6）年に策定され，長期的な目標として，「環境への負荷の少ない循環を基調とする経済社会システムの実現」,「自然と人間との共生の確保」,「公平な役割分担の下でのすべての主体の参加の実現」,「国際的取組の推進」の4つを掲げた。しかし，その進展は必ずしも順調であったとはいえず，地球温暖化をはじめ，環境問題をめぐる状況の変化は著しく，2018年4月に閣議決定された第五次環境基本計画では，国際・国内情勢に的確に対応するため，持続可能な開発目標（SDGs)の考え方を活用し，環境・経済・社会の統合的向上を具体化することで，将来にわたって質の高い生活をもたらす「新たな成長」につなげることを目指すとした。これまでの資源・エネルギーの大量使用に依存した大量生産，大量消費，大量廃棄型の生産と消費のパターンから脱却し，意識面でも生活の豊かさを経済的な側面だけでなく，環境への影響を評価する姿勢が必要とされる。そして世界全体を持続可能な姿に転換していくために貢献しなければならないとしている。

（4）環境アセスメント（環境影響評価）

　道路，ダム，鉄道，飛行場，発電所の建設や，埋め立て，干拓，土地区画整理などの事業を行うときには自然環境に人工的な手を加えなければならないことが多い。過去の大規模な建設や事業によって自然環境が著しく破壊されてしまった経験を踏まえ，それらの計画段階から環境に

対する影響を予測しその結果を計画に反映させることを環境アセス メント（環境影響評価）という。これを実施するには，国，事業者，地方公共団体がそれぞれの役割を果たすことが求められ，環境影響評価法 (1999（平成 11）年）により地域特性に応じ，国民の意見を聴くなど聞かれた評価が施行されている。

2-1-2　地球規模の環境

（1）温暖化

現在，地球環境で最大の問題は温暖化である。これは，エネルギー消費の増大，森林の減少，温室効果ガスの産生などが原因となって発生している。エネルギー消費は，1 人 1 日当たり猿人では 2,000 kcal，火を利用したホモエレクトスは 5,000 kcal，火に加えて畜力，水車・風車を利用すると 12,000 kcal，工業による石炭，石油，電力の利用で 80,000 kcal，現代では 230,000 kcal を消費している。人類のエネルギー消費は，人口が増え開発が進むとさらに増加する。20 世紀に入って化石燃料が大量に消費された結果，大気中の二酸化炭素が急激に増加し，19 世紀末に 290 ppm だったが 360 ppm にまで増加し，年 0.5 ％（1.8 ppm）ずつ増加し，2100 年には約 700 ppm になると予測されている。二酸化炭素は地球から放射される赤外線を吸収して気温を上昇させるため，温室効果ガスといわれる。これ以外にメタン，フロンなども寄与する。すでにこの 100 年で平均気温が 0.6 ℃上昇した。1990 年の気

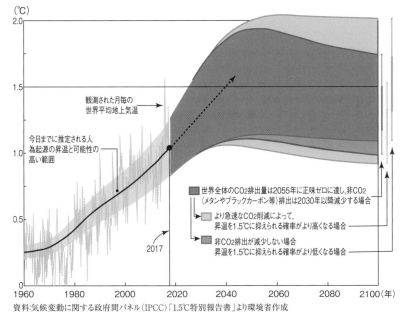

資料：気候変動に関する政府間パネル(IPCC)「1.5℃特別報告書」より環境省作成

図 2-2　1850 〜 1900 年を基準とした気温上昇の変化
（出典：令和 2 年版環境・循環型社会・生物多様性白書）

京都議定書

地球温暖化防止のための「気候変動枠組条約」の締結国による会議（COP）で対策や目標を話し合う。京都で開かれた COP3（1997 年）では，具体的な数量化された約束を定めた京都議定書が全会一致で採択された。

パリ協定

2015 年 12 月の気候変動枠組条約第 21 回締約国会議（COP21）で採択された気候変動に関する国際枠組み。世界全体の平均気温の上昇を 2 ℃より十分下方に抑えるとともに，1.5 ℃に抑える努力を追及すること，そのために，今世紀後半に人為的な温室効果ガス排出の実質ゼロ（人為的な温室効果ガス排出量と吸収量を均衡させること）を目指している。175 の国と地域が署名し，2016 年 11 月に発効した。

モントリオール議定書
1985 年にオゾン層保護のためのウィーン条約が各国で締結され，1987 年にモントリオール議定書により規制のスケジュールなどを定めた。

ラムサール条約
「特に水鳥の生息地として国際的に重要な湿地に関する条約」日本は 1980 年に加盟した。

ワシントン条約
「絶滅のおそれのある野生動植物の種の国際取引に関する条約」日本は 1980 年に加盟した。

候変動に関する政府間パネル（IPCC：International Panel for Climate Change）は，2025 年までに 0.4 ℃，21 世紀末までに 2.0 ℃の平均気温の上昇を予測している。極地の氷がとけて海水面が上昇し，21 世紀末までに 50 cm 上昇する。地球の生物種の 1/4 がこの 50 年に絶滅するとの予測もある。

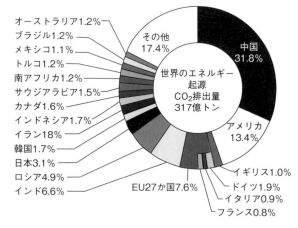

資料：IEA「Greenhouse Gas Emissions from Energy Highlights」
2022 EDITIONを基に環境省作成

図 2-3　二酸化炭素の国別排出量(%)
（出典：令和 5 年版環境・循環型社会・生物多様性白書）

(2) 砂漠化

　熱帯林は地球の肺といわれ大気中に増加する二酸化炭素を減少する役割を担い，また生物種のふるさとでもある。ブラジルのアマゾン河流域，アフリカのコンゴ河流域，アジアの島々に分布している（陸地の 6 %）。商業的伐採や大規模な畑地の開発などによって毎年 12 万 km² ずつ減少し，貴重な熱帯林の生物種も毎年 1 万種ずつ消滅しているといわれる。

　世界全体で毎年 15 万 km² の森林が失われ，他方で砂漠化がすすんでいる。国連環境計画（UNEP)*によれば，砂漠化地域は毎年 6 万 km² の割で増加しているという。砂漠化には自然的原因と人為的原因があり，自然的原因は天災や温暖化，降水量の異常などによる土地の荒廃，人為的原因は人間の土地利用，家畜数の増加が餌となる植物の再生産能力を超えたもの，森林や木材の過度の伐採によるものなどである。

(3) オゾン層

　成層圏で太陽からの紫外線のエネルギーによって，大気中の酸素からオゾン O_3 が生成し，オゾン層が形成された。オゾン層は太陽紫外線を吸収して（99 %），地表の動植物を保護している。1970 年代になって南極での観測から，オゾン層が著しく薄くなっている部分（オゾンホール）のあることがわかった。この原因は，ヘアスプレーや冷蔵庫，クー

＊国連環境計画（UNEP）
　ストックホルムで開催された国連人間環境会議の結果として設立した国連機関。本部は，ケニアのナイロビに置かれている。

ラーの冷媒に使われたフロンガス（クロロフルオロカーボン類）がオゾンと連鎖反応していたためであることが判明した。オゾン層の減少によって，地表の紫外線が増加すると，植物プランクトンの減少，農作物の減産，人で皮膚がんや白内障が増加することが憂慮されている。フロンの生産は1995年で禁止されたが，すでに放出されたものおよび現在製品中に使われているものがあるので，オゾン層の破壊は21世紀半ばまで続くといわれる。

（4）絶滅危惧種

生物の宝庫ともいわれる熱帯林の減少や密猟，乱獲，薬剤散布などによって絶滅の危機に瀕している野生生物は，動物で5,435種，植物で5,611種に上っている（国際自然保護連合IUCNレッドリスト，2000年）。自然の営みで1つの種が死に絶えるには数百万年かかるといわれるが，現在ではそれがわずか10年単位で起こっている。干潟，低湿地，浅海などが埋めたてられて，豊かな干潟の生態系が失われ，渡り鳥の中継の足場がなくなり多くの鳥類が死滅しかねない。日本の野生生物種のうち，ほ乳類の20％，48種，鳥類の13％，90種が絶滅の危機にあり，植物でも約2,000種がレッドリストに掲載されている。

（5）内分泌かく乱化学物質

内分泌系（ホルモン）に影響を及ぼすことにより生体に障害や有害な影響を起こす外因性の化学物質をいう。環境ホルモンともよばれる。男性の精子数減少，女性の乳がん罹（り）患率上昇，野生生物の生殖器異常などの可能性が指摘されている。内分泌かく乱作用には量－影響関係や量－反応関係が明確でないなど不明な点も多い。ダイオキシン類*，有機スズ化合物，ビスフェノールAなど。

セベソ事件

1976年7月10日午後1時，イタリアのセベソにある除草剤工場で爆発事故が発生した。化学爆煙は風によって住民の住む郊外，数平方キロに降りそそいだ。植物相と動物相には，ただちに影響の兆候が出現し，この地域の人々には，吐き気，頭痛，眼の炎症を来した。皮膚の障害は，露出した体表面にみられた。事故の10日後には，化学爆煙が，最強の毒性をもつ人工化学物質2,3,7,8-四塩化ジベンゾ-p-ジオキシン（2,3,7,8-TCDD）を多量に含んでいたことが明らかにされた。この事件で唯一確認された急性の健康影響は，およそ200例の塩素ざ瘡（クロールアクネ）で，これは重度で治癒の遅い皮膚疾患である。長期観察の結果，汚染地区の女性では乳がんと子宮内膜がんのリスクが低下し，一方，他の複数の腫瘍ではリスクが増大していることが示された。最近，セベソ地区での人口性比の低下（新生児に男児がきわめて少ない）と報告された。しかし，これが2,3,7,8-TCDDに起因するかどうかは，現在のところ明らかでない。

*ダイオキシン類：p.17参照

2-2　環境汚染と健康影響

2-2-1　環境汚染による影響の考え方

私たちは大気を呼吸し，淡水から飲料水を得て，土壌から作物を収穫し食料としている。また人間の活動は天然資源からエネルギーを得たり，役に立つ物質を作り出してきた。木を燃やして光や熱を得ていた遠い昔も，化石燃料を利用して自動車，船舶，航空機などを動かしている現代でも，燃焼の結果，二酸化炭素だけでなく硫黄酸化物，窒素酸化物あるいは不完全燃焼によって一酸化炭素や粒子状物質（煙）などの副産物も発生し，大気中へと放出される。このような副産物は，人間にとって不要なものであるだけでなく健康に影響を及ぼすことがある。

自動車の排気ガスが命を奪うほど有毒であることは良く知られている
のに，交通渋滞で排ガス中毒例が出たとは耳にしない。これは，有害物
質の曝露量と生体影響の強さの間には量－影響関係があるからである。
環境からの曝露量に応じて，恒常性保持に影響が生じ，機能障害，疾病
を発生させ，さらに死に至る。曝露により強く影響を受ける臓器を標的
臓器という。生体影響が検知される最も小さい曝露量（負荷量）を最小
影響量（LOAEL），生体に何の影響も検知されない曝露量のうち最大の
ものを無影響量あるいは無毒性量（NOAEL）ともいう。渋滞の中の自
動車排ガスに含まれる有害な化学物質は，大気によって希釈されて
NOAEL 以下になれば運転者や同乗者あるいは歩行者に異常を示す人は
いないことになる。
　一方，集団における有害物質への曝露量とそれに対して反応を示す者
の分布は，一般に正規分布あるいは対数正規分布となり，それを累積す

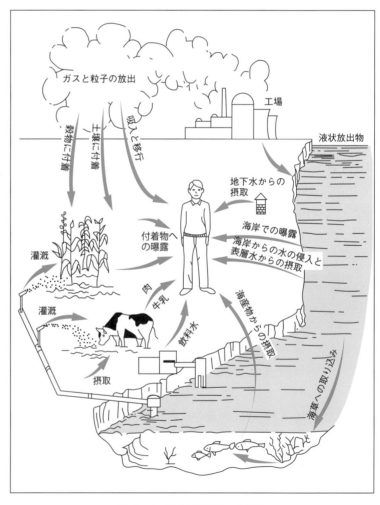

図 2－4　曝露の道筋の多様性
（米国研究協議会（NRC）：Frontiers in Assessing Human Exposure,1991)

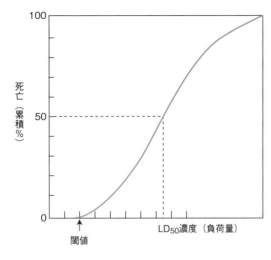

図 2-5　量-反応曲線

ダイオキシン類
　ポリ塩化ジベンゾ-*p*-ジオキシン（PCDDs）とポリ塩化ジベンゾフラン（PCDFs）の総称。PCDDs には 75 種類，PCDFs には 135 種類の同族体・異性体がある。そのため語尾に類を付けている。また，ポリ塩化ビフェニル（PCB）の同族体・異性体のうち，扁平構造を有する PCB（コプラナー PCB）12 種類もダイオキシン類に含めることが，世界保健機関（WHO）の会議で提案されている。水に対する溶解性はきわめて低く，蒸気圧も低く，また熱化学的に安定な化合物群である。

pg（ピコグラム）
　1 兆分の 1g

TEQ（毒性等価量：Toxic Equivalent）
　ダイオキシン類の同族体・異性体により毒性が大きく異なる。これらの毒性を総体として表現する手段として考え出された概念が毒性等価係数（TEF）である。ダイオキシン類のうち，最も毒性が強い 2,3,7,8-TCDD の毒性を基準（1 を用いる）として，他の同族体・異性体の濃度に 0.00001 ～ 1.0 といったそれぞれの TEF をかけた値が毒性等価量となる。

ると S 字型曲線が描かれる。これを量－反応関係という。S 字曲線の立ち上がり開始の量を閾値（いきちまたはしきいち）といい，それ以下の量の負荷ではほとんどすべての個体は反応を示さない。つまり，渋滞の中では自動車排ガス中の有害物質は希釈されて閾値以下となっていると言うことができる。閾値以上になると異常を示す個体の割合がしだいに増え，半数が反応を示す量を 50 ％影響量（ED_{50}：Effective dose fifty），半数が死亡する量を 50 ％致死量（LD_{50}：Lethal dose fifty）という。化学物質の生体影響を示す指標となり，許容濃度や環境基準の根拠として重要である。人間が工業的に生産する多種多様な化学物質や，廃棄物の焼却などに伴って発生する化学物質は，環境中に放出されて分解されるものもあるが，自然界に本来存在しない物質も多く，環境中で分解しにくく生物体内に濃縮される物質もある。また，一部の有機塩素化合物にみられるように生物に対し高い毒性を発揮するものもある。生物圏には被食者と捕食者の関係があり，上位の捕食者は少ないために食物ピラミッドともいわれ，生態系では食物連鎖を形成している。生物は不要な物質を体内に蓄積することがあり，ある物質が生物体内に環境中濃度よりも高濃度に取り入れられることを生物濃縮という。食物連鎖の上位に位置する生物では，すでに下位で生物濃縮された生物を取り入れるので濃縮現象はさらに増幅されてしまう。殺虫剤 DDT の生物濃縮では，食物連鎖の進行によって数十万倍に達する濃縮が認められている。

　短期間でも閾値を超えて曝露されれば急性中毒を発症する者が現れる。また，低濃度であっても長期間の曝露を受けて LOAEL を超えると，慢性毒性などの影響を示す者が現れる。環境汚染物質に対する環境基準値は，急性および慢性中毒などの障害発生を防ぐために設定されて

PRTR 法（特定化学物質の環境への排出量の把握等及び管理の改善の促進に関する法律，Pollutant Release and Transfer Register）
①人の健康や生態系に悪影響を及ぼすおそれがある化学物質，②自然の状況で化学変化を起こし容易に有害な化学物質を生成する物質，③オゾン層破壊物質について，生産・使用量や環境中への排出量を行政に報告し管理しようとするもの。第一種指定化学物質（354物質）①②③のいずれかの有害性の条件に当てはまり，かつ環境中に広く継続的に存在すると認められる物質，第二種指定化学物質（81物質）いずれかの有害性の条件に当てはまり，かつ環境中にはそれほど多くはないと見込まれる化学物質が対象となっている。

SDS
「MSDS（Material Safety Data Sheet：化学物質等安全データシート）と呼ばれていたが，国際的な整合性から SDS（Safety Data Sheet）となった。これは，化学物質および化学物質を含む混合物を譲渡または提供する際に，その化学物質の物理化学的性質や危険性・有害性および取扱いに関する情報を相手方に提供するための文書で記載する情報には，化学物質の名称や物理化学的性質のほか，危険性，有害性，ばく露した際の応急措置，取扱方法，保管方法，廃棄方法などが記載される。

いる。また，極めて微量の環境汚染であっても，食物連鎖と生物濃縮によって曝露量が増えてしまうおそれがあり，飲食物，大気，土壌など複数の経路から曝露を受けることが考えられる場合の健康保護には，総合的な曝露限度として耐容1日摂取量（TDI：Tolerable daily intake)が設定され，ダイオキシン類の TDI は 4pgTEQ/kg/日とされている。

2-2-2 公　　害

18世紀の産業革命による石炭燃焼の急激な増加は，都市における大気汚染を発生させることとなった。石炭煤煙によるロンドンの大気汚染は16世紀以来続いていたが，1952年12月のスモッグでは4,000人の過剰死亡（例年よりも多い死亡者数で，その多くは呼吸循環障害をもつ老人）が記録された（ロンドン事件）。同様の石炭燃焼による大気汚染はベルギーではミューズ渓谷事件（1930年），アメリカ合衆国ではドノラ事件（1948年）といったエピソードを残した。国内での環境汚染の事例は，明治時代に各地（足尾，別子など）の銅製錬所で発生した鉱毒事件にさかのぼるが，1950年頃からの急速な工業化に伴って各地で被害が発生した。水俣病，イタイイタイ病，四日市ぜん息などの問題が契機となって，公害という言葉が広く知られるようになった。

公害とは，不特定多数の発生源によって不特定多数の人が被害を受けることをさしているが，環境基本法では「環境の保全上の支障のうち，事業活動その他の人の活動に伴って生ずる相当範囲にわたる大気の汚染，水質の汚濁，土壌の汚染，騒音，振動，地盤の沈下及び悪臭によって，人の健康又は生活環境（人の生活に密接な関係のある財産，動植物およびその生育環境を含む。）に係る被害が生ずることをいう」と定義されている。これら7つの公害の原因は，大気汚染，水質汚濁，土壌汚染と悪臭は化学物質，それら以外は物理的な要因であり，化学物質は中毒学的な健康影響を引き起こす。

このような公害を契機として1972（昭和47）年には，大気汚染防止法が制定され，水質汚濁防止法も改正された。また，被害者に対する医療費や障害補償を給付するため1973（昭和48）年に公害健康被害補償法が成立した。

1）水俣病

1956 年に水俣湾（熊本県，鹿児県），1966 年に阿賀野川（新潟県）で報告された工場排水中のメチル水銀が生体濃縮され食物連鎖を介して魚介類から摂取されて発症した神経系疾患。知覚障害，運動障害と精神症状を示す。また，母体のメチル水銀が胎盤を通して胎児に移行し先天性の知能障害などを示す胎児性水俣病も発生した。

2）イタイイタイ病

1955 年に神通川（富山県）流域に住む高齢，多産の婦人に重度の骨軟化症が報告され，激痛を伴うことから名付けられた。原因は上流にある鉱山から流入したカドミウムが，川水の飲用，農作物への蓄積などによって体内に取り込まれ，腎臓機能を障害（糸球体でのカルシウム再吸収阻害）したことによると考えられている。高齢多産の婦人は骨軟化症のリスクが高いため早期に発症した。また，地域性として冬季に日照時間が少ないことにより活性型

ビタミン D 合成が低いことがリスク因子との説もある。

3）大気汚染による健康被害

1959 年に四日市ぜん息：四日市（三重県）を中心とした大規模石油コンビナートの排煙に含まれるイオウ酸化物（SO_X：二酸化イオウ SO_2，無水硫酸 SO_3）などによって，地域住民に慢性気管支炎や気管支ぜん息などの閉塞性呼吸器疾患の発生が報告された。他に，千葉県，東京都，兵庫県，岡山県，福岡県に同様の呼吸器疾患患者の発生が認められた。

4）慢性ヒ素中毒症

1972 年に土呂久(宮崎県)，1973 年に笹ヶ谷（島根県）の鉱山，精錬所付近の住民を中心に鼻中隔穿孔などの鼻症状や皮膚症状，神経症状，呼吸器症状を伴った慢性ヒ素中毒症の発生が確認された。原因は，鉱山排液中の亜ヒ酸（As_2O_3）による土壌汚染から生活水中に混入が続いたため慢性ヒ素中毒を発症した

2-3　環境衛生

2-3-1　気候，季節

気候とは，各地方地域で特有の気温，湿度，気流，日照，雲量，降水量など大気の総合的な状態の変動を長期間における平均として捉えたものをいう。気候や季節はいろいな疾患の発生と関連する。日本は温帯性の気候で四季があり，春に花粉症，夏に細菌性食中毒，秋にツツガムシ病，冬にインフルエンザが多く発生するというように，季節と関連して流行が変化する場合に季節変動という。ほかに特定の季節に多発する季節病（呼吸器疾患，心疾患など），気象変化に関連して発生する気象病（ぜん息など）もある。

2-3-2　空　　気

空気の成分は，多い順に窒素（78.09 %），酸素（20.94 %），アルゴン（0.93 %），二酸化炭素（0.03 %）の 4 種類で 99.99 % を占め，ネオン，ヘリウム，リプトン，キセノン，メタンなど微量に含まれている。

人間にとっては酸素が最も重要で，濃度が下がると酸欠症となる（O_2濃度 14 ～ 16 ％で酸欠状態，12 ％で酸欠症発症）。発酵タンク，下水管内作業の酸欠事故がしばしば発生する。また，不完全燃焼により発生した一酸化炭素（CO：無色無臭の空気よりやや軽い気体）は，赤血球中のヘモグロビン（Hb）に対する親和性が O_2 の 250 倍以上と高いために，低濃度（10 ppm）でも影響が現れ，高濃度（5,000 ppm）では中毒死する。

成人の 1 日の呼吸量は，およそ 20 m^3（20,000 L）で，大気中に含まれる正常成分以外の物質も呼吸器内に入り込む。細菌，ウイルスなどの病原体，ディーゼル排気粒子などの固体は，肺内に沈着しても気道粘液と繊毛の働きやマクロファージ（食細胞）によって呼吸器外へと排出され，有害物質の蓄積を免れる仕組みになっている。ガス状物質では，気道粘液に溶解する二酸化硫黄（亜硫酸ガス）などは気管・気管支の上皮細胞を損傷し，気管支炎やぜん息を起こし，やや溶けにくい二酸化窒素は肺の深部である細気管支や肺胞にまで到達し，組織を壊して肺気腫の原因となる。

大気汚染による健康被害を防ぐために大気汚染防止法が制定され，工場などの固定発生源，自動車などの移動発生源への対策も講じられてきた。環境基準は，二酸化硫黄や一酸化炭素は高い達成率であるが，二酸化窒素，浮遊粒子状物質および光化学オキシダントで幹線道路や都市部での達成率が低い状況にある。また，浮遊粒子状物質のうち特に微小な粒子（PM 2.5）が肺がん，呼吸器および循環器疾患と関連していることが明らかになったことから 2009 年に環境基準が追加設定された。

2-3-3 温　　熱

気温，気湿および気流を温熱の 3 要素，輻射熱を加えて 4 要素という。人間の感じる温熱は，これらの要素が影響しあっているので，総合的に表す指標として感覚温度（または実効温度 3 要素）や修正感覚温度（4 要素）が使われる。不快指数は，気温と気湿から算出できるので，気流（風）の影響は考慮されていない（熱中症：10 章「産業保健」参照）。

2-3-4　放射線

（1）非電離放射線

非電離放射線とは，紫外線より長波長の電磁波をいい，紫外線，可視光，赤外線，マイクロ波，ラジオ波，商用周波電磁界，静電磁界などが含まれる。生体に与える影響としては，神経刺激（感電），熱作用

光化学オキシダント
自動車などから排出された窒素酸化物と炭化水素を主体とする一次汚染物質が夏季，風の弱い日中に上空で太陽光の影響で光化学反応し生成するオゾンなどの酸化力の強い二次汚染物質。光化学スモッグの原因で，目や上部気道の粘膜刺激作用がある。

酸性雨
主として化石燃料の燃焼により生じる硫黄酸化物（SOx）や窒素酸化物（NOx）などの酸性雨原因物質から生成した硫酸や硝酸が溶解した酸性の強い雨，霧，雪や晴れた日でも風に乗って沈着するエアロゾルあるいはガス状の酸を合わせたもの。

（体温上昇，白内障，不妊，胎児奇形）が知られている。また，高圧電線や電化製品から発生する極低周波（ELF）や，携帯電話や電子レンジから発生する極超短波／マイクロ波（UHF）による様々な影響が懸念されている。さらに，電磁波に対して化学物質と同様の過敏反応を起こす電磁波過敏症の報告がある。現代の生活では，あらゆる場面で電磁波に囲まれており，その生体影響と防御方法についての情報が求められている。国際非電離放射線防護委員会（ICNRP）は，2010年のガイドラインで磁界と電界の曝露制限値を示した（表2-1）。

表2-1　磁界・電界の曝露制限値

◆磁界（マイクロテスラ）

区分	60Hz	50Hz
職業者	1000	
一般公衆	200	

◆電解（V/cm）

区分	60Hz	50Hz
職業者	83	100
一般公衆	42	50

（2）電離放射線

　電離放射線は，原子をイオン化する作用をもつ高エネルギー放射線で，電磁波と粒子線の2種類がある。X（エックス）線，γ（ガンマ）線などは電磁波で，α（アルファ）線，β（ベータ）線，陽子線，重陽子線，中性子線は粒子線である。人工放射線は医療（診断，治療），産業（非破壊検査）などに利用され，自然放射線が天然の放射性同位体や宇宙線から放出されている。したがって，人間は非常に低いレベルの電離放射線に常にさらされ，診断などでやや多く被曝することもあるが，それを知覚的に認識することはできない。電離放射線は細胞の構成分子に直接作用するため様々な影響が現れる。急性影響である早期障害として，頭痛，嘔吐，下痢，被曝線量によって，皮膚の潰瘍，白血球減少，消化管潰瘍，けいれん，意識消失がみられる。被爆して時間がたってから現れる晩発障害として，白内障，白血病，各種のがん，不妊，流産，奇形などがある。これら電離放射線障害に対する根本的治療法はなく被曝を避けることが重要である。国際放射線防護委員会（ICRP）が公表する放射線防護基準は，国際機関や各国の基準値に反映されており，公衆被ばくでは年間1mSV（ミリシーベルト），職業被ばくでは年間20mSVを線量被ばくの限度としている（ICRP 2007）。

2-3-5　上水道と下水道

　地球にある水の約97%は海水で，淡水のほとんどは南極などの循環

<table>
<tr><td>公衆浴場・プールの水質基準</td></tr>
</table>

公衆浴場・プールの水質基準

色度，濁度，pH，過マンガン酸カリウム消費量，大腸菌群について基準がある。入浴施設（循環式）でのレジオネラ菌感染が相次いだことから，レジオネラ属菌の基準が追加された。

トリハロメタン

水中の有機物と消毒用の塩素が反応して生成するクロロホルムなど4種のハロゲン化メタン。発がん性がある。河川下流域の浄水施設では，下水処理によっても除去されなかった有機物，農業・工業廃水中の有機物を含む原水とするので，トリハロメタン濃度の高い傾向がある。

しない氷であり，人間が利用できる淡水は0.08%にすぎない。1日の平均摂取量は，飲水で1.2L，食品から1.0Lであるが，代謝によって体内で0.2L生成している。日本人は生活水として1日約400L（炊事100L，トイレ80L，洗濯80L，風呂80L，その他6L）使い，工業用水などを含めると1日に約3トンの水を使用している。上水道の普及率は98.1%（令和2年，給水人口として）に達し，下水道普及率は年々上昇しているものの80.1%（令和2年）であるが人口規模の小さな市町村での普及率は低く，地域間格差が大きい。。

（1）上　水　道

＜浄水処理＞

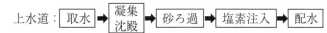

上水道：取水 → 凝集沈殿 → 砂ろ過 → 塩素注入 → 配水

＜水質基準＞

表2-2　水質基準（令和2年4月1日施行）

区分	No.	項目	基準値	区分	No.	項目	基準値
病原微生物の指標	1	一般細菌	100個/mL 以下		32	亜鉛及びその化合物	1.0mg/L 以下
	2	大腸菌	検出されないこと		33	アルミニウム及びその化合物	0.2mg/L 以下
	3	カドミウム及びその化合物	0.003mg/L 以下		34	鉄及びその化合物	0.3mg/L 以下
	4	水銀及びその化合物	0.0005mg/L 以下		35	銅及びその化合物	1.0mg/L 以下
	5	セレン及びその化合物	0.01mg/L 以下	色・味	36	ナトリウム及びその化合物	200mg/L 以下
無機物質・重金属	6	鉛及びその化合物	0.01mg/L 以下		37	マンガン及びその化合物	0.05mg/L 以下
	7	ヒ素及びその化合物	0.01mg/L 以下		38	塩化物イオン	200mg/L 以下
	8	六価クロム化合物	0.02mg/L 以下		39	カルシウム・マグネシウム等（硬度）	300mg/L 以下
	9	亜硝酸態窒素	0.04mg/L 以下		40	蒸発残留物	500mg/L 以下
	10	シアン化合物イオン及び塩化シアン	0.01mg/L 以下	発泡	41	陰イオン界面活性剤	0.2mg/L 以下
	11	硝酸態窒素及び亜硝酸態窒素	10mg/L 以下	臭気	42	ジェオスミン	0.00001mg/L 以下
	12	フッ素及びその化合物	0.8mg/L 以下		43	2-メチルイソボルネオール	0.00001mg/L 以下
	13	ホウ素及びその化合物	1.0mg/L 以下	発泡	44	非イオン界面活性剤	0.02mg/L 以下
	14	四塩化炭素	0.002mg/L 以下	臭気	45	フェノール類	0.005mg/L 以下
	15	1,4-ジオキサン	0.05mg/L 以下	味	46	有機物（全有機毒素(TOC)の量）	3mg/L 以下
一般有機化学物質	16	シス-1,2-ジクロロエチレン及びトランス-1,2-ジクロロエチレン	0.04mg/L 以下		47	pH 値	5.8～8.6
	17	ジクロロメタン	0.02mg/L 以下		48	味	異常でないこと
	18	テトラクロロエチレン	0.01mg/L 以下	基礎的性状	49	臭気	異常でないこと
	19	トリクロロエチレン	0.01mg/L 以下		50	色度	5 度以下
	20	ベンゼン	0.01mg/L 以下		51	濁度	2 度以下
	21	塩素酸	0.6mg/L 以下				
	22	クロロ酢酸	0.02mg/L 以下				
	23	クロロホルム	0.06mg/L 以下				
	24	ジクロロ酢酸	0.03mg/L 以下				
消毒副生成物	25	ジブロモクロロメタン	0.1mg/L 以下				
	26	臭素酸	0.01mg/L 以下				
	27	総トリハロメタン	0.1mg/L 以下				
	28	トリクロロ酢酸	0.03mg/L 以下				
	29	ブロモジクロロメタン	0.03mg/L 以下				
	30	ブロモホルム	0.09mg/L 以下				
	31	ホルムアルデヒド	0.08mg/L 以下				

水道法では，平成16年よりWHOの飲料水ガイドラインの考え方などを参考にした水質基準が施行された。一部基準が見直された新基準が令和2年4月1日より実施されている（表2-2）。

(2) 下 水 道

＜浄水処理＞

下水道：下水 → 最初沈殿池 → 活性汚泥処理（エアレーション） → 最終沈殿池 → 消毒 → 放流

1）BOD（生物化学的酸素要求量）水中の汚物を分解するために微生物が必要とする酸素の量。おもに河川水について測定される。値が大きいほど汚れている。

2）COD（化学的酸素要求量）水中の汚物を化学的に酸化するのに必要な酸素の量。湖沼や海水について測定される。値が大きいほど汚れている。

3）SS（浮遊物質）：水中に浮遊または懸濁している粒子状物質。粘土鉱物，動植物プランクトン，下水や工場排水に由来する有機物や金属の沈殿物が含まれる。

4）DO（溶存酸素）：水中に溶けている酸素の量。河川や海域の自浄作用，魚類などの水生生物の生活には不可欠なもので，低下すると嫌気性分解による悪臭物質が発生する

5）大腸菌群：乳糖を分解して，酸とガスを形成するすべての好気性また

は通性嫌気性のグラム陰性無芽胞性かん菌。糞便汚染の指標であり，消化器系感染症の可能性を示すので，飲料水からは検出されないこととなっているが，下水については基準値がある。

6）富栄養化：閉鎖性水域（湖沼，内湾）に窒素やリンなどの栄養塩類の濃度が増加すること。この状態では大量の藻類やプランクトンが発生したり，その死骸が沈殿堆積し溶存酸素が欠乏する。

7）アオコ・赤潮・青潮：富栄養化した湖沼で，藍藻類が異常増殖して水の表面に緑色の層が形成されるとアオコ，主に海域でプランクトンが大発生し，水面近くに集積して海水が変色（赤褐色や緑色）する現象を赤潮または青潮という。藻類やプランクトンの毒性や溶存酸素の低下により魚貝類を死滅させたり，悪臭などの原因になる。

＜水質基準＞

水質汚濁防止法による排水基準

pH，BODまたはCOD，浮遊物質（SS），カドミウムなどの重金属類，トリクロロエチレンなどの有機化合物などについて設定されている。また，下水道法によっても同様の項目についての基準がある

2-3-6 廃棄物処理

大量生産，大量消費は当然，大量廃棄をもたらし，大気，水，土壌などへの環境負荷につながる。廃棄物発生を抑制（リデュース）し，次いで使用済みの物を再利用（リユース）すること，そして回収再生（リサイクル）をすることで，環境への負荷を軽減するために循環型社会形成推進基本法（2000（平成12）年）が制定された。その実施には，各個

化学物質過敏症

微量な化学物質に対するアレルギー様の反応によって，様々な健康影響が現れる病態。環境中の化学物質に起因するといわれ，室内空気汚染との関連も指摘されている。発病の機序は不明である。

不法投棄

瀬戸内海の豊島（香川県）に，1978年から13年間にわたり悪質な事業者によって有害産業廃棄物が不法に投棄され野焼きされた。1990年に警察の摘発により操業停止したが，すでに50万t以上の有害産業廃棄物が放置された。廃棄物処理と不法投棄に対する行政や法整備を問う社会問題となった。

PCBの処理

化学薬品として製造されたポリ塩化ビフェニル（PCB）は，難分解性で蓄積性があり，毒性も明らかになったことから製造が中止された。PCBを使用した機器などは回収され保管されており，PCB特別措置法などに基づいて専用の施設で今後15年以内に分解処理される予定。

廃棄物処理法

一般廃棄物，産業廃棄物についての適正処理に関して，事業者や地方公共団体の責務を定めている。不法な投棄や焼却が相次いだため，排出者が最終処分まで管理できるマニフェスト制度や罰則が見直された。

リサイクル関連法

ごみの再資源化を促進するために，容器包装リサイクル法（ガラスビン，ペットボトル，紙，プラスチックの分別収集，再商品化），家電リサイクル法（エアコン，テレビ，冷蔵庫，洗濯機のリサイクル），建設リサイクル法（建設資材の再資源化），食品リサイクル法と順次，施行されている。メーカーには資源有効利用促進法により省資源化設計などを義務づけている。

バーゼル条約

廃棄物の輸出入を原則的に禁止するための国際条約。

人，自治体，事業者および国が果たす役割を知らなければならない。生活から出るゴミ（一般廃棄物）の総排出量は年間 4,167 万トンであり，1 人 1 日 901 g と近年ほぼ横ばいとなっている。それらの総資源化量は 833 万トン/年で，最終処分場の残余年数は 22.4 年と微増している（2020 年）。

2-3-7　建築物衛生

　快適な居住環境として，換気，採光・照明の条件が必要である。換気は，暖房や調理による酸素の消費，室内気積に対する人数に応じて求めることができる。最近の建築物は断熱や防音のために気密性が高いため，室内で発生した化学物質が高濃度に維持され人間に暴露されるために起こるシックハウス症候群や化学物質過敏症といった健康影響も明らかになっている。室内空気汚染には，換気の指標として二酸化炭素と一酸化炭素に基準値が設定されていたが，ホルマリンなどの化学物質に対する指針値が示された。

　衣服には，体温調節と身体保護の機能があり．この機能を十分に発揮するには気象条件や作業条件に適したものを使用する必要がある。衣服の健康に対する影響として，重力は呼吸や成長に，圧力は血行や内臓の位置に影響することが知られている。また，衣類の加工剤（柔軟加工，蛍光処理，防虫，防炎）による皮膚障害の発生例が報告されている

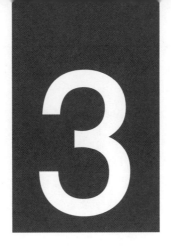

健康，疾病，行動に関わる統計資料

3-1　保健統計

　保健統計は，健康に関連する各種の統計資料であり，人口（出生・死亡），傷病などに関する統計が含まれる。衛生統計も同じ意味で使われている。日本では，厚生労働省が実施している統計を厚生労働統計と呼び，保健統計の多くが含まれているほか，文部科学省，環境省，総務省による統計にも保健統計が含まれ，公衆衛生活動に有用である。国際機関では，国際連合の世界保健機関（WHO）が世界各国の保健統計を取りまとめているほか，Weekly Epidemiological Record（WER）が週ごとの感染症情報を世界規模で提供している。また、経済協力開発機構（OECD）は加盟国（2022 年現在 38 カ国）である主に先進国の保健データを取りまとめて公開している。

3-2　人口静態統計

　人口は絶え間なく変動する指標であるが，一時点での捉えたものを人口静態統計としている。どの時点で捉えるかは，人口の推移や地域を比較する上で重要なだけでなく，死亡率などの指標の多くが人口を分母とするため，その年の中間点である年央人口を用いたことなどを明記する必要がある。

3-2-1　人口静態統計と国勢調査
　人口静態統計は，どの様にして調査できるのであろうか。調査日を決めて、その日に一斉に調査することができれば，それを集計して総人口

を明らかにできる。日本では、5年に1度，10月1日を調査日と定めて国勢調査を実施していて、それが日本の人口静態統計の基礎資料になっている。調査項目は氏名、性、生年月、所帯主との続柄、配偶関係、国籍などであり、その時点の性年齢別国籍別人口が得られる。

3-2-2 人口の推移；総人口，人口ピラミッド，人口指標

人口静態統計によると，日本の総人口は2010年の1億2千8百万人をピークに減少傾向となっている。性・年齢別の人口は，人口ピラミッ

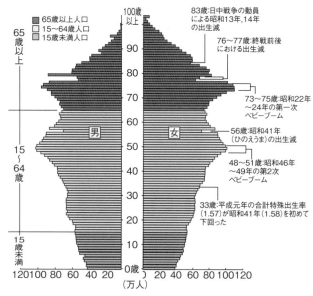

（厚生労働統計協会．国民衛生の動向　2023/2024　p.40）

図3-1　わが国の人口ピラミッド

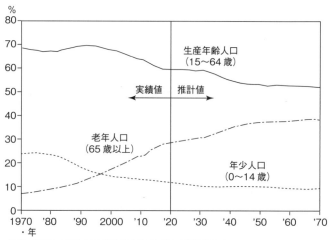

資料　1970〜2020年は総務省統計局「国政調査報告」
　　　2021年以降は国立社会保障・人口問題研究所「日本の将来推計人口」
　　　（令和5年推計）の推計値（出生中位・死亡中位仮定）

図3-2　年齢3区分別人口構成割合の推移　1970〜2070年
（厚生労働統計協会，「国民衛生の動向」，2023/2024，p.45）

ドとして表される。

この人口ピラミッドを 15 歳と 65 歳で区切り，0 歳〜14 歳を年少人口，15 歳〜64 歳を生産年齢人口，65 歳以上を老年人口の 3 区分とすることによって，社会保障の負担などの傾向を示すことができる。

3-2-3　世界の人口

2022 年 11 月に世界人口が 80 億人を超えたと国連の「World Population Prospects 2022（世界人口推計 2022 年版）」で報告された。世界人口の国別順位では、日本は 11 位となっている。今後の世界人口は 2058 年に 100 億人となり，2086 年に 104 億人のピークになると予測されている。

表 3-1　世界の人口（World Population Prospects 2022）

順位	国　名	人　口
1	中　　　国	14 億 4850 万人
2	イ　ン　ド	14 億　660 万人
3	ア メ リ カ	3 億 3480 万人
4	インドネシア	2 億 1910 万人
5	パ キ ス タ ン	2 億 2950 万人
6	ナ イ ジ ェ リ ア	2 億 1670 万人
7	ブ ラ ジ ル	2 億 1540 万人
8	バングラデシュ	1 億 6790 万人
9	ロ　シ　ア	1 億 4580 万人
10	メ キ シ コ	1 億 3160 万人
11	日　　　本	1 億 2560 万人

3-3　人口動態統計

人口は出生による増加と死亡による減少により，絶え間なく変動しているといえる。見かけ上，一定の人口であっても，出生と死亡がどれだけ発生しているかは人口静態統計では分からない。この人口増減を示すのが人口動態統計で，出生，死亡に加えて，死産，婚姻，離婚の 5 つが指標として含まれる。

3-3-1　人口動態統計と各指標の届出制度

人口動態統計の 5 つの指標は，いずれも市区町村への届出に基づいた統計資料であり、それらの事象の発生したタイミングで届出されるため，保健所を経由して厚生労働省が集計し月報として公表している。また，人口静態統計は国勢調査年の 5 年ごとの統計となるため，調査のない 4 年間は人口動態統計を元に性・年齢別人口を推計し公表している。

3-3-2 出　　　生

(1) 死亡率の動向

　　出生届の集計により年間の出生数，出生率（人口千対）が明らかになり，それを元にした人口の増減を示す指標として，合計特殊出生率，再生産率が算出される。合計特殊出生率は、出産可能な女性が生涯に出生する児の数，再生産率は女性が生涯に出生する女児の数として算出され，前者が 2，後者が 1 であれば人口は安定傾向といえるが，出生の男女比や女児が出産可能な年齢に達するまでの死亡率を考慮すると，前者は 2 を超えた値，後者は純再生産率として算出した値が 1 であれば，人口の安定を示しているといえる。

$$\text{合計特殊出生率} = \left\{ \frac{\text{母の年齢別出生数}}{\text{同年齢の女性人口}} \right\} \text{の 15 歳から 49 歳までの合計}$$

$$\text{総再生産率} = \left\{ \frac{\text{母の年齢別女児出生数}}{\text{同年齢の女性人口}} \right\} \text{その年次の 15 歳から 49 歳までの合計}$$

合計特殊出生率の場合は生まれる子は男女両方含んでいたが，これを女児だけについて求めた指標

$$\text{純再生産率} = \left\{ \frac{\text{母の年齢別女児出生数}}{\text{同年齢の女性人口}} \times \frac{\text{女の生命表の同年齢の定常人口}}{10 \text{万人}} \right\} \text{その年次の 15 歳から 49 歳までの合計}$$

純再生産率は，総再生産率にさらに母親の世代の死亡率を考慮に入れたときの平均女児数

（厚生労働統計協会「国民衛生の動向」2022/2023, p.464, p.465）

　　出生数と合計特殊出生率のグラフから，第 2 次大戦後の第 1 次ベビーブーム、その次の世代である第 2 次ベビーブームで出生数が増加したものの，合計特殊出生率は低下傾向が続き 2005 年に 1.26 と最低になった。その後も出生数の減少が続いている。

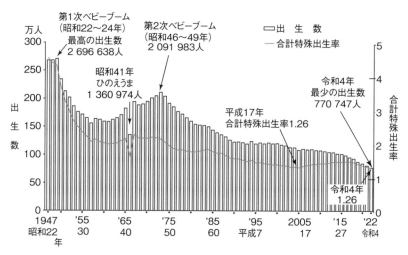

資料　厚生労働省「人口動態統計」（令和4年は概数である）

図 3-3　出生数および合計特殊出生率の年次推移

（厚生労働統計協会，「国民衛生の動向」，2023/2024　p.49）

3-3-3　死　　亡

死亡届の集計により年間の死亡数，（粗）死亡率（人口千対）が示され，性，年齢，妊娠や出産に関連した死亡率も指標として算出される。（粗）死亡率は，単純に死亡数を集団の人口で割って求められているため，高齢者の割合が高い集団は，低い集団に比べて高くなるため，公衆衛生活動では，地域の比較や年次推移を観察する上で注意しなければならない。年次推移や集団の比較には，年齢構成の影響を受けないように後述の年齢調整死亡率が用いられる。

3-3-4　死因統計と死因分類（ICD）

死亡届には死因が記載されており，それを集計した死因別死亡数（率）が疾病対策の根拠になっている。死因は、WHOによる国際疾病障害死因分類（ICD）に基づいている。1995年から第10改正版（ICD-10）が使われている。主要死因別死亡率は，図に示されるように悪性新生物が増加し続け，1981年から日本人の死因第1位となっている。

> **ICD（国際疾病傷害死因分類）**
>
> 死亡統計では，基礎となる死亡診断書に医師が統一された死因分類に基づいて記載されている必要がある。厚生労働省は，毎年度「死亡診断書（死体検案書）記入マニュアル」を発行しており，死因分類はWHOによる国際疾病分類に準拠している。これによって，各国の死亡統計を正確に比較することが可能となっている。

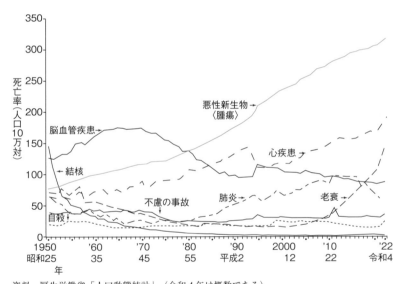

資料　厚生労働省「人口動態統計」（令和4年は概数である）
注　　死因分類はICD-10（2013年版）準拠（平成29年適用）による。なお，平成6年まではICD-9による。

図3-4　死因別死亡率推移
（厚生労働統計協会，「国民衛生の動向」，2023/2024　p.55）

3-3-5　年齢調整死亡率；直接法，標準化死亡比

図3-4の死因別死亡率は，粗死亡率を示しているため，日本人の平均寿命の延び（少子高齢化）が反映したものとなっている。（総）悪性新生物の年齢別死亡率は男女ともに，50歳以上で上昇する傾向が強いため，高齢化の影響を除いて年次推移を観察できれば，悪性新生物による死亡の確率（あるいは延命や治癒の傾向）を知ることができる。また，

悪性新生物だけでなく死因第2位の心疾患や第3位の脳血管疾患について地域（都道府県）差を明らかにできれば，予防対策を見出す手掛かりとなる。性・主要死因別にみた年齢調整死亡率をみると，男女ともに悪性新生物は低下傾向にあり，図3-5でみられる悪性新生物死亡率の増加は高齢化によることが明らかである。都道府県別にみた悪性新生物年齢調整死亡率は，国立がん研究センターのがん情報サービスで公開されており，地域差が地図上に視覚的に示すことができている。

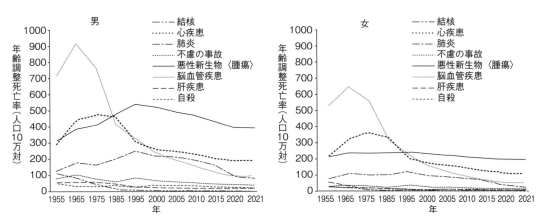

図3-5　年齢調整死亡率推移（男・女）

（資料：国民衛生の動向 2013/2024 の「（表）性・主要死因別にみた年齢調整死亡率の推移」を元に作図）

年齢調整死亡率を求めようとするとき，対象の集団が大きく，年齢階級別死亡率に基づいて基準集団での死亡率を算出する直接法と，小さな地域や特定の従業員など小さな対象集団について，比較する年齢構成と等しい基準集団での死亡数（期待死亡数）に対する観察死亡数の比を求める標準化死亡比（間接法）がある。

（1）直接法

年齢調整死亡率＝

$$\frac{\left[\begin{matrix}観察集団の \\ 年齢階級別死亡率\end{matrix} \times \begin{matrix}年齢階級別 \\ 基準人口\end{matrix}\right]\ の各年齢階級の総和}{基準人口の総数（昭和60年モデル人口）}$$

×1,000（または100,000）

基準人口（昭和60年モデル人口）

	基準人口		基準人口		基準人口
総　　数	120 287 000	30～34歳	9 130 000	65～69歳	4 511 000
0～ 4歳	8 180 000	35～39	9 289 000	70～74	3 476 000
5～ 9	8 338 000	40～44	9 400 000	75～79	2 441 000
10～14	8 497 000	45～49	8 651 000	80～84	1 406 000
15～19	8 655 000	50～54	7 616 000	85 歳以上	784 000
20～24	8 814 000	55～59	6 581 000		
25～29	8 972 000	60～64	5 546 000		

(2) 標準化死亡比（SMR）

$$標準化死亡比（SMR）=\frac{観察集団の死亡数}{\left\{\begin{matrix}基\,準\,集\,団\,の\\年齢階級別死亡率\end{matrix}×\begin{matrix}観\,察\,集\,団\,の\\年齢階級別人口\end{matrix}\right\}\begin{matrix}の各年齢\\階級の合計\end{matrix}}×100$$

年齢構成の差異を基準の死亡率で調整した値（期待死亡数）に対する現在の死亡数の比

3-3-6　死産，周産期死亡，乳児死亡，妊産婦死亡

　人口動態統計では，母子保健の向上を目的とした指標が用いられている。死産は，出生や死亡として扱われない胎児を対象とした重要な指標であり、妊娠満12週以降の死児の出産と定義され，周産期死亡には妊娠満22週以降の死産（後期死産ともいう）が含まれている。また，死産は届出である死産証書に自然死産あるいは人工死産に分けられ，人工死産は母体保護法により妊娠満22週未満とされ，胎児の生存が確実なときに人工的処置を加えたことにより死産に至った場合をいい，これ以外はすべて自然死産と扱われる。

$$死産率=\frac{死産数}{出生数＋死産数}×1,000$$

（死産：妊娠満12週以降の死児の出産）

　出生児の死亡については，その生存期間により，7日未満を早期新生児死亡，28日未満を新生児死亡，1年未満を乳児死亡としている。日本の乳児死亡率は世界でも有数の低率となっており，死因は先天的な原因や周産期の障害が多いため新生児死亡の割合が高い。発展途上国では，離乳後の感染症などによる乳児死亡が多い。

$$乳児死亡率=\frac{乳児死亡数}{出生数}×1,000$$

$$新生児死亡率=\frac{新生児死亡数}{出生数}×1,000$$

$$早期新生児死亡率=\frac{早期新生児死亡数}{出生数}×1,000$$

（乳児死亡：生後1年未満の死亡，新生児死亡：生後4週未満の死亡，早期新生児死亡：生後1週未満の死亡）

　周産期死亡は，前にも述べた妊娠満22週以降の死産に，早期新生児死亡を加えたものをいう。

$$周産期死亡率=\frac{妊娠満22週以後の死産数＋早期新生児死亡数}{出生数＋妊娠満22週以後の死産数}×1,000$$

　妊産婦の死亡は，妊娠期から出産後6週までの，いわゆる産褥期における死亡であるが，妊娠が主因となった直接産科的死亡と妊娠前から

の疾患が悪化したことによる間接産科的死亡とに分けられ，妊婦の事故
による死亡などは含まれない。

$$妊産婦死亡率 = \frac{妊産婦死亡数}{出生数 + 死産数} \times 100,000$$

（国際比較では，分母を出生数とする場合もある）

以上の指標を率として算出するときに，周産期死亡と妊産婦死亡は分
母に出産数（出生数＋死産数）を用い，ほかの乳児死亡等は分母に出生
数を用いる。

3-4　生　命　表

平均寿命は生命表で求められる保健衛生の重要な指標である。平均寿
命は毎年公表されているが，基礎となる人口は国勢調査年に作成される
ため完全生命表とされ，4年間は簡易生命表が作成されている。

3-4-1　生　命　表

生命表は，ある年の死亡率が将来も不変だと仮定した集団の全員死亡
までを生命関数で示したもので，生命表は性別に作表され，10万人の
出生として，年齢（x）ごとの生命関数の死亡率（$_nq_x$），生存数（l_x），
死亡数（$_nd_x$），定常人口（$_nL_x$，T_x），平均余命（$\overset{0}{e}_x$）が示されている。
死亡率は，その年の人口動態統計の年齢別死亡率を用いているため，平
均余命は，その年の死亡状況が継続する仮想集団についての，その年に
ついての指標である。）

3-4-2　平均余命と平均寿命

生命表における0歳の平均余命を平均寿命とし，その年に死亡した
者の年齢の平均ではない。生命表では，男女ともに110歳以上の平均
余命が示されており，日本人の長寿が見て取れる。

表 3–2　第 23 回生命表

男（2020 年）

年齢	生存数	死亡数	生存率	死亡率	死　力	平均余命	定常人口	
x	l_x	$_nd_x$	$_np_x$	$_nq_x$	μ_x	$\overset{\circ}{e}_x$	$_nL_x$	T_x
0 週	100 000	67	0.99933	0.00067	0.07181	81.56	1 917	8 156 116
6 月	99 852	36	0.99964	0.00036	0.00100	81.18	49 916	8 106 172
0 年	100 000	184	0.99816	0.00184	0.07181	81.56	99 860	8 156 116
10	99 728	6	0.99994	0.00006	0.00006	71.78	99 725	7 158 434
20	99 544	44	0.99956	0.00044	0.00041	61.90	99 523	6 161 771
30	99 054	51	0.99948	0.00052	0.00050	52.18	98 028	5 168 770
40	98 388	91	0.99907	0.00093	0.00088	42.50	98 343	4 181 297
50	96 948	236	0.99757	0.00243	0.00231	33.04	96 832	3 203 510
60	93 263	582	0.99376	0.00624	0.00595	24.12	92 977	2 249 734
70	84 254	1 414	0.98322	0.01678	0.01609	16.09	83 557	1 355 579
80	64 365	2 822	0.95616	0.04384	0.04237	9.34	62 970	601 054
90	28 082	3 985	0.85808	0.14192	0.14434	4.49	26 077	126 038
100	2 110	703	0.66676	0.33324	0.39037	2.21	1 739	4 654
110	8	4	0.45690	0.54310	0.76013	1.23	5	9

女（2020 年）

年齢	生存数	死亡数	生存率	死亡率	死　力	平均余命	定常人口	
x	l_x	$_nd_x$	$_np_x$	$_nq_x$	μ_x	$\overset{\circ}{e}_x$	$_nL_x$	T_x
0 週	100 000	64	0.99936	0.00064	0.06362	87.71	1 917	8 771 274
6 月	99 861	33	0.99967	0.00033	0.00093	87.33	49 921	8 771 328
0 年	100 000	172	0.99828	0.00172	0.06362	87.71	99 868	8 771 274
10	99 753	5	0.99995	0.00005	0.00005	77.93	99 751	7 773 361
20	99 637	22	0.99978	0.00022	0.00021	68.01	99 626	6 776 260
30	99 390	27	0.99973	0.00027	0.00027	58.17	99 376	5 781 084
40	99 012	58	0.99942	0.00058	0.00056	48.37	98 984	4 788 810
50	98 132	142	0.99855	0.00145	0.00138	38.75	98 063	3 802 429
60	96 177	271	0.99719	0.00281	0.00272	29.42	96 043	2 829 875
70	92 183	627	0.99319	0.00681	0.00648	20.45	91 874	1 885 371
80	82 108	1 738	0.97883	0.02117	0.01998	12.25	81 256	1 005 581
90	52 553	4 609	0.91230	0.08770	0.08530	5.85	50 269	307 662
100	8 153	2 314	0.71615	0.28385	0.31763	2.53	6 950	20 611
110	47	26	0.45491	0.54509	0.75755	1.21	33	57

（厚生労働省「第 23 回生命表」を元に作成）

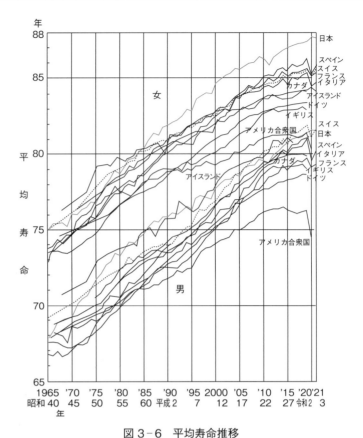

年

88	日本
85	スペイン / スイス / フランス / カナダ / イタリア / アイスランド / ドイツ / イギリス / スイス / 日本 / スペイン / イタリア / フランス / イギリス / ドイツ
80	
75	アメリカ合衆国
70	
65	

女

平均寿命

男

アイスランド

アメリカ合衆国

1965 '70 '75 '80 '85 '90 '95 2000 '05 '10 '15 '20'21
昭和40 45 50 55 60 平成2 7 12 17 22 27 令和2 3
年

図3-6　平均寿命推移

（厚生労働統計協会，「国民衛生の動向」，2023/2024　p.73）

3-4-3　健康寿命

　平均寿命は総合的な保健指標として容易に比較できる利点があり，広く用いられている。しかし，健康には，生活の質あるいは生命の質（クオリティ・オブ・ライフ QOL）が重要である。高齢となり，治療のために入院が長びいたり，様々な要因で社会参加が難しくなっている状態を健康とはいい難く，同じ平均寿命であっても，いわば不健康期間を差し引いたものを健康寿命とする考え方が広まっている。平均寿命が生と死に基づいた生命表によって算出可能なのに対して，不健康期間の評価には様々な要素があるために，健康寿命の算定には，いくつかの考え方が示されているが，それぞれの長所，短所について議論が続いている。

　障害調整生存年（DALY）：損なわれた健康や障害のために失われた健康的な生活の年数も含めたもので，平均寿命から，死によって短くなった損失生存年数（YLL）と障害を残して生存した障害生存年（YLD）を加算して算出され，WHO が試算した世界での DALY（2019）は，1位新生児疾患，2位虚血性心疾患，3位脳卒中の順であるのに対して，日本（2004）は，疾患分類が異なるものの1位が精神神経疾患，2位悪性新生物，3位循環器疾患となっている。

　日本では，国民生活基礎調査の項目「日常生活に影響のある者」を不健康期間の算定基礎として，生命表と組み合わせて「健康な人の定常人口」を求めている。2019 年の健康寿命は，男性 72.68 年（81.41 年），女性 75.38 年（87.45 年）となっている。（カッコ内は平均寿命）

3-5　傷病統計

　健康状態の評価には，死亡を指標とする平均寿命が総合的な比較に便利であるものの，健康寿命で述べたように，生存しているが健康とは言い切れない状態も重要である。日本では，患者調査，国民生活基礎調査が代表的な傷病統計として利用される。

3-5-1　患者調査

　患者調査は，統計法（患者調査規則）に基づいて厚生労働省が実施する基幹統計に位置付けられ，3 年ごとに，層化無作為抽出された病院及び診療所(医療施設)を利用する患者について、その傷病の状況等の実態を明らかする目的で実施される。調査時期は 10 月となっており，性別，出生年月日，患者の住所，入院・外来の種別，受療の状況，診療費等支払方法，紹介の状況などの他、関連する事項を調査する。その結果，

(1) 推計患者数：調査日に医療機関で受療した患者の推計数

(2) 推計退院患者数：調査対象期間中（9 月 1 日〜 30 日）に退院した患者の推計数

(3) 退院患者の平均在院日数：調査対象期間中の退院患者の在院日数の平均

　精神及び行動の障害 294.2 日，神経系の疾患 83.5 日，循環器系の疾患 41.5 日

(4) 受療率：推計患者数を人口 10 万対であらわした数

　受療率（人口 10 万対）＝推計患者数／推計人口× 100,000

(5) 総患者数（傷病別推計）：ある傷病で継続的に医療を受けている患者の推計数

　総患者数＝推計入院患者数＋推計初診外来患者数＋推計再来外来患者数×平均診療間隔×調整係数（6/7）

　循環器系の疾患 2,041 万人，消化器系の疾患 1,732 万人，内分泌・栄養及び代謝疾患 1,148 万人

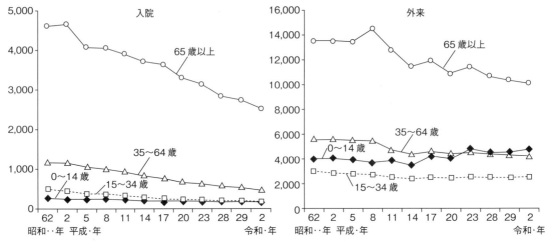

注：1）平成23年は、宮城県の石巻医療圏、気仙沼医療圏及び福島県を除いた数値である。
　　2）数値は、統計表4参照。

図3-7　年齢階級別にみた受療率（人口10万対）の年次推移
（厚生労働統計協会，「国民衛生の動向」，2022/2023　p.80）

3-5-2　国民生活基礎調査

　国民生活基礎調査は，統計法（国民生活基礎調査規則）に基づいて厚生労働省が実施する基幹統計に位置付けられ，層化無作為抽出された世帯を対象に毎年の簡易調査と3年ごとの大規模調査が実施される。健康に関する自覚症状，通院、日常生活への影響，健康意識，悩みやストレスの状況，こころの状態，健康診断等の受診状況等に加えて，介護に関する項目は，3年ごとの大規模調査の対象である。その結果，

(1) 有訴者率：病気やけが等で自覚症状のある者の人口千人の人数

表3-3　性・年齢階級別にみた通院者率（人口千対）

（単位：人口千対）

年齢階級	2019（令和元）年			2016（平成28）年		
	総数	男	女	総数	男	女
総数	404.0	388.1	418.8	390.2	372.5	406.6
9歳以下	150.4	162.0	138.0	160.0	172.5	147.0
10～19	140.1	147.1	132.7	141.1	144.3	137.6
20～29	157.1	131.1	182.9	156.7	129.8	183.4
30～39	216.7	188.6	244.0	206.0	180.1	231.3
40～49	287.2	270.8	303.2	275.5	264.3	286.3
50～59	427.5	417.6	437.0	418.8	411.5	425.9
60～69	586.3	593.9	579.1	582.2	583.3	581.1
70～79	706.0	707.9	704.3	708.0	704.2	711.2
80歳以上	730.3	737.1	725.9	730.3	729.1	731.0
（再掲）						
65歳以上	689.6	6992.8	686.9	686.7	681.7	690.6
75歳以上	730.5	735.7	726.8	727.8	725.1	729.6

注：1）通院者には入院者は含まないが，分母となる世帯人員には入院者を含む。
　　2）「総数」には，年齢不詳を含む。
　　3）2016（平成28）年の数値は，熊本県を除いたものである。

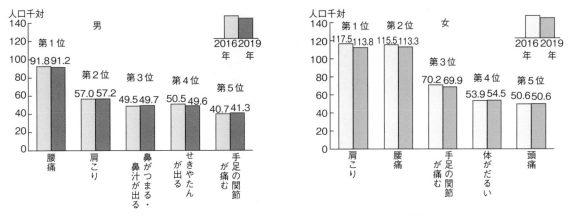

図 3-8　性別にみた有訴者率の上位 5 症状（複数回答）

(2) 通院者率：病気やけがで病院や診療所，あんま・はり・きゅう・柔
道整復師に通っている者の人口千人に対する人数
(3) 日常生活に影響のある者率：世帯員（入院者，6 歳未満を除く）の
うち，健康上の問題で日常生活（日常生活動作・外出・仕事・家
事・運動など）に影響のある者の人口千人に対する人数

3-5-3　その他の健康に関わる統計と活用

　厚生労働統計としては 14 分野で調査されており，そのうちの保健衛
生分野だけでも 13 項目 40 以上の調査が実施されている。患者調査，
国民生活基礎調査の他に，国民健康栄養調査，食中毒統計調査，感染症
発生動向調査は，管理栄養士，栄養士に関わりの深い調査統計である。
　以上の調査統計の他に，日本独自の国民皆保険という医療保険制度で
は，診療に基づくレセプト情報，特定健診湯情報，国民健康保険などの
膨大なデータが集積されている。これをデータサイエンスの手法を用い
て分析することにより，保健事業の効果的・効率的実施につなげ，健康
改善を目指すデータヘルス計画が進められている。この計画では，対象
となる地域や保険組合の単位で，①現状把握，②課題の優先順位付け，
③目標・指標の設定，④評価と見直しといった段階を PDCA サイクル
として回していくことで医療保健事業の洗練が期待できる。高齢者の医
療の確保に関する法律に基づく NDB（National Database）は，医療機
関から医療保険者に発行するレセプト情報と，特定健診・特定保健指導
情報の 2 つがあり，国保データベース（KDB）は，レセプト情報に後
期高齢者医療分が含まれ，特定健診・特定保健指導情報のほか，介護保
険情報も含む。なお，個人情報については，個人情報保護法の順守によ
り情報流出事故への対策としている。

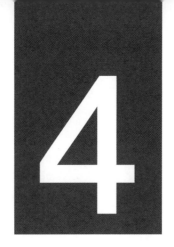

疫　　学

4-1　疫学とは

　疫学（Epidemiology）とは，人間集団を対象として，健康に関する事象（疾病，死亡等）の頻度・分布を調べて，その事象に関連する要因を明らかにする学問である。

　公衆衛生活動では，①現状を把握し，健康に関する課題を抽出した後，②課題に関連する要因を検討し，③明らかとなった要因に対する対策を計画・実行していくことから，疫学は公衆衛生活動において非常に有用である。

4-2　疫学指標

4-2-1　有病率，累積罹患率，罹患率

　疫学においては，様々な指標が用いられる。有病率（時点有病率）は，「一時点での有病者（疾病を有している者）の割合」，累積罹患率は「一定の観察期間において新たに疾病を発症した者の割合」，罹患率は「一定の観察期間において新たに疾病を発症した者の率」である。よって，有病率は「一時点における有病者数÷一時点における観察集団の人数」，累積罹患率は「一定の観察期間において新たに疾病を発症した者の人数÷疾病を新たに発症する可能性のある観察集団の観察開始時点での人数」，罹患率は「一定の観察期間において新たに疾病を発症した者の人数÷疾病を新たに発症する可能性のある観察集団の観察期間の総和」として計算される（表4-1）。

表 4-1　有病率（時点有病率），累積罹患率，罹患率

・有病率＝一時点における有病者数÷一時点における観察集団の人数

・累積罹患率＝一定の観察期間において新たに疾病を発症した者の人数÷疾病を新たに発症する可能性のある観察集団の観察開始時点での人数

・罹患率＝一定の観察期間において新たに疾病を発症した者の人数÷疾病を新たに発症する可能性のある観察集団の観察期間の総和

　ここで，3 年間（2020 年 4 月 1 日〜 2023 年 4 月 1 日），ある地域において 5 人（A 〜 E）の疾病 X について観察した結果を図 4-1 に示す。図 4-1 において，2021 年 4 月 1 日時点における疾病 X の有病率は 2 人/5 人となる。疾病 X の累積罹患率は 3 人/5 人，疾病 X の罹患率は 3 人/10 人年となる。罹患率の計算においては，1 人を 1 年間観察した場合，その 1 人の観察期間は 1 人年とする。

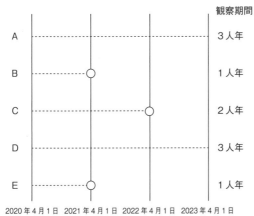

観察期間

		観察期間
A	- - - - - - - - - - - - - - - -	3 人年
B	- - - - - ○	1 人年
C	- - - - - - - - - - - ○	2 人年
D	- - - - - - - - - - - - - - - -	3 人年
E	- - - - - ○	1 人年

2020 年 4 月 1 日　2021 年 4 月 1 日　2022 年 4 月 1 日　2023 年 4 月 1 日
（観察開始時点）　　　　　　　　　　　　　　　（観察終了時点）

- - - - - - -：疾病 X でない期間（疾病 X を新たに
　　　　　　　　　　　発症する可能性のある期間）

○：疾病 X を発症

2021 年 4 月 1 日における有病率＝2 人／ 5 人

累積罹患率＝3 人／ 5 人

罹患率＝3 人／ 10 人年

図 4-1　3 年間（2020 年 4 月 1 日〜 2023 年 4 月 1 日），
　　　　5 人（A 〜 E）の疾病 X について観察した結果

4-2-2　死亡率，年齢調整死亡率，致命率

　死亡率は一定期間の死亡者の割合であり，集団の衛生状態を総合的に表す指標となる。例えば，表 4-2 において，A 町と B 町の死亡率を計算すると，A 町では 0.12（12 ÷ 100），B 町では 0.17（17 ÷ 100）となり，B 町のほうが高くなる。しかしながら，65 歳以上の人口割合は，A 町では 10 %（10 ÷ 100 ＝ 0.1），B 町では 80%（80 ÷ 100 ＝ 0.8）

である。さらに、A町およびB町ともに、65歳以上の死亡率（A町：3/10, B町：0.2）は、65歳未満の死亡率（A町：0.1, B町：0.05）に比べて高い。よって、A町の死亡率（0.12）とB町の死亡率（0.17）の差は、衛生状態の差ではなく、年齢構成の差である可能性がある。

表4-2 A町とB町の人口・死亡数・死亡率

	A町			B町		
	人口	死亡数	死亡率	人口	死亡数	死亡率
総人口	100	12	0.12	100	17	0.17
65歳未満	90	9	0.1	20	1	0.05
65歳以上	10	3	3/10	80	16	0.2

　したがって、A町とB町のように、年齢構成が異なる集団で死亡率を比較する場合には、年齢構成の影響を調整すること（死亡率の年齢調整）が必要となる。

　死亡率の年齢調整には、直接法と間接法という方法がある。

　直接法では、観察集団における各年齢階級の死亡率（年齢別死亡率）を基準集団の年齢構成にあてはめることによって、年齢調整死亡率を算出する。すなわち、年齢調整死亡率とは、観察集団の年齢別死亡率が基準集団で生じたときの死亡率である。年齢調整死亡率は、「｛(観察集団の年齢別死亡率)×(基準集団の年齢別人口)｝の合計÷基準集団の総人口」で計算される（表4-3）。

　間接法では、基準集団の年齢別死亡率を観察集団の年齢構成にあてはめることによって、標準化死亡比（SMR : standardized mortality ratio）を算出する。SMRとは、観察集団の死亡数と期待死亡数との比である。期待死亡数とは、基準集団の年齢別死亡率が観察集団で生じたときの死亡数である。標準化死亡比は、「観察集団の総死亡数÷〔｛(基準集団の年齢別死亡率)×(観察集団の年齢別人口)｝の合計〕」で計算される（表4-3）。

表4-3 死亡率の年齢調整：直接法, 間接法

【直接法】
・年齢調整死亡率＝｛(観察集団の年齢別死亡率)×(基準集団の年齢別人口)｝の合計÷基準集団の総人口

【間接法】
・標準化死亡比（SMR : standardized mortality ratio）＝観察集団の総死亡数÷〔｛(基準集団の年齢別死亡率)×(観察集団の年齢別人口)｝の合計〕

　以上より、年齢調整死亡率（直接法）の計算には「観察集団の年齢別死亡率」・「基準集団の年齢別人口」、標準化死亡比（SMR）の計算には

「基準集団の年齢別死亡率」・「観察集団の年齢別人口」・「観察集団の総
死亡数」が必要となることが分かる（表4-4）。

表4-4　年齢調整死亡率（直接法）と標準化死亡比（SMR）の
　　　　計算に必要なデータ

【年齢調整死亡率】
　・観察集団の年齢別死亡率
　・基準集団の年齢別人口
【標準化死亡比】
　・基準集団の年齢別死亡率
　・観察集団の年齢別人口
　・観察集団の総死亡数

　ここで，表4-5に基準集団の人口・死亡数・死亡率を示す。このと
き，A町（観察集団）の年齢調整死亡率（直接法）は，{(0.1 × 50) +
(3/10 × 50)} ÷ 100 = 0.2となる。SMRは，12 ÷ {(0.1 × 90) +
(0.2 × 10)} ≒ 1.09となる。

表4-5　基準集団とA町（観察集団）の人口・死亡数・死亡率

	基準集団			A町		
	人口	死亡数	死亡率	人口	死亡数	死亡率
総人口	100	15	0.15	100	12	0.12
65歳未満	50	5	0.1	90	9	0.1
65歳以上	50	10	0.2	10	3	3/10

　B町の年齢調整死亡率（直接法）は {(0.05 × 50) + (0.2 × 50)} ÷
100 ≒ 0.13，SMRは 17 ÷ {(0.1 × 20) + (0.2 × 80)} ≒ 0.94と計算さ
れる（表4-6）。

表4-6　基準集団とB町（観察集団）の人口・死亡数・死亡率

	基準集団			B町		
	人口	死亡数	死亡率	人口	死亡数	死亡率
総人口	100	15	0.15	100	17	0.17
65歳未満	50	5	0.1	20	1	0.05
65歳以上	50	10	0.2	80	16	0.2

　したがって，A町とB町の年齢調整死亡率・SMR（A町：0.2・
1.09，B町：0.13・0.94）を比較した場合，いずれもA町のほうが
高くなる。年齢調整されていない死亡率は，粗死亡率とも呼ばれる。

4-2-3　相対危険，寄与危険

　相対危険とは，要因に曝露した群（曝露群）における罹患リスク（疾
病を発症する者の割合）の，その要因に曝露しなかった群（非曝露群）
の罹患リスクに対する比である。よって，相対危険とは，「要因に曝露

した場合，その要因に曝露しなかった場合に比べて何倍疾病に罹患しやすくなるか」を示す指標である。

寄与危険は，曝露群における罹患リスクと非曝露群における罹患リスクとの差である。よって，寄与危険とは，要因への曝露によって罹患リスクがどれだけ増加するのか（要因への曝露がなければ罹患リスクがどれだけ減少するのか）を示す指標である。

ここで，要因 X への曝露（曝露 X）と疾病 Y との関連について検討するコホート研究（コホート研究の詳細は，「4−3　疫学研究方法」を参照されたい）を考える（表 4−7）。曝露 X あり群（曝露群）のうち，疾病 Y を発症した人数を A 人，疾病 A を発症しなかった人数を B 人とする。さらに，曝露 X なし群（非曝露群）のうち，疾病 Y を発症した人数を C 人，疾病 Y を発症しなかった人数を D 人とする。このとき，相対危険は「曝露群の罹患リスク ÷ 非曝露群の罹患リスク ＝ {A ÷ (A+B)} ÷ {C ÷ (C+D)}」，寄与危険は「曝露群の罹患リスク − 非曝露群の罹患リスク ＝ {A ÷ (A+B)} − {C ÷ (C+D)}」となる。

表 4−7　曝露 X と疾病 Y との関連について検討した
コホート研究の結果に関する 2 × 2 分割表

| | | 疾病 Y | | 計 |
		あり（人）	なし（人）	
曝露 X	あり（曝露群）	A	B	A＋B
	なし（非曝露群）	C	D	C＋D

・相対危険＝曝露群の罹患リスク÷非曝露群の罹患リスク
　　　　　＝{A ÷ (A ＋ B)}÷{C ÷ (C ＋ D)}
・寄与危険＝曝露群の罹患リスク−非曝露群の罹患リスク
　　　　　＝{A ÷ (A ＋ B)}−{C ÷ (C ＋ D)}

例えば，100 人の喫煙者と 100 人の非喫煙者を 10 年間観察した結果，喫煙者からは 3 人，非喫煙者からは 2 人の肺がんの発症が観察されたとする。このとき，喫煙の肺がんに対する相対危険は，(3/100) ÷ (2/100) ＝ 1.5，喫煙の肺がんに対する寄与危険は，(3/100) − (2/100) ＝ 1/100 となる。

4−2−4　オッズ比

オッズ比とは，2 つのオッズ（オッズ：ある事象が起きる確率÷ある事象が起きない確率）の比である。

ここで，疾病 X と要因 Y への曝露（曝露 Y）との関連について検討する症例対照研究（症例対照研究の詳細は，「4−3　疫学研究方法」を参照されたい）を考える（表 4−8）。疾病 X あり群（症例群）のうち，曝露 Y ありの人数を a 人，曝露 Y なしの人数を b 人とする。さらに，

疾病 X なし群（対照群）のうち，曝露 Y ありの人数を c 人，曝露 Y なしの人数を d 人とする。このとき，曝露 Y の疾病 X に対するオッズ比は，症例群の曝露オッズと対照群の曝露オッズの比となり，オッズ比 = {(a／(a+b)) ÷ (b／(a+b))} ÷ {(c／(c+d)) ÷ (d／(c+d))} = (a ÷ b) ÷ (c ÷ d) = (a × d) ÷ (b × c) となる。

表 4-8　疾病 X と曝露 Y との関連について検討した
症例対照研究の結果に関する 2 × 2 分割表

		疾病 X	
		あり（人）	なし（人）
曝露 Y	あり	a	c
	なし	b	d
計		a＋b	c＋d

・オッズ比＝症例群の曝露オッズ÷対照群の曝露オッズ
　　　　　＝[{a/(a+b)} ÷ {b/(a+b)}]÷[{c/(c+d)} ÷ {d/(c+d)}]
　　　　　＝(a ÷ b)÷(c ÷ d)
　　　　　＝(a × d)÷(b × c)

　例えば，100 人の肺がん患者と 100 人の非肺がん患者に対して，過去の喫煙に関する情報収集を行った結果，100 人の肺がん患者のうち，20 人に喫煙歴があり，100 人の非肺がん患者のうち，10 人に喫煙歴があったとする。このとき，喫煙の肺がんに対するオッズ比は，(20 × 90) ÷ (80 × 10) = 2.25 となる。

4-3　疫学研究方法

　疫学研究方法とは，「要因への曝露」と「疾病」との関連を検討する方法である。疫学研究方法は，研究デザイン（study design）とも呼ばれる。疫学研究方法は，介入研究と観察研究の 2 つに大別される（表 4-9）。

　介入研究とは，研究者が対象者に対して要因への曝露の割り付けを行い（研究者が曝露される者を決定し），その後の事象（例：疾病）の発生を確認する方法である。例えば，研究者 X が，100 人の成人を対象として，要因 A への曝露と疾病 B との関連を介入研究で検討することを考える。このとき，研究者 X が，100 人の成人のうち，50 人を介入群（介入群の 50 人は，要因 A に曝露されることとなる）に，50 人を非介入群（非介入群の 50 人は，要因 A に曝露されないこととなる）に割り付けた後，両群における疾病 B の発症を確認・比較するのが介入

表 4-9　疫学研究方法の種類

【介入研究】
　研究者が対象者に対して要因への曝露の割り付けを行い（研究者が曝露される者を決定し），その後の事象（例：疾病）の発生を確認する方法

【観察研究】
　研究者が要因への曝露の割り付けを行うことなく，観察のみによって要因への曝露と疾病との関連を検討する方法

・コホート研究：目的とする疾病を発症していない集団を対象として，要因に曝露されている群（曝露群）と要因に曝露されていない群（非曝露群）を同定した後，両群における疾病の発症を観察する方法

・症例対照研究：疾病ありの群（症例群）と疾病なしの群（対照群）の両群について，過去における要因への曝露を比較する方法

・横断研究：ある一時点において，要因への曝露と疾病に関する情報を同時に収集し，要因への曝露と疾病との関連を検討する方法

研究の例である。この介入研究の例において，介入群と非介入群への割り付けを無作為に行った場合，その介入研究を無作為化（ランダム化）比較試験（randomized controlled trial ： RCT）という。無作為とは，何らかの手段（くじ・さいころ等）を用いて，対象者全員を同じ確率で介入群または非介入群になるのを決定することである。

　観察研究とは，研究者が要因への曝露の割り付けを行うことなく，観察のみによって要因への曝露と疾病との関連を検討する方法である。観察研究は，コホート研究，症例対照研究，横断研究の3つに大別される。

　コホート研究（cohort study）とは，目的とする疾病を発症していない集団を対象として，要因に曝露されている群（曝露群）と要因に曝露されていない群（非曝露群）を同定した後，両群における疾病の発症を観察する方法である（図4-2）。

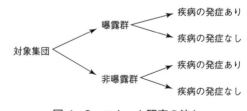

図 4-2　コホート研究の流れ

　例えば，研究者 X が，100人の成人を対象として，要因 A への曝露と疾病 B との関連を，コホート研究で検討することとする。このとき，研究者 X は，疾病 B でない（疾病 B を発症していない）100人の成人に対して要因 A への曝露についての情報を収集する。その結果，50人

が要因 A に曝露されており，50 人が要因 A に曝露されていなかった
とする。この場合，要因 A に曝露されている 50 人（曝露群）と，要因
A に曝露されていない 50 人について，その後，両群における疾病 B の
発症を観察・比較するのがコホート研究の例である。

　症例対照研究（case-control study）とは，疾病ありの群（症例群）
と疾病なしの群（対照群）の両群について，過去における要因への曝露
を比較する方法である（図 4-3）。

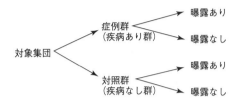

図 4-3　症例対照研究の流れ

　例えば，研究者 X が，100 人の成人を対象として，要因 A への曝露
と疾病 B との関連を，症例対照研究で検討することとする。研究者 X
は，まず 100 人の成人から疾病 B の者と疾病 B でない者を選定する。
その結果，25 人が疾病 B であり，75 人が疾病 B でなかったとする。
ここで，疾病 B である 25 人（症例群）と，疾病 B でない 25 人（対照
群）について，過去の要因 A への曝露に関する情報を収集・比較する
のが症例対照研究の例である。

　横断研究（cross-sectional study）とは，ある一時点において，要因
への曝露と疾病に関する情報を同時に収集し，要因への曝露と疾病との
関連を検討する方法である。例えば，研究者 X が，100 人の成人を対
象として，要因 A への曝露と疾病 B との関連を，横断研究で検討する
こととする。このとき，研究者 X は，100 人の成人に対して，要因 A
への曝露および疾病 B についての情報をある一時点（例：2023 年 1 月
11 日）において同時に収集する。そして，収集した要因 A への曝露お
よび疾病 B についての情報を用いて，要因 A への曝露と疾病 B との関
連を検討するのが横断研究の例である。

　観察研究のうち，コホート研究・症例対照研究・横断研究の判別にお
いては，要因への曝露と疾病に関する情報収集の方向性に注目すること
が重要である（図 4-4）。コホート研究は，曝露群と非曝露群の両群に
ついて，将来の疾病の発症を観察する方法であるため，情報収集の方向
性としては右矢印（曝露→疾病）となる。症例対照研究は，疾病ありの
群（症例群）と疾病なしの群（対照群）の両群について，過去の要因へ
の曝露に関する情報を収集するため，情報収集の方向性としては左矢印
（曝露←疾病）となる。横断研究では，要因への曝露と疾病に関する情

報をある一時点で同時に収集することから，情報収集の方向性としては両矢印（曝露↔疾病）となる。

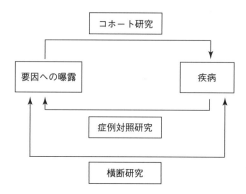

図4-4　コホート研究・症例対照研究・横断研究における情報収集の方向性

　観察研究には，生態学的研究という疫学研究方法もある。生態学的研究とは，個人ではなく集団（国・都道府県等）を対象として，要因への曝露と疾病に関する情報を収集し，要因への曝露と疾病との関連を検討する方法である。

　例えば，様々な国の喫煙率と肺がんの死亡率に関する情報を収集し，収集した情報を用いて喫煙率と肺がんの死亡率との関連を検討するのが生態学的研究の例である。

4-4　スクリーニング

　スクリーニングとは，目的とする疾病の症状がない者を対象として，その疾病である可能性が高いのかどうかをふるい分けることである。スクリーニング検査で陽性となった場合，精密検査によって疾病の確定診断を行う。

4-4-1　スクリーニングの指標

　スクリーニングの指標には，敏感度・特異度・偽陽性率・偽陰性率・陽性反応的中度・陰性反応的中度がある。

　敏感度（sensitivity）とは，疾病を有する者（疾病ありの者）のうち，その疾病の検査で陽性となる者の割合である。ここで，「疾病Xに対するスクリーニング検査結果（陽性または陰性）」と「疾病Xの有無」についての2×2分割表を示す（表4-10）。表4-10では，スクリーニング検査で陽性となり疾病Xありの者はa人，スクリーニング検査で陽性となり疾病なしの者はb人，スクリーニング検査で陰性となり疾

病 X ありの者は c 人，スクリーニング検査で陰性となり疾病 X なしの
者は d 人である。このとき，敏感度は，a ÷ (a+c) となる。

表 4-10　「疾病 X に対するスクリーニング検査結果」と
「疾病 X の有無」についての 2 × 2 分割表

		疾病 X		合計
		あり（人）	なし（人）	
スクリーニング検査	陽性	a	b	a ＋ b
	陰性	c	d	c ＋ d
合計		a ＋ c	b ＋ d	a+b+c+d

・敏感度＝ a ÷ (a ＋ c)
・特異度＝ d ÷ (b ＋ d)
・偽陽性率＝ b ÷ (b ＋ d)
・偽陰性率＝ c ÷ (a ＋ c)
・陽性反応的中度＝ a ÷ (a ＋ b)
・陰性反応的中度＝ d ÷ (c ＋ d)

　特異度（specificity）とは，疾病を有さない者（疾病なしの者）のう
ち，その疾病の検査で陰性となる者の割合である。よって，表 4-10
において，特異度は，d ÷ (b ＋ d) となる。

　偽陽性率は，疾病なしの者のうち，その疾病の検査で陽性となる者
（検査陽性者）の割合であり，表 4-10 では，b ÷ (b ＋ d) となる。

　偽陰性率は，疾病ありの者のうち，その疾病の検査で陰性となる者
（検査陰性者）の割合であり，表 4-10 では，c ÷ (a ＋ c) となる。

　陽性反応的中度とは，検査陽性者のうち，疾病ありの者の割合であり，
表 4-10 では，a ÷ (a ＋ b) となる。

　陰性反応的中度とは，検査陰性者のうち，疾病なしの者の割合であり，
表 4-10 では，d ÷ (c ＋ d) となる。

　ここで，A 地域と B 地域における「疾病 Y に対するスクリーニング
検査結果」と「疾病 Y の有無」についての 2 × 2 分割表において，ス
クリーニングの指標を計算することを考える（表 4-11）。

　A 地域（表 4 - 11 の左表）において，スクリーニング検査で陽性と
なり疾病 Y ありの者は 4 人，スクリーニング検査で陽性となり疾病な
しの者は 19 人，スクリーニング検査で陰性となり疾病 Y ありの者は 1
人，スクリーニング検査で陰性となり疾病 Y なしの者は 76 人である。
よって，疾病 Y ありの者は 5 人，疾病 Y なしの者は 95 人であるため，
A 地域における疾病 Y の有病率は，5 ÷ (5 ＋ 95) ＝ 5 ÷ 100 ＝ 0.05
（5 %）となる。敏感度は 4 ÷ 5 ＝ 0.8（80 %），特異度は 76 ÷ 95 ＝
0.8（80 %），陽性反応的中度は 4 ÷ 23 ≒ 0.17（約 17 %），陰性反応
的中度は 76 ÷ 77 ≒ 0.99（約 99 %）となる。

表 4-11　A 地域と B 地域における「疾病 Y に対するスクリーニング検査結果」と「疾病 Y の有無」についての 2 × 2 分割表

〈A 地域〉

		疾病 Y		合計
		有	無	
検査	陽性	4	19	23
	陰性	1	76	77
	合計	5	95	100

・有病率＝ 5 ÷ 100 = 0.05
・敏感度＝ 4 ÷ 5 = 0.8
・特異性＝ 76 ÷ 95 = 0.8
・陽性反応的中度＝ 4 ÷ 23
　　　　　　　　≒ 0.17
・陰性反応的中度＝ 76 ÷ 77
　　　　　　　　≒ 0.99

〈B 地域〉

		疾病 Y		合計
		有	無	
検査	陽性	40	10	50
	陰性	10	40	50
	合計	50	50	100

・有病率＝ 50 ÷ 100 = 0.5
・敏感度＝ 40 ÷ 50 = 0.8
・特異性＝ 40 ÷ 50 = 0.8
・陽性反応的中度＝ 40 ÷ 50
　　　　　　　　= 0.8
・陰性反応的中度＝ 40 ÷ 50
　　　　　　　　= 0.8

　B 地域（表 4-11 の右表）において，スクリーニング検査で陽性となり疾病 Y ありの者は 40 人，スクリーニング検査で陽性となり疾病なしの者は 10 人，スクリーニング検査で陰性となり疾病 Y ありの者は 10 人，スクリーニング検査で陰性となり疾病 Y なしの者は 40 人である。よって，疾病 Y ありの者は 50 人，疾病 Y なしの者は 50 人であるため，B 地域における疾病 Y の有病率は，50 ÷（50 ＋ 50）= 50 ÷ 100 = 0.5（50 ％）となる。敏感度は 40 ÷ 50 = 0.8（80 ％），特異度は 40 ÷ 50 = 0.8（80 ％），陽性反応的中度は 40 ÷ 50 = 0.8（80 ％），陰性反応的中度は 40 ÷ 50 = 0.8（80 ％）となる。

　以上より，有病率の変化によって，陽性反応的中度および陰性反応的中度は影響を受ける（数値が変化する）ことが分かる。一方，敏感度および特異度は，有病率の影響を受けない。

4-4-2　ROC（Receiver operating characteristic）曲線

　スクリーニング検査において，疾病である可能性が高いのかどうかをふるい分け（陽性または陰性を判別）するための基準値（カットオフ値）を設定することを考える（例：スクリーニング検査において，カットオフ値を検査値：5 と設定し，検査値が 5 以上の場合を検査陽性，検査値が 5 未満を検査陰性と判定する）。理想的なスクリーニング検査とは，疾病ありの者が全員陽性となり，疾病なしの者が全員陰性となる検査，すなわち，「敏感度：100 ％」かつ「特異度：100 ％」の検査である（図 4-5）。

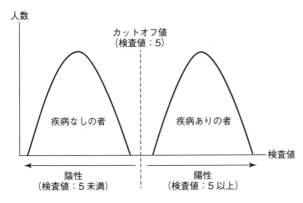

図 4-5　「敏感度： 100 ％」かつ「特異性： 100 ％」の
　　　　 スクリーニング検査の例

　しかしながら，一般的には，スクリーニング検査で陽性となる者には
疾病なしの者が含まれ，スクリーニング検査で陰性となる者には疾病あ
りの者が含まれる（図4-6）。

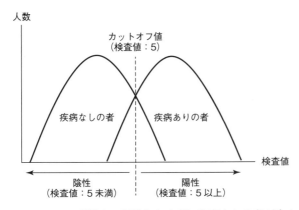

図 4-6　スクリーニング検査で陽性となる者に疾病なしの者が含まれ，スク
　　　　 リーニング検査で陰性となる者に疾病ありの者が含まれる状況

　この状況において，カットオフ値を 5 から 7 に上げる場合を考える
（図4-7）。このとき，疾病ありの者のうち，陽性となる者の人数が減

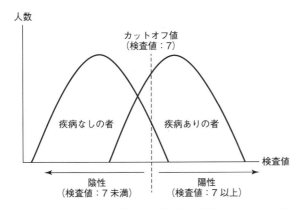

図 4-7　カットオフ値を上げた場合（検査値： 5 → 7）

少するため敏感度は低下し，一方，疾病なし者のうち，陰性となる者の人数が増加するため特異度は上昇する。

　次に，カットオフ値を 5 から 3 に下げる場合を考える（図 4-8）。このとき，疾病ありの者のうち，陽性となる者の人数が増加するため敏感度は上昇し，一方，疾病なし者のうち，陰性となる者の人数が減少するため特異度は低下する。

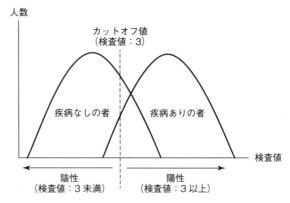

図 4-8　カットオフ値を下げた場合（検査値： 5 → 3）

　以上より，カットオフ値を上げた場合においても下げた場合においても，「敏感度： 100 ％」かつ「特異度： 100 ％」にすることはできないことが分かる。この状況において，最適なカットオフ値の設定に活用できるのが，ROC（Receiver operating characteristic）曲線である。

　ROC（受信者動作特性）曲線は，X 軸（横軸）を（1 −特異度），Y 軸（縦軸）を敏感度とした図である（図 4-9）。

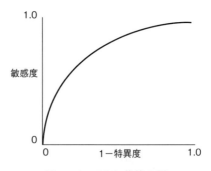

図 4-9　ROC 曲線の例

　ROC 曲線の作成では，検査において様々なカットオフ値を設定して 2 群（陽性群または陰性群）に分け，それぞれのカットオフ値における敏感度・特異度を算出する。その後，X 軸（横軸）を（1 −特異度），Y 軸（縦軸）を敏感度とした図にそれらの点（例：カットオフ値を 10 と設定したときに「敏感度： 0.8」・「特異度 0.6」である場合は，(0.4, 0.8) の点）をプロットして ROC 曲線を作成する。

　ROC 曲線を作成した後，左上隅すなわち (0,1) の点（「敏感度：

「100 ％」かつ「特異度：100 ％」となる点）に最も近い ROC 曲線上の点を最適のカットオフ値にするという方法がある。

　さらに，複数のスクリーニング検査から，より好ましい検査を選定する場合にも，ROC 曲線を活用することができる。例えば，3 つのスクリーニング検査（検査 A・検査 B・検査 C）から，より好ましい検査を選定することを考える。まず，3 つの検査について ROC 曲線を作成する。その後，（0,1）の点（左上隅）により近い曲線を描く検査（ROC 曲線の下側の面積である曲線下面積がより大きい検査）をより好ましい検査であると選定する。その理由は，左上隅は，理想的なスクリーニング検査である場合にプロットされる点（「敏感度：100 ％」かつ「特異度：100 ％」となる点）であるためである。

4－5　疫学研究において用いられるデータ解析

　データ解析は，疫学研究方法において収集された様々なデータをまとめる際に非常に有用である。データ解析においては，データの種類を判別することが必要となる。データは，量的データ（数量のデータ）と質的データ（種類・順序のデータ）の 2 つに大別される（表 4－12）。

表 4–12　データの種類

◆量的データ（数量のデータ）→ 例：年齢，身長，体重

◆質的データ（種類・順序のデータ）→ 例：性別，血液型，痛み（なし，軽度，中等度，重度），尿蛋白（−，±，＋，2 ＋，3 ＋）
　・順序尺度（順序に意味があるデータ）→ 例：痛み（なし，軽度，中等度，重度），尿蛋白（−，±，＋，2 ＋，3 ＋）
　・名義尺度（順序がなく種類を意味するデータ）→ 例：性別，血液型

　年齢・身長・体重は，量的データの例である。性別・血液型・痛み（なし，軽度，中等度，重度）・尿蛋白（−，±，＋，2 ＋，3 ＋）は，質的データの例であり，質的データは順序尺度と名義尺度の 2 つに分類される。順序尺度とは質的データのうち順序に意味があるデータであり，名義尺度とは質的データのうち順序がなく種類を意味するデータである。痛み（なし，軽度，中等度，重度）・尿蛋白（−，±，＋，2 ＋，3 ＋）は順序尺度の例であり，性別・血液型は名義尺度の例である。

4－5－1　データのまとめかた
　データは，データの種類に応じてまとめていく（表 4–13）。

表 4–13　データのまとめかた

◆量的データ→代表値（ばらつきの指標）を示す
　・正規分布→平均値（標準偏差）を示す
　・非正規分布→中央値（25 %点，75 %点）を示す

◆質的データ→n（%）を示す

　量的データをまとめる場合，代表値とばらつきの指標を示す。

　代表値とは，データの分布の中心を表す指標であり，平均値・中央値は代表値の例である。ここで，1，2，3，4，90 という 5 つのデータを考える。この 5 つのデータについて，平均値は（1 + 2 + 3 + 4 + 90）÷ 5 = 20，中央値（データの中央の値）は小さい順にデータを並べたときの 3 番目の値である 3 となる。

　標準偏差・四分位範囲は，ばらつきの指標の例である。平均値±標準偏差（「平均値 − 標準偏差」〜「平均値 + 標準偏差」）の範囲にデータの 68 %が入り，平均値± 2 ×標準偏差（「平均値 − 2 ×標準偏差」〜「平均値 + 2 ×標準偏差」）の範囲にデータの 95 %が入る。四分位範囲とは，25 %点〜 75 %点の範囲である。小さい順にデータを並べたとき，データを 4 等分する位置にくる 3 つの値を，小さい方から順に 25 %点・50 %点・75 %点という。したがって，25 %点の下にはデータの 25 %，75 %点の下にはデータの 75 %が含まれる。

　量的データが正規分布（量的データについて作成したヒストグラムが，左右対称で釣鐘形をした分布）に従っていると仮定できる場合，量的データをまとめるときには，平均値（標準偏差）を示す。量的データが正規分布に従っていると仮定できない場合（非正規分布の場合），量的デ

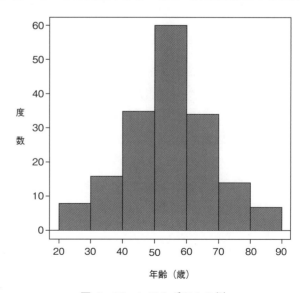

図 4 - 10　ヒストグラムの例

ータをまとめるときには，中央値（25％点，75％点）を示す。ヒスト
グラムとは，横軸（X軸）に量的データ，縦軸（Y軸）に度数（デー
タ数）をとった図である（図4-10）。ヒストグラムにおいて，横軸の
量的データは，複数の階級（区分）に分ける。

　質的データをまとめるときには，n（%）を示す（n：人数）。

4-5-2 検　　定

　肥満群（n=50）と非肥満群（n=50）の収縮期血圧のデータを解析す
ることを考える。データ解析の結果，肥満群における収縮期血圧の平均
値が132mmHg，非肥満群における収縮期血圧の平均値が118mmHg
となり，肥満群と非肥満群における収縮期血圧の差が偶然かどうかを判
断したい場合，検定（検定の目的：観察された差が偶然かどうかを判断
すること）を用いる。検定の選択には，「データの種類」・「比較する
群の数」・「対応の有無」等を考慮することが必要である。対応ありのデ
ータとは同一の対象者のデータであり，薬の内服前のLDL-コレステロ
ールと内服後のLDL-コレステロールは対応ありのデータの例である。
対応なしのデータとは同一の対象者でないデータであり，肥満群と非肥
満群におけるLDL-コレステロールのデータは対応のないデータの例で
ある。

　表4-14に，2群間において量的データを比較する際に用いる検定の
種類を示す。等分散とは，2群の分散が等しいことである。非正規分布
の場合に用いる検定は，データの種類が順序尺度のときに用いることも
可能である。

表4-14 検定の種類（データの種類：量的データ，比較する群の数：2）

	対応なし	対応あり
正規分布	等分散が認められる： スチューデントのt検定 等分散が認められない： ウェルチのt検定	対応のあるt検定
非正規分布	ウィルコクソンの順位和検定 （マン・ホイットニーのU検定）	ウィルコクソンの符号付順位和検定

　統計ソフトで検定を行った場合，p値が算出される。p値とは，本当
は差がないのに偶然によって差があるように観察される確率であり，p
値が0.05未満である場合，慣習的に，有意である（有意差が認められ
る等）という。

参考図書

1）日本疫学会監修, はじめて学ぶやさしい疫学（改訂第 3 版）：日本疫学会標準テキスト, 南江堂（2018）.

2）医療情報科学研究所編集, 公衆衛生がみえる　2022-2023.　メディックメディア（2022）.

3）浅野嘉延著, 楽しく学べる!看護学生のための疫学・保健統計　改訂 3 版, 南山堂（2018）.

4）落合　裕隆, 医療データ解析のための統計学　−基礎とその活用−, 東京都医学検査, 47, p286-287（2019）.

5）落合　裕隆, 医療データ解析： 3 群以上の比較と ROC 曲線, 東京都医学検査, 50, p45-47（2022）.

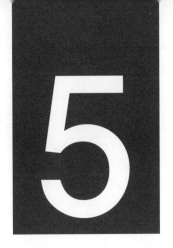

5

感染症と食中毒

5-1 感染症

5-1-1 感染症とは

　病原微生物が宿主（ヒト）の体内に入り，体内のいずれかの組織または細胞に定着し，そこで増殖した場合，感染（infection）が起こった（感染が成立した）と定義する。感染が成立した結果，体内に何らかの変化が起こり，病的な状態，すなわち臨床症状が生じた場合を発症したと定義し，この状態を感染症（infectious disease）という。

　感染が成立しても，必ずしも発症するとは限らない。こうした状態を不顕性感染という。不顕性感染の状態のヒトは，無症状病原体保有者（保菌者）とよび，病原微生物を体内に持っているので感染症の種類によっては，患者と同じように感染源となる。

5-1-2 病原微生物

　ヒトに感染症を起こす病原微生物は，大きく分けて次の4種類がある。

（1）細　菌

　人工培地で培養が可能な単細胞生物で，核膜を持たない原核生物である。ただし，リケッチア，クラミジアおよびらい菌は人工培地では培養ができない。二分裂（無性生殖）で増殖する。DNAとRNAの2種類の核酸を持つ。またマイコプラズマ，リケッチア，クラミジアを独立して分類することもある。

（2）ウイルス

　核酸とタンパク質から構成されていて，生きた細胞（病原性ウイルスの場合はヒトの細胞）に寄生して，生物としての活性を示す。核酸としてはDNAかRNAのどちらか1種類のみを持つ。

（3）真　　菌

核膜を持つ真核生物で,無性生殖のほか有性生殖によっても増殖する。

（4）原　　虫

単細胞の下等動物で，有性生殖を営むものと無性生殖によって増殖するものとがある。

以上のほかに多細胞下等動物である寄生虫も病原微生物とみなすことがある。

5-1-3　感染様式

病原微生物が宿主の体内に入る様式は,大きく分けて次の3つがある。

（1）経口感染

飲食物を汚染した病原微生物が,飲食物を摂取したヒトの体内に入り,消化管で定着，増殖する感染様式。

（2）経気道感染

病原微生物が，呼吸をしたヒトの体内に入り，呼吸器で定着，増殖する感染様式で，飛沫感染と空気感染がある。飛沫感染は，咳，くしゃみ会話等を通して，直径 5μm 以上の飛沫を吸入して感染する様式で，空気感染とは空中に浮遊した飛沫核（直径 5μm 以下の粒子）の吸入による感染である。

（3）接触感染（経皮・経粘膜感染）

① 直接接触感染　　皮膚や表在性の粘膜から病原微生物がヒトの体内に入る感染様式で，性感染症が代表的感染症である。

② 間接接触感染　　ダニ，カ，シラミなどに咬まれた時に病原微生物がヒトの体内の入る場合と，輸血や注射などによる場合がある。

5-1-4　新興感染症・再興感染症

感染症は，地球的規模で見てみると，いまだに人々の生命を奪うもっとも恐ろしい疾患である。例えば1996（平成8）年に，WHO は，世界中で1年間に少なくとも 1,700 万人が感染症で死亡していると発表している。こうした感染症に対する危機感から，WHO は 1997 年に，新興・再興感染症を次のように定義し，人々の注意を促した。

すなわち，新興感染症とは，「かつて知られていなかった，新しく認識された感染症で，局地的にあるいは国際的に，公衆衛生上問題となる感染症」を指し，再興感染症とは，「既知の感染症で，すでに公衆衛生上問題とならない程度にまで患者数が減少していた感染症のうち，再び流行し始め，患者数が増加したもの」である。

新興感染症は，1970 年代以降，数多く出現している。われわれの身

近でも，20 ～ 30 代で患者が急増しているエイズ，1996（平成 8）年の
夏から秋にかけて集団発生が相次いで社会問題になった腸管出血性大腸
菌感染症，2003（平成 15）年春から初夏にかけて香港，北京，台湾な
どで流行し，わが国への侵入が恐れられた重症急性呼吸器感染症
(SARS)，2009（平成 21）年に世界的に大流行した新型インフルエンザ
(H1N1) などがある。また 2020 年には新型コロナウイルス感染症の発
生によって，多くの感染者・死亡者を出し，さまざまな変異株（α，β，
γ，δ，ι，κ，λ，μ，o 株）の出現によって世界中を震撼させた。

　牛海綿状脳症（BSE）や鳥インフルエンザはヒトへの感染が確認され
ており，重要な新興感染症である。一方，再興感染症としては，最近高
齢者の患者増加が問題になっている結核や劇症型 A 群レンサ球菌感染
症を，わが国での例としてあげることができる。

　新興・再興感染症が 1990 年代後半からにわかに世界的に問題になっ
てきたのには，いくつかの原因がある。第 1 には国際間での人の動き
が活発になったことである。また，4 類感染症であるエムポックス（サ
ル痘）は，2022 年 5 月以降，海外渡航歴のないエムポックス患者が世
界各地で認められ，日本でも同年 7 月に 1 例が届出されて以降も散発
的な患者の発生が報告されている。2023 年 11 月には初のエムポックス
死亡者（30 代）が公表された

　第 2 は，食材の国際間の輸出入が盛んになっていることである。

　その他にも，地球の温暖化，清潔な飲料水の入手困難，人口の都市集中，
人々の生活習慣の変化など，新興・再興感染症が出現する原因は数多くあ
り，しかもこれらの原因が今後無くなる可能性はほとんど考えられない。

5-1-5　感染症の予防及び感染症の患者に対する
　　　医療に関する法律（感染症法）

　新興・再興感染症が国際的な課題となる一方で，これらの感染症は，
従来の法律では対応が難しいことから，新しい感染症対策のための法律
を制定することが必要となってきた。

　「感染症の予防及び感染症の患者に対する医療に関する法律（感染症
法）」は，こうした状況の下で，1999（平成 11）年 4 月 1 日から施行さ
れた新しい法律である。この感染症法は，以下に述べるいくつかの大き
な特徴を持っている。

①　すべての感染症が対象である

　1999 年の感染症法の施行に伴って，伝染病予防法，エイズ予防法，
性病予防法など，従来存在していた法律が廃止され，さらに 2007 年の
改正に際して，結核予防法も廃止された。したがって，従来の伝染病予

防法が，法定伝染病（ペスト，痘そう，腸チフス，パラチフス，ジフテリア，コレラ，赤痢，発疹チフス，猩紅熱，流行性脳脊髄膜炎，日本脳炎）11種，指定伝染病（急性灰白髄炎（ポリオ），ラッサ熱，腸管出血性大腸菌）の3種，届出伝染病（インフルエンザ，狂犬病，炭疽，伝染性下痢症，百日咳，麻疹，急性灰白髄炎（ポリオ），破傷風，マラリア，黄熱，フィラリア症，つつが虫症）の13種を対象としていたのに対し，感染症法はすべての感染症を対象としている。

② 感染症を分類し，対応や措置ができるようにしている

感染症の種類は，数え切れないほどあるといってよい。感染症法は，そのなかでわれわれの生活に関連が深い，あるいは今後関連が考えられる疾患で，しかも法律で何らかの規制をすることが対策上必要な感染症を分類している（表5-1）。

i) 1〜5類感染症：それぞれの感染症の感染力の強さの違いや，罹患した場合の症状の重篤さの違いで，感染症を1〜5類に分類している。危険性の最も高い感染症が1類，危険性の最も低い感染症は5類である。

ii) 新型インフルエンザ：新型インフルエンザの流行を予想し，2008年の改正で"インフルエンザ等感染症"を独立した類型とした。

iii) 指定感染症と新感染症：従来知られていなかった新しい感染症が流行することを考え，新感染症という類型を設け，また危険性が低いと思われる感染症の中にも危険性が極めて高い感染症があることも考え，指定感染症という類型を設けている。

新型コロナウイルス感染症の感染力や重篤性に対して，感染症法上の2類相当の指定感染症として全数把握や各種の制限措置を実施してきたが，ワクチン接種率上昇や医療機関逼迫状況の改善により，緩和する方向にある。

③ 5年ごとに法律の内容を見直す

5-1-4項（p.56）に述べたように，1970年以降，新興感染症が次々と出現しており，規定そのものを見直さないと対応できない場合が予想される。そのため感染症法では，こうした感染症に迅速かつ適切に対応できるよう5年ごとに法律を見直すことが決められている。2008年の改正では鳥インフルエンザ（H5N1）を2類感染症に加えた。厚生労働省では特定感染症予防指針で揚げた「2020年までに風疹の排除状態を達成する」という目標の実現を図るため，2017年特定感染症予防指針を改定（2017年12月21日一部改正，2018年1月1日適用）し，届け出は麻疹と同様に「7日以内の報告」から「直ちに報告」に変更された。百日咳は成人を含む患者の発生動向を正確に把握するため，2017

表 5-1　感染症法における分類一覧 (2023 年 9 月 25 日改正)

感染症の分類	定義・疾病名		
1 類 **(7 疾患)**	感染力，り患した場合の重篤性等に基づく総合的な観点からみた危険性が極めて高い感染症		
	エボラ出血熱	南米出血熱	ラッサ熱
	クリミア・コンゴ出血熱	ペスト	
	痘そう	マールブルグ病	
2 類 **(7 疾患)**	感染力，り患した場合の重篤性等に基づく総合的な観点からみた危険性が高い感染症		
	急性灰白髄炎	重症呼吸器症候群 (SARS) ＊1	鳥インフルエンザ (H7N9)
	結 核	中東呼吸器症候群 (MERS) ＊2	
	ジフテリア	鳥インフルエンザ (H5N1)	
3 類 **(5 疾患)**	感染力やり患した場合の重篤性などに基づく総合的な観点からみた危険性は高くないものの，特定の職業に就業することにより感染症の集団発生を起こしうる感染症		
	コレラ	腸管出血性大腸菌感染症	パラチフス
	細菌性赤痢	腸チフス	
4 類 **(44 疾患)**	人から人への伝染はほとんどないが，動物，飲食物などの物件を介して人の感染し，国民の健康に影響を与えるおそれのある感染症		
	E 型肝炎	腎症候性出血熱	ブルセラ症
	ウエストナイル熱(ウエストナイル脳炎含む)	西部ウマ脳炎	ベネズエラウマ脳炎
	A 型肝炎	ダニ媒介脳炎	ヘンドラウイルス感染症
	エキノコックス症	炭 疽	発しんチフス
	黄 熱	チクングニア熱	ボツリヌス症
	オウム病	つつが虫病	マラリア
	オムスク出血熱	デング熱	野兎病
	回帰熱	東部ウマ脳炎	ライム病
	キャサヌル森林病	鳥インフルエンザ(2 種の鳥インフルエンザを除く) ＊4	リッサウイルス感染症
	Q 熱	ニパウイルス感染症	リフトバレー熱
	狂犬病	日本紅斑熱	類鼻疽
	コクシジオイデス症	日本脳炎	レジオネラ症
	エムポックス (サル痘)	ハンタウイルス肺症候群	レプトスピラ症
	ジカウイルス感染症	B ウイルス病	ロッキー山紅斑熱
	重症熱性血小板減少症候群 ＊3	鼻 疽	
5 類 **(49 疾患)**	国が感染症発生動向調査を行い，その結果に基づき必要な情報を国民や医療関係者などに提供・公開していくことによって，発生・拡大を防止すべき感染症		
	アメーバ赤痢	細菌性髄膜炎 ＊8	バンコマイシン耐性黄色ブドウ球菌感染症
	RS ウイルス感染症	ジアルジア症	バンコマイシン耐性腸球菌感染症
	咽頭結膜熱	侵襲性インフルエンザ菌感染症	百日咳
	インフルエンザ ＊5	侵襲性髄膜炎菌感染症	風しん
	新型コロナウイルス感染症 ＊6	性器クラミジア感染症	麻しん
	ウイルス性肝炎(E 型肝炎および A 型肝炎を除く)	侵襲性肺炎球菌感染症	ペニシリン耐性肺炎球菌感染症
	A 群溶血性レンサ球菌咽頭炎	水 痘	ヘルパンギーナ
	カルバペネム耐性腸内細菌科細菌感染症	水痘 (入院例に限る)	マイコプラズマ肺炎
	感染性胃腸炎	性器ヘルペスウイルス感染症	無菌性髄膜炎
	急性出血性結膜炎	尖圭コンジローマ	メチシリン耐性黄色ブドウ球菌感染症
	急性弛緩性麻痺 (急性灰白髄炎を除く)	先天性風しん症候群	薬剤耐性アシネトバクター感染症
	急性脳炎 ＊7	手足口病	薬剤耐性緑膿菌感染症
	クラミジア肺炎 (オウム病を除く)	伝染性紅斑	流行性角結膜炎
	クリプトスポリジウム病	突発性発しん	流行性耳下腺炎
	クロイツフェルト・ヤコブ病	梅 毒	淋菌感染症
	劇症型溶血性レンサ球菌感染症	播種性クリプトコックス症	
	後天性免疫不全症候群	破傷風	
新型インフル **エンザ等感染症**	人から人に伝染すると認められるが一般に国民が免疫を獲得しておらず，全国的かつ急速なまん延により国民の生命及び健康に重大な影響を与えるおそれがある感染症		
	新型インフルエンザ	再興型インフルエンザ	再興型コロナウイルス感染症
新感染症	人から人に伝染すると認められ，既知の感染症と症状等が明らかに異なり，その伝染力およびり患した姿の重篤度から危険性が極めて高い感染症		
指定感染症	既知の感染症の中で，1 から 3 類および新型インフルエンザ等感染症に分類されないが同等の措置が必要となった感染症(延長含め最長 2 年)		

＊1　病原体が β コロナウイルス属 SARS コロナウイルスであるものに限る。
＊2　病原体が β コロナウイルス属 MERS コロナウイルスであるものに限る。
＊3　病原体がフレボウイルス属 SFTS ウイルスであるものに限る。
＊4　鳥インフルエンザ (H5N1 および H7N9) を除く。
＊5　鳥インフルエンザおよび新型インフルエンザ等感染症を除く。
＊6　病原体がベータコロナウイルス属のコロナウイルス (令和 2 年 1 月に中華人民共和国から世界保健機関に対して，人に伝染する能力を有する
　　ことが新たに報告されたものに限る
＊7　ウエストナイル脳炎，西部ウマ脳炎，ダニ媒介脳炎，東部ウマ脳炎，日本脳炎，ベネズエラウマ脳炎およびリフトバレー熱を除く。
＊8　インフルエンザ菌，髄膜炎菌，肺炎球菌を原因として同定された場合を除く。
※ブルーの部分の感染症が発生した場合は，原則報告書の提出が必要。

年12月に5類感染症の小児科定点把握疾患から全数把握疾患へと改正し，公布された。

　また，感染症法に基づく届出の基準等について，2020年4月1日より流行性角結膜炎の届出基準の項目にアデノウイルス抗原の検出を追加することが示された。

④　患者や感染者の人権を尊重する

　ハンセン病やエイズなどの患者や感染者に対する偏見や差別が，法律による隔離などの対策と関係があったことの反省から，感染症法では，患者の人権を尊重するいろいろな規定が設けられている。

⑤　サーベイランス（感染症発生動向）の強化

　国内の感染症の発生情報を正確に把握し，その情報を分析して，結果を国民や医療関係者に提供することによって，感染症のさらなる拡大を防ぐことを目指している。そのために類型ごとのそれぞれの特徴によって，届け出の制度が決められている。

5-1-6　主な感染症

（1）1類感染症

　感染力，感染した場合の症状の重さが，感染症のなかで最も強いもので，ペストと6種のウイルス性出血熱，すなわちエボラ出血熱，クリミア・コンゴ出血熱，南米出血熱，マールブルグ病とラッサ熱および痘そうが属する。痘そうを除くいずれの感染症も，わが国の発症はない。ただし，ラッサ熱ウイルスの抗体が高い患者が，発熱などを訴えて入院したことがあるが，抗体が陽性と判定された時点で患者は退院していたため，症状のあるラッサ熱患者と診断されなかった。

　ウイルス性出血熱等の世界的な流行防止には，まず旅行者による国内への持ち込みを未然に防ぐことである。2018年8月，コンゴ民主共和国においてエボラ出血熱感染症の患者の増加を踏まえ，2019年11月13日検疫法第2条に規定する感染症等について，患者が感染した地域および期間を正確に把握し，その地域へ渡航する者へ注意喚起ができるよう，感染症法の一部を改正し，届出様式における感染症地域の項目に「渡航期間」を記載項目として追加するようにした。

（2）2類感染症

　2類感染症には，急性灰白髄炎（ポリオ），結核，ジフテリア，重症急性呼吸器症候群（SARS），中東呼吸器症候群（MERS）および鳥インフルエンザ（H5N1，H7N9）の7種類の感染症が属している。2020年新型コロナウイルス感染症の流行によって再びSARSおよびMERSが注目を浴びるようになった。診断した医師は直ちに保健所に届け出る。

患者は，厚生労働大臣または知事が指定した医療機関で入院によって治療する。

① 急性灰白髄炎（ポリオ）

患者または無症状病原体保有者（保菌者）の糞便中のポリオウイルスが経口感染する。まれに咽頭分泌液中のウイルスの飛沫感染や接触感染がある。発熱，倦怠感などのかぜ様の症状で発症するとともに，頭痛，嘔気，嘔吐などの髄膜刺激症状がある。感染者の5〜10％が発症する。

2015年，WHOはポリオ根絶に向けた世界的な取り組みを推進しているため，WHO加盟国に対して，ポリオ根絶の達成および根絶後における経口生ポリオワクチン（OPV）の接種停止を視野に入れた対応を求めている。また，ポリオ対策の観点から，各国で急性弛緩性麻痺を発症した15歳未満の患者を把握し，当該患者に対してポリオにり患しているか否かの検査を実施することでポリオが発生していないことを確認することを求めている。わが国においても「急性弛緩性麻痺」を2018年5月に5類感染症に追加し，医師が15歳未満の患者を診断したときは，7日以内に当該患者の年齢，性別等を都道府県知事に届け出なければならないこととした。定期予防接種として，四種混合（DPT-IPV）ワクチン（ジフテリア，百日せき，破傷風，急性灰白髄炎（ポリオ））を生後3か月から生後90か月未満に接種する。

② 結　　核

結核菌（*Mycobacterium tuberculosis*）による疾患で，飛沫感染により感染する。潜伏期は不定で，感染後3か月〜2年に発症する例が多いが，その後生涯にわたって発症する。ほとんどの例が肺結核であるが，肺外結核として胸膜，肺門リンパ節，関節，腎臓，腹膜，咽頭などの結核がある。肺結核の場合，初期症状は咳，38℃以下の発熱，寝汗などで，やがて全身倦怠，胸痛，食欲不振，血痰，喀血と症状が悪化し，さらに重症ではやせて呼吸困難を訴える。ストレプトマイシン，リファンピシン，イソニアシンなどが有効である。予防にはBCG接種を行う。

わが国の2022（令和4）年の結核罹患率（人口10万対）は8.2であり，前年よりも1.0ポイント減少し，欧米の罹患率に年々近づいている。死者数は概数1,664人で，前年に比べ181人減少し，死亡率（人口10万対）は1.4で前年から0.1ポイント減少していた。都道府県別結核罹患率（人口10万対）は，低い地域は山形・福島4.6，新潟4.9，岩手5.1，長野5.2，高い地域は大阪12.7，大分10.8，徳島・長崎10.7，島根10.2だった（厚生労働省：2022年結核登録者情報調査年報集計結果）。定期予防接種として，BCGワクチンを生後1歳に至るまでに接種する。

③ 重症急性呼吸器症候群（SARS）

β-コロナウイルス属 SARS コロナウイルスを原因とする疾病である。2002（平成14）秋，中国を中心に東南アジアから流行し，世界に広がって大きな問題となった。自然宿主は「キクガシラコウモリ」といわれるが，当時は「ハクビシン」が主な媒介動物といわれた。他にもタヌキ，ネズミ，糞口感染が疑われたが，最終的な感染源については結論がでていない。わが国では制圧に成功して患者発生の報告はない。

④ 鳥インフルエンザ（H5N1，H7N9）

いずれも鳥インフルエンザのヒトへの感染による急性疾患である。血清型は H5N1 に加えて，指定感染症であった H7N9 が，2015年1月に2類感染症として追加された。2017年には冬に欧州で流行した H5N8 亜型と，ユーラシア大陸の野鳥の中で発生のみられる H5N6 亜型が報告された。2022/2023年の国内における鳥インフルエンザの発生状況は，家きんでは10県10例（H5：7例，H5N1：3例），野鳥は28県242例（H5：25例，H5N1：215例，H5N2：1例，H5N8：1例）であった。

（3）3類感染症

3類感染症は1〜2類感染症に比べて危険性は高くない。下痢症状がある患者以外は入院などの対応は必要ではない。しかし，患者および無症状病原体保有者（保菌者）からの二次感染を鑑み，食品を扱う特定の職業に就くことを制限し，感染の拡大を防止する。なお患者および無症状病原体保有者（保菌者）は直ちに保健所に届け出る。

① コレラ

患者または無症状病原体保有者の糞便中のコレラ菌 O1 血清型および O139 血清型（図5-1）で汚染された飲食物を摂取して経口感染する。

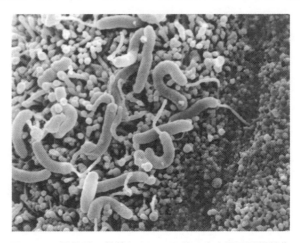

図5-1　腸管壁に付着したコレラ菌の走査電子顕微鏡像
（シネ・サイエンス研究所提供）

わが国のコレラ患者報告例は，ほとんどが海外旅行者による輸入症例で，2012 年以降は数名の患者数が報告されている。流行地域では，生水，氷，生野菜，カットフルーツ，生の魚介類などの食品は避けるようにする。現在，日本で承認されているコレラワクチンはないが，トラベルクリニック等で経口タイプの輸入ワクチンを接種することが可能である。

② 細菌性赤痢

赤痢菌は 1897（明治 30）年に志賀潔によって発見されたもので，赤痢菌がついた飲食物を介して発生する腸管感染症である。世界中で見られ，2010 年以降のわが国では年間 87 ～ 300 人程度が届出されている。そのほとんどが国外での感染によるものである。10 個程度でも感染を起こす特徴があり，衛生環境の劣悪な地域に多くみられる。推定感染国はインド，ネパール，東南アジアが多い。

③ 腸管出血性大腸菌感染症

原因菌である腸管出血性大腸菌は，Vero 毒素（志賀毒素）を産生する大腸菌で，感染症を起こす血清型は O157 がもっとも多いが，その他にも O26, O104, O111, O145 などが報告されている。わが国では，1996 年に学校給食を中心とした食中毒が発生し，社会的にも認知されるようになった。中でも，大阪府堺市の小学校で「かいわれ大根」を原因食品とした給食による血清型 O157 の食中毒が起こり，患者数が 10,000 人近くになり，児童が 3 人死亡した。その後は，大規模食中毒の発生はないものの，感染症としては毎年 2,500 ～ 4,000 人報告されている。

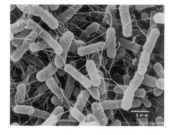

図 5-2　腸管出血性大腸菌 O157 の走査電子顕微鏡像
（シネ・サイエンス研究所提供）

腸管出血性大腸菌はもともとウシ等の反芻動物が保菌動物で腸内容物や糞便中の菌が食品を汚染し，それが経口的にヒトに感染する。ウシの生レバーが原因になることが多く，2011（平成 23）年のユッケによる食中毒を契機に，販売の規制が行われるようになった。2016 年には高齢者施設において，きゅうりのゆかり和え（死者数 10 名），2018 年 6 月にはサンチュなど生野菜を原因とした食中毒が社会的な問題となり，高齢者，若齢者及び抵抗力の弱い者を対象とした施設に対して，野菜及び果物を加熱せずに供する場合（表皮を除去する場合を除く）には，殺菌を行うよう，厚生労働省は改めて指導を徹底し，「大量調理施設衛生管理マニュアル」を一部改正した。

④ 腸チフスとパラチフス

腸チフスの原因菌はチフス菌（*Salmonella* Typhi），パラチフスの原因菌はパラチフス A 菌（*S.* Paratyphi）で，患者または無症状病原体保有者の糞便で汚染された飲食物を介して経口感染する。わが国の患者数は，腸チフス・パラチフス合せて年間数十人で，ほとんどが輸入例である。

（4）4 類感染症

4類感染症には，動物またはその死体，飲食物，衣類，寝具その他の物件を介してヒトに感染する感染症が含まれる。主な疾患を，細菌感染症（クラミジア，リッケチアによる感染症を含む），ウイルス感染症，原虫感染症に分けて述べる。

1）細菌感染症

① オウム病

オウム病（*Chlamydia psittaci*）の飛沫感染によって起こる人獣共通感染症（動物がもっている病原体がヒトに感染して症状が出る感染症。動物では症状が出る場合と出ない場合がある）である。オウム，セキセイインコ，ハトなどの飼育鳥の糞に含まれるオウム病クラミジアを，吸入することによって感染する。口移しで餌を与えることによって感染することもある。ヒトからヒトへの感染はまれである。

② 炭　　疽

グラム陽性桿菌で芽胞を作る炭疽菌（*Bacillus anthracis*）による疾患である。人獣共通感染症で，ヒトへの感染は，ウシやブタなどの感染している動物やその動物の骨や毛皮などと接触することによる。芽胞を吸い込む空気感染もある。世界各地，特にアジア，アフリカ，南米で家畜と接触する人々に多発するが，わが国での発症は最近は報告されていない。2001（平成13）年に米国で生物テロの手段として悪用され，死者が出た。

③ つつが虫病

つつが虫病（*Orientia tsutsugamushi*）による疾患で，リケッチア症のなかで発症頻度が最も高い。ヒトはつつが虫の幼虫に刺されて感染する。ヒトからヒトへの直接伝染はない。従来は主として新潟県，秋田県，山形県などの河川沿岸地方に多発していたが，1980（昭和55）年以降，北海道，沖縄県以外の日本各地で多発しており，2008年以降，患者数は増加傾向にある。一般に夏季の発生が多い。

④ 日本紅斑熱

日本紅斑熱（*Rickettsia japonica*）による疾患で，1984（昭和59）年に徳島県で馬原文彦が発見した新興感染症の1つである。南九州，四国および本州の温暖な太平洋沿いの各地で症例が報告されている。マダニがヒトを刺したとき，リケッチアが皮内に侵入して感染する。

⑤ ボツリヌス症

芽胞をつくるボツリヌス菌（*Clostridium botulinum*）による疾患で，感染様式と症状から食餌性ボツリヌス症（ボツリヌス食中毒），乳児ボツリヌス症，創傷ボツリヌス症，成人腸管定着ボツリヌス症の4つに分類されている。

　乳児ボツリヌス症は，生後 1 年未満の乳児がボツリヌス菌芽胞を摂取し，消化管内で増殖した菌から産生された毒素が原因となって発症する。1986 年〜 2020 年までに 42 例がみられている。感染経路としては，離乳食に用いる蜂蜜が多く，わが国では 1 歳未満の乳幼児には蜂蜜を与えないよう指導しているが，2017 年 7 月，東京都から，6 ヶ月の男児の蜂蜜を与えられたことによる死亡例が報告された。

　ボツリヌス食中毒は，ボツリヌス菌が産生するボツリヌス毒素による食中毒である。ボツリヌス菌は偏性嫌気性菌（酸素の存在する環境では増殖できない）で，土壌，水，動物や魚の腸管内に芽胞の形で存在している。通常，缶詰，びん詰などの酸素のない状態の食品中で芽胞が発芽し，増殖してボツリヌス毒素を産生する。わが国では東北や北海道の"いずし"が原因食となったが，近年の発生頻度は少ない。

⑥　レジオネラ症

　1976 年にアメリカではじめて発見された新興感染症の 1 つで，レジオネラ菌（*Legionella pneumophila*）によって起こる。肺炎を主症状とする疾患（レジオネラ症，在郷軍人病）である。全世界的に集団発生や散発例が報告されている。原因菌は自然界に広く分布する土壌細菌で，土，河川水などから検出されている。わが国では，清掃が不十分な温泉施設や浴場施設などで，集団発生が多数報告されている。冷房用のクーリングタワーの水が汚染されて感染源となることもある。感染様式は，エアロゾルの吸入による飛沫感染で，ヒトからヒトへの感染はない。2006 年以降急速に報告数が増加している。

2）ウイルス感染症

①　E 型肝炎（*Hepatitis E virus*　HEV）

　汚染した飲料水などの摂取による経口感染で，2 〜 6 週間の潜伏期の後，38 ℃以上の高熱で突然発症する。全身倦怠，食欲低下，悪心，嘔吐，下痢，黄疸などの症状が出るが，通常 7 〜 10 日で軽くなる。妊婦では劇症化することがある。2018 年 1 月に，WHO からナミビアで飲料水を原因とした E 型肝炎の流行が報告された。E 型肝炎は衛生環境と密接に関係する病気であり，劣悪な衛生環境では感染が拡大する恐れがある。わが国では豚やイノシシの加熱不十分な肉によって発生し，2002 年以降徐々に増加して 2022 年には 428 人の報告があった。

②　A 型肝炎（*Hepatitis A virus*　HAV）

　開発途上国に常在している肝炎で，主として小児が罹患するが，これらの国への旅行者の感染も報告されている。わが国では発生数は少ないが 40 〜 50 歳の年齢層にみられる。2 〜 6 週間の潜伏期の後，E 型肝炎とほぼ同じ症状を示す。7 〜 10 日で軽減するが，まれに劇症化し，

死亡することがある。2012 年〜 2017 年までの感染症発生動向調査では，年間約 100 〜 300 例で推移していたが，2018 年には再び 926 例まで増加した。その後は漸次減少し，2022 年には 68 例が報告された。A 型肝炎の感染経路は食事等の経口感染の他に，性的接触があるが，2018 年の報告では，経口感染の割合が低下し，男性の同性間性的接触による感染が増加している。

③ 狂 犬 病

狂犬病ウイルス（*Rabies virus*）による疾患で，狂犬病に罹っているイヌ，ネコなどの動物に咬まれた場合に感染する。熱帯・亜熱帯の開発途上国では，野生のイヌやネコ，その他の野生動物（オオカミ，キツネ，コウモリ）に咬まれて発症する患者が多い。わが国では患者が発生することはほとんどないが，海外旅行者が現地で感染し，帰国後発症，死亡した例がある。ワクチン接種で予防できる。なおわが国ではイヌに動物用のワクチンを接種することにより，ヒトへの感染を予防している。

④ 日本脳炎

日本脳炎ウイルス（*Japanese encephalitis virus*）によって起こる疾患で，コガタアカイエカが媒介する。アジアで広く流行しているが，わが国では 1960 年代後半から患者数が激減し，最近は年間数十人程度である。海外での感染にも注意が必要である。患者は通常 15 歳以下の場合が多いが，わが国では高齢者に多い。不活化ワクチンが予防に有効である。定期予防接種として，日本脳炎ワクチンを生後 6 か月から生後 90 か月未満（第 1 期），9 歳以上 13 歳未満（第 2 期）に接種する。

3）原虫感染症

① エキノコックス症

エキノコックス症（*Echinococcus multilocularis*）を起こす原虫のうち，重要なのは多包条虫と単包条虫とである。わが国では，北海道を中心に多包条虫によるエキノコックス症が広がっている。イヌやキタキツネの糞中の多包条虫が飲食物を汚染し，ヒトに経口感染する。最近特に多包条虫に感染したキタキツネが増えて，感染源として問題となっている。

② マラリア

マラリアの原因となるマラリア原虫には，熱帯熱マラリア原虫（*Plasmodium falciparum*），三日熱マラリア原虫（*Plasmodium vivax*），四日熱マラリア原虫（*Plasmodium malariae*），卵形マラリア原虫（*Plasmodium ovale*）の 4 種類があり，それぞれの原虫によるマラリアを，熱帯熱マラリア，三日熱マラリア，四日熱マラリア，卵形マラリアと区別する。いずれもハマダラカに刺されることによって感染する。

世界のマラリア罹患率は，2010 年から 2018 年にかけて，リスク人口

1000 人あたり 71 件から 57 件に減少した。WHO はマラリア排除国として，2018 年にパラグアイとウズベキスタン，2019 年にはアルジェリアとアルゼンチン，2021 年は中国とエルサルバドルを認定した。

（5）5 類感染症

5 類感染症は，全数把握と定点把握に分類される。全数把握は，侵襲性髄膜炎菌感染症，風しん及び麻しんは直ちに届出をし，その他の感染症は 7 日以内に届出をする。定点把握（指定した医療機関で診断された場合に届け出る疾患）は，次の月曜日までに届出をする基幹定点，小児科定点，眼科定点と翌月初日に届け出る性感染症定点，薬剤耐性菌 3 種がある。

1）全数把握の対象となっている感染症

① アメーバ赤痢

赤痢アメーバ原虫（*Entamoeba histolytica*）による疾患で，経口感染が主な感染経路であるが，最近は同性愛者の性行為による感染が問題となっている。わが国では従来は輸入感染症であったが，近年，老人福祉施設などでの集団感染が報告されるなど増加傾向を示していたが，2018 年以降は減少傾向に転じた。

② ウイルス性肝炎（A 型と E 型を除く）

急性ウイルス性肝炎には，A 型，B 型，C 型，D 型，E 型の 5 種類があり，それぞれに特徴がある。A 型と E 型は 4 類感染症に属する。

i）B 型肝炎（*Hepatitis B virus*）

感染経路として，血液を介する感染，母子感染，性行為による感染がある。主な感染源となる無症状病原体保有者（無症候性キャリア）は，アジア，アフリカ，太平洋諸国で人口の 5 〜 20 ％に達している。わが国では 1.5 ％程度で若年者は少ない。1 〜 6 か月の潜伏期を経て，全身倦怠感，食欲不振，悪心，嘔吐，褐色尿，黄疸などが出現するが，中には劇症肝炎になることもある。B 型肝炎の多くは不顕性感染で終わるが，そのうち 10 〜 20 ％は慢性肝炎となり，肝硬変，肝がんを発症する人もいるので注意を要する。定期予防接種として，B 型肝炎ワクチンを生後 1 歳に至るまでに接種する。

ii）C 型肝炎（*Hepatitis C virus*）

血液を介する感染が主で，わが国では過去の血液製剤による感染者が 200 万人に及ぶと考えられている。母子感染や性行為による感染もあるがまれである。約 60 ％の患者が無症状病原体保有者となり，数十年の経過で，肝硬変，肝がんに進行する。

③ クロイツフェルト‐ヤコブ病

プリオンが原因となる疾患である。プリオンの本体はタンパク質で，

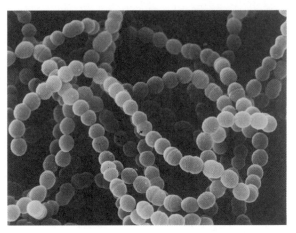

図 5-3　レンサ球菌の走査電子顕微鏡像
（シネ・サイエンス研究所提供）

生命の基本である DNA や RNA などの核酸をもつ微生物とは異なっている。ウシのプリオン病であるウシ海綿状脳症（BSE）はヒトに感染すると変異型クロイツフェルト - ヤコブ病を起こす。変異型クロイツフェルト - ヤコブ病は，不安，躁うつ，性格変化，行動異常，異常感覚障害などを発症する。経過はゆっくりで，約 1 年後に無動性無言状態となり，1 〜 3 年後に死亡する。若年者に多いことが特徴である。特定の治療法はない。

④ 劇症型溶血性レンサ球菌感染症

グラム陽性球菌である A 群溶血性レンサ球菌（*Streptococcus pyogenes*）による疾患である（図 5-3）。A 群溶血性レンサ球菌は，化膿性レンサ球菌ともよばれ，種々の化膿性疾患，たとえば扁桃炎，咽頭炎，猩紅熱，中耳炎，副鼻腔炎，肺炎などの原因となるが，劇症型溶血性レンサ球菌感染症はそれらの感染症と異なり，非常に特異的な疾患である。

1980 年代に欧米で A 群溶血性レンサ球菌による四肢の軟部組織に壊死性炎症が起こり，急激なショックや多臓器不全によって死亡する事例が報告された。メディアでは "人喰いバクテリア" とセンセーショナルに取り上げられたりした。わが国では 1992 年に，患者が発生して以来，年々増加し，2018 年には 600 人を超える患者数が報告されている。患者は中高年に多く，死亡例は 60 歳以上に多い。多くの症例は，A 群溶血性レンサ球菌による咽頭炎や外傷などに続いて 1 〜 7 日で発症するが，感染経路が全くわからない症例もある。

⑤ 後天性免疫不全症候群（AIDS, エイズ）

HIV（ヒト免疫不全ウイルス）の感染者は，感染初期に倦怠感などの軽い症状を訴えるが，多くの感染者は無症状のまま 2 〜 20 年の間経過し，その間免疫を担う CD4 陽性リンパ球が徐々に減少し続け，免疫不

全状態となる。その結果，結核，カリニ肺炎，カポジ肉腫などのさまざまな日和見感染症を発症する。こうした状態をエイズとよぶ。治療をしなかった場合は，ほとんどが死亡する。

　しかし，近年，治療薬の開発が飛躍的に進み，早期の服薬治療によって免疫力を落とすことなく，日常の生活を送ることが可能となって来た。

　1985 ～ 2022 年の累積報告数（凝固因子製剤による感染例を除く）は，HIV 感染者 23,863（男性 21,249，女性 2,614），AIDS 患者 10,558（男性 9,658，女性 900）であった。2022 年のわが国での新規報告数は，HIV 感染者 632（男性 609，女性 23），AIDS 患者 252（男性 237，女性 15）であった。また，HIV 新規感染者の中では，男性同性間性的接触（両性間性的接触を含む）の感染が全体の 70.1 %（443/632）〔日本国籍男性 HIV 感染者の中での同性間性的接触の割合は 74.8 %（385/515）〕で，その大多数は 20 ～ 40 代であった。

　⑥　梅　　毒

　梅毒トレポネーマ（*Treponema pallidum sub-species pallidum*）によって起こる感染症である。患者との性行為によって，感染力のある病変部の梅毒トレポネーマが，粘膜に直接感染する。近年は HIV 感染症に同時に罹っている症例が多い。先天梅毒の場合は，梅毒に罹っている母親の胎盤を通して胎児に感染する。近年，早期顕症梅毒および無症候梅毒患者の報告数は増加傾向にある。

　2）定点把握の対象となっている感染症

　2-1）インフルエンザ定点の対象感染症

　①　インフルエンザ

　インフルエンザウイルスによる急性呼吸器感染症で，経気道感染によって感染が広がる。インフルエンザウイルスにはA型，B型，C型があるが，ヒトにインフルエンザを起こすのは，A型とB型である。A型は世界的な流行を起こし，アジア型，香港型，ソ連型に分かれる。一方B型による流行は局地的である。

　季節性インフルエンザは，11 月上旬頃から始まり，1 月下旬から 2 月上旬にかけてピークに達し，4 月上旬頃には終息する。患者数は年によって大きく異なるが，少ない年でも約 10 万人，多い年には 100 万人を超える。治療にはセオルタミビル（商品名タミフル）やザナビル（商品名リレンザ）などを用いる。予防としてワクチン接種が効果的である。

　2009（平成 21）年に世界的に大流行した新型インフルエンザは A 型インフルエンザウイルス（H1NI）によるものである。予防接種は，65 歳以上の高齢者，および 60 歳から 65 歳未満であり，心臓・腎臓・呼

吸器・免疫機能に障害を有する者，に対しては定期予防接種である。新型インフルエンザについては別項（72頁）でくわしく述べる。

2-2）小児科定点の対象感染症

① 感染性胃腸炎

感染性胃腸炎とは，食品や水を摂取したことによって起こる急性胃腸炎をまとめた総称である。通常は，これらの感染症は，微生物由来の食中毒として，原因菌を明らかにして食品衛生法のもとで対策をとっているが，小児の場合は，流行を速やかに把握し流行の拡大を防ぐことを目的として，原因菌を同定する以前に臨床症状から診断して感染性胃腸炎として届け出ることになっている。したがって微生物由来食中毒のほとんどすべてが感染性胃腸炎に含まれる。

原因菌として多いのは，夏期はカンピロバクター（図5-4），サルモネラ（図5-5），下痢原性大腸菌，腸炎ビブリオ等の細菌性によるもので，冬季にはロタウイルスやノロウイルスによる感染性胃腸炎が多い。その他，寄生虫によるものもみられる。

② 水　痘

水痘帯状疱疹ウイルスの飛沫感染による感染症で，幼児や学童期前半までに多く，冬から春にかけて流行する。伝染力が強く，学校などでの集団感染だけでなく，家庭内での感染率が非常に高い。定期予防接種として，水痘ワクチンが生後12か月から生後36か月未満に接種される。

③ 手足口病

手足口病は，いくつかのウイルスが原因で発生する。近年最も一般的なのはコクサキーA 16である。乳幼児・小児によくみられる疾患で，手のひら，足の裏，口の中の発疹と水疱を特徴とする。一般的には，発熱で始まる軽い病気で，1週間〜10日程度で自然に治る。合併症もほとんどないが，まれに髄膜炎等の中枢神経症状が発生する。

④ 百　日　咳

Bordetella pertussis によって発症する急性気道感染症である。潜伏期は通常5〜10日。初期症状はかぜ様症状で始まるが，次第に咳が激しくなり，百日咳特有の咳が出始める。乳児，特に新生児や乳児早期では重症になり，合併症として肺炎・脳症を引き起こし，まれに死亡する。

百日咳はこれまで，五類感染症（小児科定点把握疾患）として，週単位で届出を行っていたが，2018年1月から，成人を含む百日咳患者の発生動向を正確に把握するため，5類の全数把握疾患となり，診断した医師全員に「診断後7日以内」の届出が義務付けられた。

⑤ 風　疹

風疹ウイルス（*Rubella virus*）の飛沫感染によって起こる。毎年散発

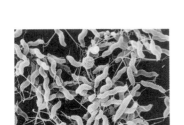

図5-4　カンピロバクター・ジェジュニの走査電子顕微鏡像
（シネ・サイエンス研究所提供）

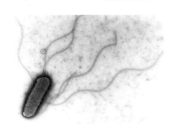

図5-5　サルモネラ・チフィムリウムの電子顕微鏡像
（岡山県立大学　有田美知子氏提供）

的に発生しているが，晩冬から春ないしは初夏にかけて流行することがある。主として小児の疾患である。風疹に関する特定感染症予防指針では，早期に先天性風疹症候群の発生をなくすとともに，2020年度までに風疹を排除することを目標にしている。風疹ワクチンの定期接種の機会がなかった昭和37年度〜昭和54年度生まれの男性を対象として，厚生労働省は予防の観点からも積極的なワクチン接種を呼びかけている。2017年特定感染症予防指針の改正により，2018年1月1日より，麻疹と同様に「直ちに届出る」こととなった。定期予防接種として，MRワクチン（麻疹，風疹）を生後12か月から生後24か月未満（第1期），5歳以上7歳未満のうち就学前1年以内（第2期）に接種する。

⑥　麻　疹

麻疹ウイルス（*Measles morbillivirus*）によって発症する急性熱性発疹性疾患である。感染経路は，空気感染，飛沫感染，接触感染と様々な感染経路を示すが，その感染力は極めて強い。潜伏期は10〜12日間でその後の潜伏期を経て発熱（38℃前後）や咳などの症状で発症する。

世界保健機関西太平洋地域事務局では，2012年までに麻しん排除を達成するという目標を掲げ，各国に対策を求めた。わが国も2015年3月に麻疹が排除状態にあることが認定されたが，完全に排除できていなかったが，定期予防接種などの実施によってか，2022年の報告例は6であった。前記の⑤風疹との混合ワクチン接種が定期接種となっている。

⑦　流行性耳下腺炎

ムンプスウイルスの経気道感染によって起こる感染症で，"おたふくかぜ"とよばれている。1年を通じて発症するが，冬から春にかけて多発する。1歳前後までの乳幼児では不顕性感染が多く，3〜5歳がもっとも罹りやすい。小学生，中学生にも発症する。やや男児に多い。合併症としては，小児では髄膜炎や膵臓炎などが，思春期以降の患者では精巣炎や卵巣炎が起こる。

2-3）眼科定点の対象感染症

①　流行性角結膜炎

アデノウイルスによる疾患で，家庭や職場内で流行する。涙や目ヤニで汚染された指やタオルなどの接触によって感染する。病院内で，医師，看護師の手指を介して流行することがある。

2-4）性感染症（STD）定点の対象感染症

①　性器クラミジア感染症

クラミジア・トラコマティスによって起こる性感染症で，世界でも，わが国でも，現在最も多い性感染症である。わが国では，最近若年の感染患者が多くなっていて，全患者の約70％が10歳代と20歳代で占め

られている。

　感染は不顕性感染者（無症状病原体保有者）を含む感染者との性行為およびオーラルセックスなどの行為による。女性の場合は初感染部位が子宮頸管で，子宮頸管炎を発症するが，症状がほとんどないため，感染を自覚することが少ない。しかし，無症状であっても，病原体が上行性に感染を拡大させ，卵管内壁に障害を起こし，卵管周囲の癒着などにより，不妊の原因となることがある。

　② 性器ヘルペスウイルス感染症

　単純ヘルペスウイルス（1型と2型がある）による性感染症で，クラミジア感染症，淋菌感染症に次いで多い。感染経路は性行為によるものがほとんどであるが，母子感染もある。ウイルスが腰仙髄神経節に潜伏感染し，繰り返し再発することがある。

　③ 尖圭コンジローマ

　ヒトパピローマウイルスによる性感染症で，性行為による接触感染である。ほとんどの患者は，性行動の活発な年齢層である。自覚症状はほとんどない。特定の型（16型，18型など）のウイルスに感染した場合は，子宮頸がんを発症する。子宮頸がん予防にはワクチンが有効である。

　④ 淋菌感染症

　淋菌（図5-6）による感染症で，性行為によって感染する。新生児の産道感染もある。男性と女性では症状が異なり，男性の場合は，排尿痛と膿性の尿道分泌物がすべての症例で見られるが，女性の場合は，潜伏期もはっきりとしないばかりでなく，多くの症例で症状が出ない。しかし，無症状の女性も感染源となる。

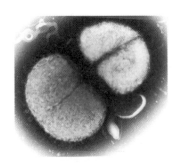

図5-6　淋菌の電子顕微鏡像
（岡山県立大学　有田美知子氏提供）

2-5）基幹定点の対象感染症

　① マイコプラズマ肺炎

　マイコプラズマ・ニューモニエ（*Mycoplasma pneumoniae*）による疾患で，患者の咳や痰などによる飛沫感染で感染する。幼児，学童に多く，学校，幼稚園，保育所などで初秋から冬にかけて流行する。

　② 薬剤耐性緑膿菌感染症

　緑膿菌（*Pseudomonas aeruginosa*）は本来抗生物質が効かない菌で，しかもヒトの皮膚や腸管に常在しているばかりでなく，土中や水中の環境にも多数生息している。本来は病原菌ではないけれども，病院内でがん患者などの免疫不全の患者に感染して，重篤な症状をひき起こす。特に野生株の耐性に加えて，病院などで頻繁に使用する抗生物質に耐性となった多剤耐性緑膿菌は，院内感染対策上，極めて重要である。

　③ 新型インフルエンザ等感染症

　新型インフルエンザと再興型インフルエンザに分ける。新型インフル

エンザは，新たに人から人へ伝染する能力を持つことが明らかになった
インフルエンザで，メキシコを起源として 2009（平成 21）年に世界大
流行を起こした N1H1 血清型の A 型インフルエンザウイルスによるイ
ンフルエンザである。

　診断した場合は，ただちに保健所長を経由して都道府県知事に届け出
る。患者の入院は指定医療機関に限る。

　従来の季節性インフルエンザの流行が 1 月下旬から 2 月上旬をピー
クとする冬季であるのに対して，2009（平成 21）年の新型インフルエ
ンザの流行は初夏に始まり，夏から秋にかけて流行のピークをむかえた。
治療，予防については 69 頁のインフルエンザの項で述べた通りであ
る。

　④ 新型コロナウイルス感染症

　コロナウイルスの名前は，形態の王冠または光冠（丸い光の輪）
crown に由来している（図 5-7）。コロナウイルスが原因となって発症
した疾病は，風邪コロナウイルス，SARS，MERS ウイルスが知られて
いるが，新型コロナウイルスもその変異株である。

　新型コロナウイルス感染症は，2019 年 12 月末に中華人民共和国湖北
省武漢市で原因不明の肺炎などが発症し，世界的流行（pandemic）を
引き起こし，世界中で社会活動，経済活動に多大な影響を及ぼしている。
疾病名称は coronavirus disease 2019（略称： COVID-19），学名は
severe acute respiratory syndrome coronavirus 2（略称： SARS-CoV-
2）と命名され，SARS-CoV の姉妹株と位置付けた。日本においても例
外でなく，2020・2021 年度とも各都道府県に緊急事態宣言・まん延防

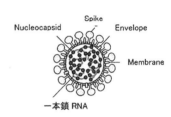

図 5-7　コロナウイルス

表 5-2　新型コロナウイルスの懸念される変異株（Variants of Concern :VOC）

PANGO 系統 （WHO ラベル）	最初の検出	主な変異	感染性 （従来株比）	重篤度 （従来株比）	再感染やワクチン効果 （従来株比）
B.1.351 系統の変異株 （ベータ株）	2020 年 5 月 南アフリカ	N501Y E484K	5 割程度高い 可能性	入院時死亡リスク が高い可能性	ワクチンや抗体医薬の効果を弱める可能性
P.1 系統の変異株 （ガンマ株）	2020 年 11 月 ブラジル	N501Y E484K	1.4 〜 2.2 倍 高い可能性	入院時死亡リスク が高い可能性	ワクチンや抗体医薬の効果を弱める可能性 従来株感染者の再感染事例の報告あり
B.1.617.2 系統の変異株 （デルタ株）	2020 年 10 月 インド	L452R	高い可能性 （α株の 1.5 倍 高い可能性）	入院時死亡リスク が高い可能性	ワクチンの効果を弱める可能性
B.1.1.529 系統の変異株 （オミクロン株）	2021 年 11 月 南アフリカ等	N501Y E484A	高い可能性 （α株の 1.5 倍 高い可能性）	十分な疫学情報が なく不明	再感染リスク増加の可能性 ワクチン効果を弱める可能性

※感染性・重篤度は，国立感染症研究所等による日本国内症例の疫学的分析結果に基づくもの。ただし，重篤度について，本
　結果のみから変異株の重症度について結論付けることは困難
※ PANGO 系統（Pango lineage）は，新型コロナウイルスに関して用いられる国際的な系統分類命名法であり，変異株の
　呼称として広く用いられている。（　）内の変異株名は、WHO ラベルである。
　（出典）国立感染症研究所　WHO

表 5-3　新型コロナウイルスの監視下の変異株（Variants under Monitoring :VUM）

PANGO 系統 （WHO ラベル）	最初の検出	主な変異	概　　要
B.1.1.7 系統の変異株 （アルファ株）	2020 年 9 月 英国	N501Y	・感染性や重篤度への影響が示唆されている ・世界的に検出数が大幅に減少し、追加的な疫学的な影響が見込まれない
B.1.617.1 系統の変異株 （旧カッパ株）	2020 年 10 月 インド	L452R E484Q	・感染性の増加が示唆されている ・世界的に検出数が大幅に減少
C.37 系統の変異株 （ラムダ株）	2020 年 8 月 ペルー	L452Q F490S D614G	・感染性の増加が示唆されている
B.1.621 系統の変異株 （ミュー株）	2021 年 1 月 コロンビア	E484K N501Y P681H	・感染性やワクチン効果への影響が示唆されている
AY.4.2.系統の変異株	2021 年 10 月 英国	L452R Y145H A222V	・感染性等への影響について示唆されている

※ PANGO 系統（Pango lineage）は、新型コロナウイルスに関して用いられる国際的な系統分類命名法であり、変異株の
　呼称として広く用いられている。（　）内の変異株名は、WHO ラベルである。
※デルタ株は、PANGO 系統の B.1.617.2 系統およびその亜系統にあたる AY 系統を含んでいる。
（出典）　国立感染症研究所　WHO

止等重点措置が繰り返し出されている。2022 年 1 月にはオミクロン株による第 6 波の流行が始まるなど医療現場に対する負荷は想像を絶するものである。厚生労働省からの国内発生状況（2022 年 2 月 9 日現在）は，陽性者数 3,468,242 人，入院治療者 821,843（重傷者 1,212 人）人，死亡者数 19,587 人である。

　一般的にウイルスは増殖や感染を繰り返す中で，スパイク等が少しずつ変異していくものである。新型コロナウイルスも約 2 週間で一箇所程度の速度で変異していると考えられている。国立感染症研究所では，こうした変異株の発生動向をゲノムサーベイランスで監視し，その評価に応じて，変異株を感染性や重篤度あるいはワクチン効果の減弱等の可能性を示すものを「懸念される変異株（VOC）」として，さらに世界的に検出数が著しく減少している株を「監視下の変異株（VUM）」に分類している。その特徴は表 5-2，表 5-3 に示すとおりである。

　感染経路は人が密集した状況や閉鎖された空間などで，飛沫感染・エアロゾル感染を起こしたり，汚染物に触れた接触感染によって引き起こされるが，オミクロン株では，家庭内感染による事例が多く認められる。一般には 5 〜 6 日（長い場合は 2 週間）の潜伏期を経て，発熱，咳（空咳）などの呼吸器症状が主なもので，変異株の種類によっては味覚・嗅覚障害を伴う場合もある。時にはインフルエンザに似た全身症状やノロウイルス感染症に似た胃腸炎症状を伴うこともある。最近は不顕性感染者も多く見つかり，基礎疾患を持つ人や高齢者は重篤化しやすいので十分注意する必要がある。新型コロナウイルスの治療法はワクチンや抗ウイルス薬（レムデシビルなど）が開発・利用され，効果を示して

いる。患者の減少により 2023 年 5 月 8 日から 5 類感染症（定点）に移行することとなった。

5-1-7　日和見感染症

　患者に抗生物質，抗腫瘍薬，免疫抑制薬，消炎薬などの薬剤を投与すると，健康な人には感染を起こしえないような弱毒性の，平素は無害な菌（平素無害菌）によって感染が起こる。これを日和見感染症という。

　通常，抗生物質治療により抗生物質に感受性の菌は死滅するが，以下に述べる細菌，真菌，原虫などは抗生物質に対して耐性であるため異常増殖しやすくなり，日和見感染症を起こしやすい。メチシリン耐性ブドウ球菌やバンコマイシン耐性腸球菌などの抗生物質に対する耐性を獲得した菌も日和見感染症の原因となる。

　① クレブシエラ

　クレブシエラ属の多くは腸管や呼吸器系の常在菌で，抗生物質療法などの際に異常増殖し，腸管や呼吸器系の感染症を引き起こす。

　② セラチア

　セラチア属は敗血症，創傷感染，肺化膿症，髄膜炎，尿路感染症，腹膜炎などを起こす。本菌による感染症は，白血病やがんなどの患者に多い。

　③ プロテウス

　プロテウス属は人や動物の腸管内常在菌で，糞便，下水，土壌中から高頻度に分離され，自然界に広く分布する。患者の糞便，膿汁やその他の滲出液，喀痰などからも分離される。

　④ 緑 膿 菌

　緑膿菌（*Pseudomonus aeruginosa*）は多くの抗生物質に耐性であることから，難治感染症を起こす代表菌である。本菌に有効な抗生物質が開発されてはいるが，依然として重要な日和見感染症の原因菌である。

　⑤ 真 菌

　カンジダ，クリプトコッカス，アスペルギルスなどの真菌は，たいていの抗生物質に耐性で，悪性腫瘍などの末期の日和見感染原因菌として重要である。なお免疫力の低下したエイズ患者の場合には，カンジダ，クリプトコッカスの他に，肺炎を起こすニューモシスチス・ジロベシイ（以前はニューモシスチス・カリニと呼ばれた）が重要である。

　⑥ 原 虫

　エイズなどの免疫不全患者の日和見感染症の原因原虫にトキソプラズマがある。なおこの原虫は妊娠初期（妊娠 3 か月以前）の妊婦が感染すると流産の原因となり，それ以後の感染では，新生児が先天性トキソプラズマ症（網脈絡膜炎，水頭症，脳内石灰化，精神運動機能障害を起こ

す）に罹ることがある。ネコが保菌しているので，"妊婦は猫に近づかない"ことが奨められる。

5－1－8　病院内感染

病院内感染とは，「病院内で病原微生物の感染が起こり，発症すること」をいう。大きく分けて2つのケースがある。1つはある病気の治療を受けることを目的として外来を訪れたり，あるいは入院したりしている患者が，治療を求めた疾患とは異なる感染症に罹る場合である。もう1つは病院内で働く健康な医師や看護師などの医療従事者が，病院内で感染症に罹る場合である。

感染症についての最も重要な基本知識は，感染源が何であるかということと，感染経路はどのような道筋かということである。病院内感染について考えると，感染源としては，まず第1に感染症患者または病後保菌者の喀痰，尿，膿汁，血液がある。これらの検体の取り扱いに十分に注意することが必要である。第2に，もともとは患者ないし保菌者から由来してはいるが，医療機器や病院内の空調機などの設備，さらには水道口，廊下の手すりやドアのノブなどを汚染している病原菌が感染源となる。病院内の医療設備や環境を絶えず清潔に保つ努力が必要である。第3に医療従事者が保菌者（無症状病原体保有者）の場合も感染源となる。健康状態に絶えず注意をしておかなければならない。

感染経路として最も重視しなければならないのは，医療機器や治療薬を介する場合である。機器の十分な滅菌，本来無菌であるはずの注射液など治療薬の管理などについて，医療従事者の細心の注意が求められる。また，医療従事者が患者から患者へ感染を伝達する場合も少なくない。手洗いの励行など基本的な予防法を徹底することが必要である。さらに給食が原因の病院内の食中毒も無視できない。給食従事者は，食中毒についての十分な知識を持っていなければならない。

5－1－9　輸入感染症

輸入感染症とは，「海外から侵入してきた感染症」のことである。12世紀，ヨーロッパでペストが猛威をふるっていた頃，イタリアのベネチアでペストの侵入を防ぐために，流行地からの船や人々を一定期間隔離したという記録が残っているが，当時は輸入感染症の国内への侵入をこうした方法（検疫）で防ぐことができた。ちなみに検疫（quarantine）という英語は，隔離期間が当時おおむね40日間（ラテン語でquaranta）であったことに由来している。

現在，国立感染症研究所疫学センター，厚生労働省検疫所，外務省・

海外安全ホームページにて日本及び世界の感染症の流行状況が掲載され
ている。主な疾患は，コレラ，細菌性赤痢，腸チフス・パラチフス，デ
ング熱，マラリア，ブルセラ症，コクシジオイデス症（真菌症）などが
あげられる。

① 旅行者下痢症

熱帯・亜熱帯の開発途上国への旅行者が，現地で下痢症に罹った場合，
これを旅行者下痢症という。原因菌は旅行先の流行状況により異なるが，
わが国では毒素原性大腸菌が一番多い。その他赤痢菌，コレラ菌，サル
モネラなど，あらゆる下痢原因菌が分離できる。

② マラリア

わが国のマラリア患者はすべて輸入感染症患者で，年間 50 人前後が
報告されている。旅行先で蚊に刺されないように注意することが必要で
ある。

③ デング熱

デング熱は熱帯・亜熱帯の各地に流行している。蚊に刺されて感染し，
4 〜 7 日の潜伏期の後，発熱，頭痛，筋肉痛で発症する。再感染の場合には，
発熱の 2 〜 7 日後に血漿漏出と出血傾向を主な症状とするデング出血
熱を発症する。デング出血熱の場合，胸水や腹水がみられ，死亡すること
がある。わが国での輸入感染症としての患者数は把握されていない。

5-1-10 予防接種

感染症を予防するための予防接種（ワクチン接種）は，1796 年にエ
ドワード・ジェンナーが天然痘を予防するために種痘を開発したことに
始まる。天然痘は種痘のおかげで，1980 年に地球上から根絶すること
ができた。天然痘に次いで急性灰白髄炎（ポリオ）のワクチンによる根
絶も間近と考えられる。ワクチンは感染症の予防，根絶に最大，最強の
武器である。

わが国での予防接種は，予防接種法によって行われている。定期予防
接種のうち，乳幼児期に実施される A 類の一覧表を母子保健で参照。
一方，個人の意志によって接種を受ける任意接種には，流行性耳下腺炎
（おたふくかぜ），A 型肝炎などの予防接種がある。インフルエンザの
予防接種は高齢者では定期接種であるが，その他の年齢の人は任意接種
になっている。

ワクチンは，その成分によって，（1）BCG（結核のワクチン）や麻
疹のワクチンのように，病原細菌や病原ウイルスの毒性を弱めた弱毒性
菌（生ウイルス）ワクチン，（2）日本脳炎，インフルエンザ，ペスト
のワクチンのように，病原細菌または病原ウイルスを加熱，ホルマリン，

紫外線などによって不活化（死滅）した死菌（不活化ウイルス）ワクチン，（3）ジフテリアや破傷風のワクチンのように，細菌が産生する毒素を抽出，精製して，薬品処理などにより不活化した抗毒素ワクチン（トキソイド）の3種類がある。

 ## 5-2 食中毒の疫学

5-2-1 食中毒統計

食中毒は食品由来の健康被害をいい，このうち微生物が原因である場合，コレラ，腸チフス，赤痢など旧伝染病予防法とは完全に区別され防疫対策がとられてきた。1999（平成11）年，感染症法が施行されるに伴って foodborne disease の概念に基づき，表5-4に示すように飲食物を汚染した有害微生物，有毒物質を原因とする，主に急性胃腸炎症状を呈する疾病はすべて食中毒として扱うようになった。

表5-4 食中毒病因物質の分類

1	サルモネラ属菌	19	クドア(クドア・セプテンプンクタータ)
2	ぶどう球菌	20	ザルコシスティス(サルコシスティス・フェアリー)
3	ボツリヌス菌		
4	腸炎ビブリオ	21	アニサキス(アニサキス科及びシュードテラノーバ科の線虫)
5	腸管出血性大腸菌		
6	その他の病原大腸菌	22	その他の寄生虫(クリプトスポリジウム、サイクロスポラ、肺吸虫、旋尾虫、条虫等)
7	ウエルシュ菌		
8	セレウス菌	23	化学物質(メタノール、ヒスタミン、ヒ素、鉛、カドミウム、銅、アンチモン等の無機物、ヒ酸塩、ヒ酸石灰等の無機化合物、有機水銀、ホルマリン、パラチオン等)
9	エルシニア・エンテロコリチカ		
10	カンピロバクター・ジェジュニ/コリ		
11	ナグビブリオ	24	植物性自然毒(麦芽成分、ばれいしょ芽毒成分、生銀杏及び生梅の有毒成分、毒うつぎ成分、朝鮮朝顔毒成分、とりかぶと及びまとりかぶとの毒成分、毒きのこの毒成分、やまごぼうの根毒成分、ヒルガオ科植物種子、その他植物に自然に含まれる)
12	コレラ菌		
13	赤痢菌		
14	チフス菌		
15	パラチフスA菌		
16	その他の細菌(エロモナス・ヒドロフィラ,エロモナス・ソブリア、プレシオモナス・シゲロイデス、ビブリオ・フルビアリス、リステリア・モノサイトゲネス等)	25	動物性自然毒(ふぐ毒、シガテラ毒、麻痺性貝毒、下痢性貝側テトラミン、神経性貝毒、ドウモイ酸、その他動物に自然に含まれる毒成分)
17	ノロウイルス	26	その他
18	その他のウイルス(サッポロウイルス、ロタウイルス、A型肝炎ウイルス等)	27	不明

注）青字は平成24年12月28日　追加・訂正
食品衛生法施行規則の一部を改正する省令が平成24年12月28日に公布され，食中毒統計作成要領（衛食第218号）について一部改正された。食安監発1228第1号（平成24年12月28日）より引用

食中毒は食品衛生法にもとづき医師の届出が義務付けられている。すなわち，診断した医師は保健所へ，保健所長から都道府県知事へ，さら

には厚生労働大臣へ報告され，医薬食品局食品安全部監視安全課におい
てこのデータを事件録として集積し，将来の予防資料としてまとめられ
ている（表5-4）。

5-2-2　食中毒の分類

　食中毒には図5-7に示したように微生物（細菌，ウイルス）による
もの，毒キノコやフグ，貝類による自然毒によるもの，ヒスタミン，農
薬，重金属等の化学物質によるものなどがある。加えて2012年12月
に食品衛生法の一部改正をし，クドア，アニサキス等の寄生虫類を「寄
生虫類による食中毒」として分類するようになった（図5-7）。

細菌性食中毒
- 感染型：サルモネラ属菌*，腸炎ビブリオ，腸管侵入型大腸菌*，腸管出血性大腸菌*，その他の病原大腸菌，カンピロバクター*，ウエルシュ菌，下痢型セレウス菌，エルシニア属菌，ナグビブリオコレラ菌，細菌性赤痢菌，腸チフス菌，パラチフス菌，その他
- 毒素型：ぶどう球菌，ボツリヌス菌，嘔吐型セレウス菌

ウイルス性食中毒：ノロウイルス*，その他のウイルス（サッポロウイルス，ロタウイルス，A型肝炎ウイルス等）

自然毒食中毒
- 動物性自然毒：フグ，シガテラ魚，貝類，イシナギ　他
- 植物性自然毒：毒キノコ，じゃがいもの発芽部，麦芽成分，青梅，生銀杏，オゴノリ，有毒植物　他

化学性食中毒：ヒスタミン，メタノール，有機水銀，ヒ素，鉛，農薬　他

寄生虫類による食中毒：クドア，サルコシスティス，アニサキス，その他の寄生虫（クリプトスポリジウム，サイクロスポラ等）

＊感染菌量が少ない病因物質

図5-7　食中毒の分類

（1）細菌性食中毒

① 感染型食中毒

　食品中で増殖した細菌が飲食物とともに摂取され，腸管内で定着，増
殖後，腸管上皮細胞あるいは組織内に侵入して発症する感染侵入型と，
腸管内で増殖する間に産生されたタンパク性の毒素が原因となって発症
する感染毒素型に分類される。潜伏期間の多くは12～24時間で，症
状は発熱を伴う急性胃腸炎症状（腹痛，下痢など）を呈するが，感染菌
量の少ない腸管出血性大腸菌やサルモネラ腸炎菌（*Salmonella
Enteritidis*），カンピロバクターなどでは潜伏時間は比較的長いのが特
徴である。

② 毒素型食中毒

　食品中で菌が増殖する間に産生された毒素が原因となって発症する食

中毒で，ぶどう球菌，ボツリヌス菌，嘔吐型セレウス菌がこれに属する。潜伏期は毒素が直接の原因となるので感染型より短く，数時間で発症する場合が多い。症状は嘔吐や神経障害を主症状とする。

（2）ウイルス性食中毒

1997（平成 9）年に追加された食中毒で，食中毒統計には 1998（平成 10）年より記載されている。カキなどの二枚貝，あるいは病原体保有者を感染源とするノロウイルスである。ノロウイルスに類似するサポウイルスや A 型肝炎ウイルスなどはその他のウイルスとして分類している。

（3）自然毒食中毒

① 動物性自然毒

魚介類が有毒プランクトンの産生する毒素を体内に蓄積し，それが原因となって発症するもので，フグ，貝類によるものが多い。また，イシナギなどの大型魚の肝臓を取りすぎて発症するビタミン A 過剰摂取による中毒も報告されている。

② 植物性自然毒

毒キノコ，ジャガイモの芽，五色豆，青梅，オゴノリ，その他いわゆる有毒植物によるもので，各種のアルカロイド，青酸配糖体が原因となって発症するものである。

（4）化学性食中毒

化学物質のすべてが有害というわけではないが，現在までの中毒事例では，比較的毒性の強い物質，あるいは劇物の誤用によって発症している。また，指定外食品添加物，または添加物自身が不純であったために食中毒を起こした事例がある。ヒスタミンは微生物の関与によって生成されるため，アレルギー様食中毒として細菌性食中毒に入れる場合がある。

（5）寄生虫類による食中毒

近年，サバによるアニサキス，ヒラメを介したクドアや馬肉によるサルコシスティスによる食中毒が増加している。厚生労働省では，2012年病因物質として登録し，2013 年より食中毒事件録に掲載されるようになった。哺乳海産動物の寄生虫であるアニサキスによる食中毒はアニサキスが徐々に増加し，2017 年以降，事故数ではノロウイルスやカンピロバクターを抑えて 1，2 位を占めるようになっている。

原虫はクリプトスポリジウムによる食中毒が，1994 年に神奈川県平塚市内のビルの飲料水が，1996 年には埼玉県越生町で町営水道水が原因となった事件が発生して以来，注目を集めるようになり，上記と同様に 2000（平成 12）年より食中毒事件票に加えられた。

5-2-3　発生状況

（1）年次別発生状況

　1994 年以降の食中毒事件数・患者数・死者数・罹患率・死亡率の年次推移を表 5-5 に示した。1997 年後半から患者数 1 人の食中毒事件が多数報告されるようになったことから，食中毒統計は，1998 年以降より，全体の事例に加えて患者数 2 人以上の事例・患者数 1 人の事例に分けて集計するようになった。

　最近の食中毒発生状況をみると，新型コロナウイルス感染症が広がった 2021 ～ 2022 年には，微生物を原因とする食中毒の発生件数は過去最低レベルの 300 件台となった。死亡例の多くは自然毒食中毒によるものだが，2011 年（ユッケ 7 人），12 年（浅漬け 8 人），2016 年（きゅうりのゆかり和え 10 人），2017 年（惣菜 1 人）というように EHECによるものが目立った。

　患者数 500 人以上の食中毒の多くは，仕出屋を原因施設にしたものであった。2017 年は学校給食における「きざみのり」を原因食品としたノロウイルス，2018 年には事業所によるウエルシュ菌，2020 年は「海藻サラダ」による病原大腸菌（O7H4）の大規模食中毒が発生していた。

（2）月別発生状況

　例年，細菌性食中毒の多くは高温多湿の夏季に多発しているが，ウエルシュ菌・カンピロバクター属による食中毒は年間を通して発生している。ウイルス性食中毒は冬季に多発する傾向がある。寄生虫は，近年増加傾向にあり，アニサキスは年間を通して認められる。また，自然毒食中毒については，毒キノコやフグなどの採取・摂取時期に多くみられる。化学性食中毒は特定の発生時期はない。

（3）病因物質別発生状況

　2022 年における病因物質発生状況を表 5-6 に示した。総事件数 962件中，病因物質の判明したものは 953 件（99.1%）。総患者数 6,856 人中，病因物質の判明したものは 6,754 人（98.5%）であった。病因物質の判明した事件数は，アニサキス（566 件），カンピロバクター（185件），ノロウイルス（63 件）の順に発生していた。患者数は第 1 位がノロウイルス（2,175 人），第 2 位がウェルシュ菌（1,467 人），第 3 位がカンピロバクター（822 人）の順であった。1 事件当たりの患者数は，第 1 位がその他の病原大腸菌（100.0 人），次いで化学物質（74.0 人），ウエルシュ菌（66.7 人）の順に多かった。死者数は植物性自然毒（3人）が認められた（表 5-6）。

表 5-5　年次別食中毒発生状況（1998 〜 2022 年）

年次	事件数	患者数 （人）	死者数 （人）	1 事件あたり 患者数（人）	罹患率人口 （人口 10 万対）	死亡率人口 （人口 10 万対）
1998	3,010 *1,612(53.6%)	46,179 1,612(3.5 %)	9 1	15.3	36.5	0.0
1999	2,697 *1,416(52.5%)	35,214 1,416(4.0 %)	7 3	13.1	27.8	0.0
2000	2,247 *1,007(44.8%)	43,307 1,007(2.3 %)	4 0	19.3	34.2	0.0
2001	1,928 *882(45.7 %)	25,862 882(3.4 %)	4 1	13.4	20.3	0.0
2002	1,850 *861(46.5 %)	27,629 861(3.1 %)	18 4	14.9	21.7	0.0
2003	1,585 *627(39.6 %)	29,355 627(2.1 %)	6 2	18.5	23.0	0.0
2004	1,666 *678(40.7 %)	28,175 678(2.4 %)	5 2	16.9	22.1	0.0
2005	1,545 *587(38.0 %)	27,019 587(2.2 %)	7 2	17.5	21.1	0.0
2006	1,491 *359(24.1 %)	39,026 359(0.9 %)	6 5	26.2	30.5	0.0
2007	1,289 *294(22.8 %)	33,477 294(0.9 %)	7 4	26.0	26.2	0.0
2008	1,369 *314(22.9 %)	24,303 314(1.3 %)	4 3	17.8	19.0	0.0
2009	1,048 *196(18.7 %)	20,249 196(1.0 %)	0 0	19.3	15.9	0.0
2010	1,254 *214(17.1 %)	25,972 *214(0.8 %)	0 0	20.7	20.3	0.0
2011	1,062 *161(15.2 %)	21,616 *161(0.7 %)	11 0	20.4	16.9	0.0
2012	1,100 *176(16.0 %)	26,699 *176(0.7 %)	11 0	24.3	20.9	0.0
2013	916 *175(18.8 %)	20,802 *175(0.8 %)	1 1	22.3	16.3	0.0
2014	976 *189(19.4 %)	19,355 *189(1.0 %)	2 2	19.8	15.2	0.0
2015	1,202 *210(17.5 %)	22,718 *210(0.9 %)	6 4	18.9	17.9	0.0
2016	1,139 *183(16.1 %)	20,252 *183(0.9 %)	14 3	17.8	16.0	0.0
2017	1,014 *269(26.5 %)	16,464 *269(1.6 %)	3 1	16.2	13.0	0.0
2018	1,330 *510(38.3 %)	17,282 *510(3.0 %)	3 2	13.0	13.7	0.0
2019	1,061 *372(35.1 %)	13,018 *372(2.9 %)	4 2	12.3	10.3	0.0
2020	887 *435(49.0 %)	14,613 *435(3.0 %)	3 2	16.5	11.6	0.0
2021	717 *377(52.6 %)	11,080 *377(3.4 %)	2 1	15.5	8.8	0.0
2022	962 *594(61.7 %)	6,856 *594(8.7 %)	5 4	7.1	5.5	0.0

注）＊患者 1 人の事例。（　）内は全体に対する患者数 1 人の事例の場合
出典）厚生労働省：食中毒事件録より

表 5-6　病因物質別発生状況（2022 年）

病因物質		事件数	患者数	1 事件当たりの患者数	死者数
総　　　数		962	6,856	7.1	5
細菌性	総　数	258	3,545	13.7	1
	サルモネラ属菌	22	698	31.7	—
	ぶどう球菌	15	231	15.4	—
	ボツリヌス菌	1	1	1	—
	腸炎ビブリオ	—	—	—	—
	腸管出血性大腸菌（VT 産生）	8	78	9.8	1
	その他の病原大腸菌	2	200	100	—
	ウエルシュ菌	22	1,467	66.7	—
	セレウス菌	3	48	16	—
	エルシニア	—	—	—	—
	カンピロバクター	185	822	4.4	—
	ナグビブリオ	—	—	—	—
	コレラ菌	—	—	—	—
	赤痢菌	—	—	—	—
	チフス菌	—	—	—	—
	パラチフス A 菌	—	—	—	—
	その他の細菌	—	—	—	—
ウイルス	総　数	63	2,175	34.5	—
	ノロウイルス	63	2,175	34.5	—
	その他のウイルス	—	—	—	—
寄生虫	総　数	577	669	1.2	—
	クドア	11	91	8.3	—
	ザルコシスティス	—	—	—	—
	アニサキス	566	578	1.0	—
	その他の寄生虫	—	—	—	—
自然毒	総　数	50	172	3.4	4
	植物性	34	151	4.4	3
	動物性	16	21	1.3	1
化　学　物　質		2	148	74	—
そ　　の　　他		3	45	15	—
不　　　　　明		9	102	11.3	—

出典）厚生労働省：食中毒事件録より

表 5–7　原因施設別発生状況（2022 年）

原因施設			事件数	患者数	一事件当たりの患者数	死者数
総　数			962	6,856	7.1	5
原因施設判明			673	6,487	9.6	4
家　庭			130	183	1.4	2
事業場	総　数		25	949	38.0	—
	給食施設	事業所等	2	66	33.0	—
		保育所	7	211	30.1	—
		老人ホーム	12	622	51.8	—
	寄宿舎		1	23	23.0	—
	その他		3	27	9.0	—
学　校	総　数		13	393	30.2	—
	給食施設	幼稚園	1	21	21.0	—
		単独料理場 小学校	0	0	—	—
		単独料理場 中学校	0	0	—	—
		単独料理場 その他	2	56	28.0	—
		共同調理場	1	143	143.0	—
		その他	2	57	28.5	—
	寄宿舎		3	51	17.0	—
	その他		4	65	16.3	—
病　院	総　数		2	43	21.5	—
	給食施設		2	43	21.5	—
	寄宿舎		3	51	17.0	—
	その他		0	0	—	—
旅　館			8	245	30.6	—
飲食店			380	3,106	47.9	1
販売店			87	154	1.8	1
製造所			3	12	4.0	—
仕出屋			20	1,323	66.2	—
採取場所			0	0	—	—
その他			5	79	15.8	—
不　明			289	369	1.3	1

注）厚生労働省：食中毒事件録より

（4）原因食品別発生状況

　原因食品は社会背景や食習慣の違いによって異なるが，2022 年は原因食品・食事の判明したものは，事件数 715 件（74.3 %），患者数 6,532 人（95.3 %）であった。原因食品別事件数では，その他を除き，魚介類（384 件），複合調理食品（50 件），肉類及びその加工品（29 件）の順であった。患者数は複合調理品（2,060 人），魚介類（745 人），肉類およびその加工品（227 人）の順であった。

（5）原因施設別発生状況

　原因施設の判明したものは，第 1 位は飲食店（380 件），第 2 位は販売店（87 件），第 3 位は事業場（25 件）の順で，患者数は，飲食店（3,106 人），仕出屋（1,323 人），事業場（949 人）の順に多かった。

　また，病因物質と原因施設との関係をみると，飲食店はカンピロバクター（141 件），ノロウイルス（41 件），家庭はアニサキス（207 件）と植物性自然毒（27 件），仕出屋はノロウイルス（8 件），サルモネラ属菌（2 件）の発生が認められた。

参考資料

厚生労働省 HP ；食中毒事件録

国立感染症研究所感染症情報センター HP ：病原微生物検出情報

厚生労働省医薬食品局食品安全部監視安全課；「食中毒発生状況」，食品衛生研究，67 〜 70（2017 〜 2020）

厚生労働省：国内の患者発生に関する参考資料（2022）

厚生労働省：令和 4 年食中毒統計調査

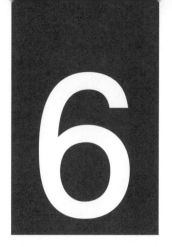

生活習慣と疾病

6-1 **生活習慣とは**

　生活習慣は一過性の行動ではなく，日常生活のなかで反復されるパターン化された行動を指す。例として，食生活，運動，休養，喫煙，飲酒，職業などの習慣的な行動がある。人間の行動規範や価値観はこれまで生きてきた自然環境や社会環境によって培われ，生活習慣はこれらに基づいて試行錯誤しながら環境に適応して生きていく過程で形成される。

6-2 **生活習慣と健康増進**

6-2-1　食生活，食環境

　食生活は，肥満・脂質異常症・高尿酸血症・循環器疾患・悪性新生物・歯周病・Ⅱ型糖尿病など，多くの疾患と関係が深い。

（1）食生活の現状

　2019（令和元）年の国民健康・栄養調査によれば，朝食の欠食率は男性で 14.3 ％，女性で 10.2 ％であった。男性は 40 歳代の 28.5 ％が最も高く，女性は 30 歳代の 22.4 ％が最も高かった。

（2）栄養素の摂取状況

　エネルギー摂取量の平均値は，男女共に漸減傾向にある。2019（令和元）年の国民健康・栄養調査では脂肪からのエネルギー摂取比率は28.6 ％で，成人では男性は 20 歳代，女性は 30 歳代が最も高い。成人の食塩摂取量の平均値は 10.1 g/日（男性 10.9 g，女性 9.3 g）で，この10 年間，減少傾向にある。

朝食の欠食率（％）

	男性	女性
1 歳以上	14.3	10.2
20 歳代	27.9	18.1
30 歳代	27.1	22.4
40 歳代	28.5	17.1
50 歳代	22.0	14.4
60 歳代	9.6	6.8
70 歳以上	34	4.5

（2019 年　国民健康・栄養調査）

表 6–1　1 人 1 日当たりの栄養素等摂取量の年次推移（1 歳以上の平均値）

年	1975	1980	1985	1990	1995	2000	2005	2010	2015	2019
エネルギー（kcal）	2,188	2,084	2,088	2,026	2,042	1,948	1,904	1,849	1,889	1,903
タンパク質（g）	81.0	78.7	79.0	78.7	81.5	77.7	71.1	67.3	69.1	71.4
動物性タンパク質（g）	38.9	39.2	40.1	41.4	44.4	41.7	38.3	36.0	37.3	40.1
脂質（g）	52.0	55.6	56.9	56.9	59.9	57.4	53.9	53.7	57.0	61.3
動物性脂質（g）	25.6	26.9	27.6	27.5	29.8	28.8	27.3	27.1	28.7	2.48
炭水化物（g）	335	309	298	287	280	266	267	258	257.8	248.3
カルシウム（mg）	552	539	553	531	585	547	539	503	517	505
鉄（mg）	10.8	10.4	10.8	11.1	11.8	11.3	8.0	7.4	7.6	7.6
食塩（g）	13.5	12.9	12.1	12.5	13.2	12.3	11.0	10.2	9.7	9.7

（2019 年　国民健康・栄養調査）

（3）食生活の指針

　2000（平成 12）年に生活習慣病の予防のために具体的に実践できる目標として，厚生省，農林水産省，文部省が共同して「食生活指針」を策定した。2005（平成 17）年には，食生活指針を具体的な行動に結び付けるものとして 1 日に何をどれだけ食べたらよいかの目安をイラストで示した食事バランスガイドを厚生労働省と農林水産省が作成した。

　また，第 6 次改定日本人の栄養所要量（2000 年）からはビタミンやミネラルの項目の拡大や過剰摂取予防の観点から耐容上限摂取量を設けたり，特定保健用食品などの特別用途食品の認定や栄養表示基準制度を拡充して，食品を選択したり摂取する際に必要な情報の充実を図っている。

食事摂取基準

　健康な個人や集団を対象として，国民の健康の維持・増進，エネルギー・栄養素欠乏症の予防，生活習慣病の予防，過剰摂取による健康障害の予防を目的として，エネルギー及び各栄養素の摂取量基準を示したもの。健康の維持・増進と欠乏症予防のために推定平均必要量や推奨量を設定し，それが不可能な栄養素には目安量を定めた。生活習慣病の 1 次予防を目的としたものには目標量を定め，過剰摂取による健康障害を防ぐために上限量を設定した。5 年に一度見直しされ，摂取量の評価と栄養計画に活用する。

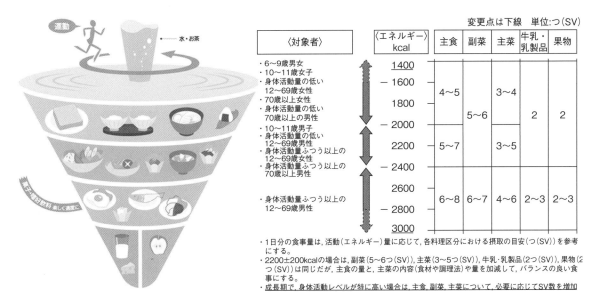

図 6-1　食事摂取基準（2010 年版）による対象者特性別，料理区分における摂取の目安

表 6-2　食生活指針

1. 食事を楽しみましょう。
2. 1 日の食事のリズムから，健やかな生活リズムを。
3. 適度な運動とバランスのよい食事で，適正体重の維持を。
4. 主食，主菜，副菜を基本に，食事のバランスを。
5. ごはんなどの穀類をしっかりと。
6. 野菜・果物，牛乳・乳製品，豆類，魚なども組み合わせて。
7. 食塩は控えめに，脂肪は質と量を考えて。
8. 日本の食文化や地域の産物を活かし，郷土の味の継承を。
9. 食料資源を大切に，無駄や廃棄の少ない食生活を。
10. 「食」に関する理解を深め，食生活を見直してみましょう

(2016 年 6 月)

運動習慣がある者の割合（%）

	男　性	女　性
総　数	33.4	25.1
20 歳代	28.4	12.9
30 歳代	25.9	9.4
40 歳代	18.5	12.9
50 歳代	21.8	24.4
60 歳代	35.5	25.3
70 歳以上	42.7	35.9

1 回 30 分以上の運動を週 2 日以上実施し，1 年以上継続している者
(2019 年　国民健康・栄養調査)

健康運動指導士

呼吸・循環器系の生理機能の維持・向上を図ることによって，動脈硬化，心臓病，高血圧などの生活習慣病を予防し，健康水準を保持・増進する観点から，医学的基礎知識，運動生理学の知識などに立脚して，個人に対して，安全で効果的な運動を実施するための運動プログラムの作成および指導を行う健康づくりのための運動指導者。

2005 年から日本人の食事摂取基準と改めた。

2015 年版では，エネルギーの指標として BMI（p.103 参照）を採用し，生活習慣病の発症予防とともに重症化予防を加えた。2020 年版では高齢者の低栄養やフレイル予防を加えた。

6-2-2　身 体 活 動

(1) 身体活動の現状

1 回 30 分以上の運動を週 2 日以上実施し，1 年以上継続している運動習慣者は，男性で 33.4 %，女性で 25.1 %である。年齢別では男性は 40 歳代，女性は 30 歳代で運動習慣者の割合が最も低い。平成 3 年以降，運動習慣がある者の割合は，男女ともに横ばいである。

(2) 身体活動と健康増進

身体活動には運動やスポーツに限らず，日常生活での身体動作，歩行，趣味，レクリエーションも含まれる。日常生活における身体動作や歩行は，運動の強さとしては弱いものの，その積み重ねが健康維持に大きく役立っている。身体活動量の不足は筋力，循環機能，骨密度，基礎代謝量などを低下させ，肥満・脂質異常症・高尿酸血症・高血圧・Ⅱ型糖尿病などのリスクを高める。

表 6-3　健康日本 21（第 3 次）の栄養・食生活についての目標

① 適正体重を維持している者の増加（肥満、若年女性のやせ、低栄養傾向の高齢者の減少）
　現状値：60.3 %（令和元年度）
　目標値：66 %（令和 14 年度）
② 児童・生徒における肥満傾向児の減少
　現状値：10 歳（小学 5 年生）10.96 %（令和 3 年度）
　目標値：令和 5 年度開始の第 2 次成育医療等基本方針に合わせて設定
③ バランスの良い食事を摂っている者の増加
　現状値：なし
　目標値：50 %（令和 14 年度）
④ 野菜摂取量の増加
　現状値：281 g（令和元年度）
⑤ 果物摂取量の改善
　現状値：99 g（令和元年度）
　目標値：200 g（令和 14 年度）
⑥ 食塩摂取量の減少
　現状値：10.1 g（令和元年度）
　目標値：7 g（令和 14 年度）

(3) 身体活動の指針

平成元年に健康維持のために望ましい運動量の目安として「健康づくりのための運動所要量」が，1993（平成 5）年には具体的に実践できるように「健康づくりのための運動指針」が示された。健康日本 21 でも

身体活動・運動分野で目標を掲げている。2006（平成18）年には生活習慣病を予防するための身体活動量と運動量・体力の基準を示した「健康づくりのための運動指針2006」（エクササイズガイド2006）を策定し2013年に改定し，健康づくりのための身体活動基準2013とした。継続して運動し，日常生活での運動量を増やすことを奨めている。また，1988（昭和63）年から健康運動指導士，平成元年から健康運動実践指導者を健康づくりのための運動指導者として養成したり，健康増進のための運動を安全かつ適切に行える運動型健康増進施設やさらに温泉利用を付加した温泉利用型健康増進施設を認定している。

表 6-4　健康づくりのための身体活動基準 2013

血糖・血圧・脂質に関する状況		身体活動（生活活動・運動）※1		運動		体力（うち全身持久力）
検診結果が基準範囲内	65歳以上	強度を問わず，身体活動を毎日40分（＝10メッツ・時／週）	今より少しでも増やす（例えば10分多く歩く）※4	—	運動習慣をもつようにする（30分以上・週2日以上）※4	—
	18～64歳	3メッツ以上の強度の身体活動※2を毎日60分（＝23メッツ・時／週）		3メッツ以上の強度の運動※3を毎週60分（＝4メッツ・時／週）		性・年代別に示した強度での運動を約3分間継続可能
	18歳未満	—		—		—

血糖・血圧・脂質のいずれかが保健指導レベルの者：医療機関にかかっておらず，「身体活動のリスクに関するスクリーニングシート」でリスクがないことを確認できれば，対象者が運動開始前・実施中に自ら体調確認ができるよう支援した上で，保健指導の一環としての運動指導を積極的に行う。

リスク重複者又はすぐ受診を要する者：生活習慣病患者が積極的に運動をする際には，安全面での配慮がより特に重要になるので，まずかかりつけの医師に相談する。

※1「身体活動」は，「生活活動」と「運動」に分けられる。このうち，生活活動とは，日常生活における労働，家事，通勤・通学などの身体活動を指す。また，運動とは，スポーツ等の，特に体力の維持・向上を目的として計画的・意図的に実施し，継続性のある身体活動を指す。
※2「3メッツ以上の強度の身体活動」とは，歩行又はそれと同等以上の身体活動。
※3「3メッツ以上の強度の運動」とは，息が弾み汗をかく程度の運動。
※4 年齢別の基準とは別に，世代共通の方向性として示したもの。

6-2-3　喫　煙　行　動

（1）喫煙の現状

日本の男性の喫煙率は27.1％で年々低下しているが，他の先進諸国と比べると高い。年齢別では40歳代で高く，36.5％である。女性の喫煙率は7.6％でこの10年間減少傾向にある。

（2）喫煙の健康影響

たばこの煙には少なくとも5300種以上の化学物質が含まれ，70種類以上の発がん物質が確認されている。喫煙はニコチンや一酸化炭素などによる急性の循環器への影響のほか，肺がんや咽頭がんなどの悪性新生物，慢性気管支炎や肺気腫などの慢性閉塞性肺疾患，高血圧や虚血性心疾患などの循環器疾患，胃潰瘍などの消化器疾患をはじめ様々な疾患の

健康日本 21（第 3 次）身体活動・運動についての目標

① 日常生活における歩数の増加
　現状値：6,278 歩（令和元年度）
　目標値：7,100 歩（令和 14 年度）
② 運動習慣者の増加
　現状値：28.7 ％（令和元年度）
　目標値：40 ％（令和 14 年度）
③ 運動やスポーツを習慣的に行っていないこどもの減少
　現状値：小学 5 年生：男子 8.8 ％
　　　　　女子 14.4 ％（令和 3 年度）
　目標値：令和 5 年度開始の第 2 次成育医療等基本方針に合わせて設定

健康運動実践指導者

医学的基礎知識，運動生理学の知識，健康づくりのための運動指導の知識・技術などを持ち，健康づくりを目的として作成された運動プログラムに基づき，ジョギング，エアロビック・ダンス，水泳および水中運動などのエアロビック・エクササイズ，ストレッチング，筋力，筋持久力トレーニングなどの補強運動の実践指導を行う健康づくりのための運動指導者。

健康増進施設

昭和 63 年からのアクティブ 80 ヘルスプランを推進するため，健康増進のための運動を安全かつ適切に実施できる施設として，厚生労働大臣が認定した施設。

1. 健康増進モデルセンター
　・個人の健康や生活の診断
　・生活改善プログラムの作成
　・実地指導
2. 運動型健康増進施設
　・有酸素運動や筋力強化運動などの安全な実施
　・体力測定，運動プログラムの作成
　・継続利用者への適切な指導
3. 温泉利用型健康増進施設
　・運動型健康増進施設の機能
　・健康増進のための温泉利用
4. 指定運動療法施設
　・健康スポーツ医による体力測定
　・個人別運動療法処方箋に沿った健康運動実践指導者による運動指導
　・医師による経過観察と管理栄養士による栄養指導

現在習慣的に喫煙している者の割合
（%）

	男　性	女　性
総　数	27.1	7.6
20 歳代	25.5	7.6
30 歳代	33.2	7.4
40 歳代	36.5	10.3
50 歳代	31.8	12.9
60 歳代	31.1	8.6
70 歳以上	15.1	3.0

（2019 年　国民健康・栄養調査）

健康日本 21（第 3 次）　喫煙についての目標
① 喫煙率の減少（喫煙をやめたい者
　がやめる）
　現状値：16.7 %（令和元年度）
　目標値：12 %（令和 14 年度）
② 20 歳未満の者の喫煙をなくす
　現状値：0.6 %（令和 3 年度）
　目標値：0 %（令和 14 年度）
③ 妊娠中の喫煙をなくす
　現状値：1.9 %（令和 3 年度）
　目標値：第 2 次成育医療等基本方
　針に合わせて設定

生活習慣病のリスクを高める量を飲酒
している者の割合

	男　性	女　性
総　数	14.9	9.1
20 歳代	6.4	5.3
30 歳代	13.0	11.7
40 歳代	21.0	13.9
50 歳代	19.9	16.8
60 歳代	19.7	8.4
70 歳以上	8.5	3.5

純アルコール摂取量が男性で 40 g/日以
上，女性 20 g/日以上の者
（2019 年　国民健康・栄養調査）

健康日本 21（第 3 次）　飲酒についての目標
① 生活習慣病（NCDs）のリスクを
　高める量を飲酒している者の減少
　現状値：11.8 %（令和元年度）
　目標値：10 %（令和 14 年度）
② 20 歳未満の者の飲酒をなくす
　現状値：2.2 %（令和 3 年度）
　目標値：0 %（令和 14 年度）

リスクを高める。また，受動喫煙も呼吸器疾患，循環器疾患，肺がん，乳幼児突然死症候群などのリスクを高める。

（3）喫 煙 対 策

教育と環境の整備によって新たな喫煙者を減らしたり，禁煙の推進によって喫煙率を低下させる。また健康増進法に基づいて，受動喫煙を減らすために職場や公共の場所の環境を整備する。健康日本 21 では 3 つのたばこ対策を掲げている。

6-2-4　飲 酒 行 動

（1）飲酒の現状

生活習慣病のリスクを高める量を飲酒している者は，男性が 14.9 %，女性が 9.1 % である。年齢別では男性が 40 歳代，女性が 50 歳代で最も高い。

（2）飲酒の健康影響および社会的問題

適正量の飲酒は心筋梗塞や脳梗塞のリスクを低下させる。飲酒が関連する疾病には，アルコール精神病，アルコール依存症，肝疾患，高血圧，糖尿病，脳血管疾患などがある。また，飲酒が関連する社会問題として，交通事故，犯罪，労働災害，生産性の低下，家庭崩壊がある。最近は特に未成年，妊婦，高齢者の飲酒やキッチンドリンカーへの対応が課題となっている。

（3）アルコール対策

健康日本 21 では 2 つの目標を掲げている。さらにアルコール依存症者への支援体制の整備やアルコール飲料の対面販売が推進されている。

6-2-5　睡眠，休養，ストレス

（1）睡眠習慣と生活リズム

身体には体温や血圧などの日内周期や性周期のような月内周期といったバイオリズムが存在する。バイオリズムは，睡眠・食事・労働・学習などの生活要因と相互に影響を与え合う関係にある。

睡眠不足や不規則な睡眠は疲労感や情緒の不安定をもたらし，判断力を低下させて事故を誘発したり，生活の質を低下させる。また，高血圧などの循環器疾患や糖尿病の悪化要因とされている。

（2）睡眠不足・不眠の現状

ブレスローが提唱した 7 つの健康習慣によれば，1 日 7 〜 8 時間の睡眠が望ましいが，年々睡眠時間は短くなる傾向がある。2019（令和元）年の国民健康・栄養調査では，平均睡眠時間は 6 〜 7 時間が最も多く，男性の 32.7 %，女性の 36.2 % を占めた。睡眠時間不足などの睡眠の

質の低下を訴える者は，69.1％であった。2014年には健康づくりのための睡眠指針2014が策定された。

（3）休養の概念

休養には，心身を休ませて疲労を回復する消極的休養と，現在の健康を養い増進させる積極的休養がある。消極的休養法には睡眠，入浴，テレビなどがあり，積極的休養法にはスポーツ，外出，野外活動，文芸・演劇・音楽・美術といった創作活動などがある。積極的休養は普段とは異なった心身の使い方をすることによって，心身の調整やリフレッシュを図って将来の健康を養うばかりではなく，家族や地域との関係を深める役割もある。

（4）休養指針

2019（令和元）年度国民生活基礎調査では悩みやストレスがある人は48％おり，自殺者数も中高年を中心に2万人を越えている。精神的なストレスを解消し，心身の健康づくりをするためには，休養の時間を確保し，積極的休養を取ることが必要である。「健康づくりのための休養指針」では効果的な休養を取る具体的な方法を示している。

（5）ストレスの概念

ストレスは，ストレスの原因となるストレッサーによって引き起こされる心身の歪みを指す。ストレッサーには，温熱などの物理的因子，有害物質などの化学的因子，病原体などの生物的因子，人間関係などの社会的因子がある。ストレスには身体の反応と精神的な反応がある。対処可能な適度のストレスは心身の働きを活発にさせて環境への適応力を高めるが，過度のストレスや慢性的なストレスは心身の働きを低下させ，自律神経失調や心身症，高血圧，免疫力の低下，消化性潰瘍，神経性狭心症などをもたらす。

（6）ストレスマネジメント

ストレスによる悪影響を防ぐためには，環境の改善によってストレッサーを軽減し，休養をとって疲労を回復する。さらに，ストレッサーを肯定的に捉えるポジティブ思考やストレッサーに対処する効果的な方法を身につけるとともに，運動やリラクセーション法によりストレス反応が過度に起こらないようにする。

（7）疾患に影響する行動特性

フリードマンとローゼンマンは，競争心や野心が強く，精力的でせっかちないわゆる仕事人間型の性格や行動をタイプAとし，これらの性格や行動特性が見られないタイプBに比べて，高血圧，脂質異常症，動脈硬化，虚血性心疾患になりやすいことを疫学の結果から示した。

また，タイプCは我慢強く，まじめで協力的で怒りを表に出さない

ブレスローが提唱した7つの健康習慣

1. 喫煙をしない
2. 定期的に運動をする
3. 飲酒は適度に，あるいはしない
4. 7〜8時間の睡眠をとる
5. 適正体重を維持する
6. 朝食を毎日とる
7. 間食をしない

すべての項目に該当する者は，3項目以内の者に比べて，死亡率が低い。また，この順番で健康への影響が強い。

健康づくりのための休養指針

1. 生活にリズムを
   - 早めに気付こう，自分のストレスに
   - 睡眠は気持ちよい目覚めがバロメーター
   - 入浴で，からだもこころもリフレッシュ
   - 旅に出かけて，こころの切り換えを
   - 休養と仕事のバランスで能率アップと過労防止
2. ゆとりの時間で実りのある休養を
   - 1日30分，自分の時間を見つけよう
   - 活かそう休暇を，真の休養に
   - ゆとりの中に，楽しみや生きがいを
3. 生活の中にオアシスを
   - 身近な中にもいこいの大切さ
   - 食事空間にもバラエティを
   - 自然とのふれ合いで感じよう，健康の息ぶきを
4. 出会いときずなで豊かな人生を
   - 見出そう，楽しく無理のない社会参加
   - きずなの中ではぐくむ，クリエイティブ・ライフ

（厚生省　1994年）

1. 良い睡眠で，からだもこころも健康に

2. 適度な運動，しっかり朝食，ねむりとめざめのメリハリを

3. 良い睡眠は，生活習慣病予防につながります

4. 睡眠による休養感は，こころの健康に重要です

5. 年齢や季節に応じて，ひるまの眠気で困らない程度の睡眠を

6. 良い睡眠のためには，環境づくりも重要です

7. 若年世代は夜更かし避けて，体内時計のリズムを保つ

8. 勤労世代の疲労回復・能率アップに，毎日十分な睡眠を

9. 熟年世代は朝晩メリハリ，ひるまに適度な運動で良い睡眠

10. 眠くなってから寝床に入り，起きる時刻は遅らせない

11. いつもと違う睡眠には，要注意

12. 眠れない，その苦しみをかかえずに，専門家に相談を

健康日本 21（第 3 次）　休養・睡眠についての目標

① 睡眠で休養がとれている者の増加
　現状値：78.3 %（平成 30 年度）
　目標値：80 %（令和 14 年度）

② 睡眠時間が十分に確保できている者の増加
　現状値：54.5 %（令和元年度）
　目標値：60 %（令和 14 年度）

③ 週労働時間 60 時間以上の雇用者の減少
　現状値：8.8 %（令和 3 年）
　目標値：5 %（令和 7 年）

健康日本 21（第 3 次）　社会とのつながり・こころの健康の維持及び向上についての目標

① 地域の人々とのつながりが強いと思う者の増加
　現状値：40.2 %（令和元年度）
　目標値：45 %（令和 14 年度）

② 社会活動を行っている者の増加
　目標値：ベースライン値から 5 %の増加（令和 14 年度）

③ 地域等で共食している者の増加
　現状値：なし
　目標値：30 %（令和 14 年度）

④ メンタルヘルス対策に取り組む事業場の増加
　現状値：59.2 %（令和 3 年度）
　目標値：80 %（令和 9 年度）

⑤ 心のサポーター数の増加
　現状値：なし
　目標値：100 万人（令和 15 年度）

タイプで，がんの発生率が高く，発病後の経過が良くないことが指摘されている。

6-3　生活習慣病の予防

6-3-1　生活習慣病の概念

　成人病は加齢に伴って発生が多くなる疾患群を指し，その予防は定期的な検診を普及して早期発見・早期治療に努める 2 次予防が主であった。

　生活習慣病（life-style related diseases）とは，食習慣，運動習慣，休養，喫煙，飲酒などの生活習慣がその発症・進展に関与する疾患群をいう。生活習慣病の発生には生活習慣ばかりでなく，遺伝・生理的要因や環境要因も寄与する。生活習慣病は危険因子がお互いに影響を及ぼしながら長期間積み重なって発生する慢性疾患で，自覚症状に乏しく，自覚症状と病状は必ずしも一致せず，原因も症状も個人差が大きい特徴がある。

　生活習慣と健康との関連を明らかにするためには，身体の状況だけでなく，心理や社会的な状況も理解しなければならない。エンゲルが提唱した生物心理社会モデルでは，人間の行動や疾病などは，身体の状況などの生物的側面，認知や感情などの心理的側面，経済や文化などの社会的側面が相互に作用して成立していると捉えている。疾病などを評価して適切に対応するためには，生物・心理・社会のそれぞれの側面から総合的に判断し，それぞれの側面から包括的にアプローチすることが求められる。そのためには多分野の専門家がそれぞれの専門性を発揮して協働する多職種連携が必要である。

　生活習慣病の予防対策は，疾病と生活習慣に関する知識の普及と支援態勢の確立によって個人が生活習慣を改善したり，幼少から好ましい生活習慣を身につける 1 次予防を重視している。1 日の大半を過ごす職場での健康保持増進措置の推進などの予防活動が展開されている。また，特定健康診査などの健康診断も従来の生理学的検査に加えて生活習慣の評価や改善の指導を実施している。さらに，がん，脳血管疾患，糖尿病などは治療後も合併症や後遺症によって発病前の生活に復帰できないことが多く，生活の質を向上させるためにリハビリテーションの充実や社会環境の整備が進められている。

6-3-2　健康日本 21 と健康増進法

（1）日本の健康づくり運動

　日本は，第二次大戦後の経済成長とともに生活環境や生活習慣が変化

し，平均寿命が延び，人口の高齢化や疾患構造の大きな変化がみられた。これらの変化に対応した国民の健康づくりを計画的に総合的に社会全体で推進するために，1978（昭和53）年から第1次国民健康づくりが開始された。自分の健康は自分で守ることを基本に，生涯を通じる健康づくりの推進，健康づくりの基盤整備，健康づくりの普及啓発に取り組んだ。

1988（昭和63）年からの第2次国民健康づくり（アクティブ80ヘルスプラン）では，運動指針の策定や健康増進施設の推進等の運動習慣の普及に重点を置いて，栄養・運動・休養のバランスがとれた健康的な生活習慣の確立を目指した。

2000（平成12）年から開始された第3次国民健康づくり（健康日本21　第1次）は，国民各層の自由な意思決定に基づく健康づくりに関する意識の向上及び取り組みを促す21世紀における国民健康づくり運動である。壮年期死亡の減少，健康寿命の延伸および生活の質の向上を目的に，一次予防の重視，健康づくり支援のための環境整備，目標等の設定と評価，多様な実施主体による連携のとれた効果的な運動の推進を基本方針とした。

2013（平成25）年からの第4次国民健康づくり（健康日本21　第2次）は，全ての国民が共に支え合い，健やかで心豊かに生活できる活力ある社会を目指した国民の健康増進を総合的に推進する運動である。①健康寿命の延伸と健康格差の縮小，②主要な生活習慣病の発症予防と重症化予防，③社会生活を営むために必要な機能の維持および向上，④健康を支え，守るための社会環境の整備，⑤栄養・食生活，身体活動・運動，休養，飲酒，喫煙，歯・口腔の健康に関する生活習慣と社会環境の改善について具体的な目標を設定して取り組んだ。

2024（令和6）年からは第5次国民健康づくり（健康日本21　第3次）が展開されている。

（2）第5次国民健康づくり（健康日本21　第3次）

健康日本21（第3次）は，令和6（2024）年度から令和17（2035）年度までを期間とする。全ての国民が健やかで心豊かに生活できる持続可能な社会の実現をビジョンとし，誰一人取り残さない健康づくりの展開（Inclusion）と，より実効性をもつ取組の推進（Implementation）を行う。そのために，①多様化する社会において集団に加え個人の特性をより重視しつつ最適な支援・アプローチの実施，②様々な担い手（プレーヤー）の有機的な連携や社会環境の整備，③ウェアラブル端末やアプリなどテクノロジーも活用したPDCAサイクル推進の強化を推進する。

国民の健康の増進の推進に関する基本的な方向は，①健康寿命の延伸・健康格差の縮小，②個人の行動と健康状態の改善，③社会環境の質の向上，④ライフコースアプローチを踏まえた健康づくりの4つである。これら4つの基本的な方向について具体的な目標を設定して評価する。また，都道府県及び市町村の健康増進計画の目標の設定と分析・評価，国民健康・栄養調査その他の健康の増進に関する調査及び研究，健康増進事業実施者間における連携及び協力に関する基本的な事項などについて定めている。

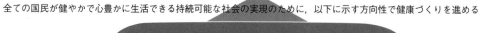

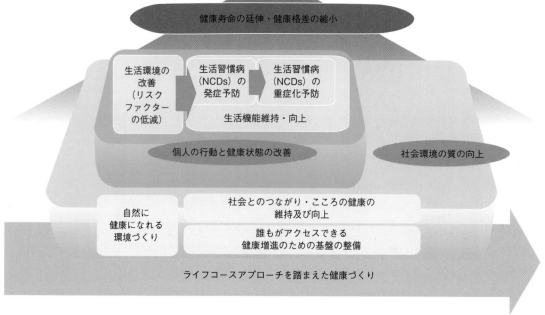

図6-2　健康日本21（第3次）の概念図

（3）健康増進法として

　平成14年に制定された健康増進法は，「国民の健康増進の総合的な推進に関して基本的な事項を定めるとともに，国民の健康の増進を図るための措置を講じ，国民保健の向上を図ること」を目的とする。また，国民の責務として，健康な生活習慣の重要性に対する関心と理解を深め，生涯にわたって自らの健康状態を自覚するとともに，健康の増進に努めることを定めている。個人の健康づくりに関する取り組みを社会的に支援するために，国・都道府県・市町村には健康増進計画の策定を求めている。さらに，国民健康・栄養調査の実施や生活習慣相談，栄養指導員，特定給食施設の栄養管理，受動喫煙防止，特別用途食品について規定している。

6-3-3 メタボリックシンドローム（内臓脂肪症候群）

　メタボリックシンドロームは，内臓脂肪の蓄積に，高血糖や脂質異常，高血圧を伴っている状態をいう。運動不足や摂取エネルギーの過剰などの不健康な生活習慣は，内臓脂肪を蓄積させ，インスリン抵抗性を高めたり，遊離脂肪酸やアンギオテンシノーゲンを増加させて，高血糖や脂質異常症，高血圧を引き起こす。さらに，アディポネクチンの減少とこれらの異常は動脈硬化を進行させ，脳卒中や心筋梗塞，糖尿病合併症を起こしやすくさせる。平成 20 年 4 月から医療保険者において，40 歳以上の被保険者・被扶養者を対象とする内臓脂肪型肥満に着目した特定健康診査と特定保健指導の事業実施が義務づけられている。

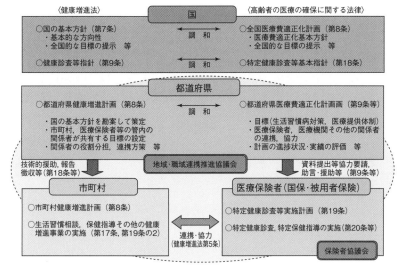

図 6-3　国，都道府県，市町村，医療保険者による
生活習慣病対策の推進について

メタボリックシンドロームの診断基準

　内臓脂肪(腹腔内脂肪)蓄積に加え，下記の血中脂質，血圧，血糖の項目のうち 2 つ以上の項目に該当する場合。

内臓脂肪（腹腔内脂肪）蓄積の基準
　ウエスト周囲径　男性：85 cm 以上　女性：90 cm 以上
　（男女ともに内臓脂肪面積が 100 cm² 以上に相当）

血中脂質
・中性脂肪(TG)値　150 mg/dL 以上
・HDL コレステロール値　40 mg/dL 未満
・高トリグリセライド血症に対する薬物治療
・低 HDL コレステロール血症に対する薬物治療

血　圧
・収縮期血圧値　130 mmHg 以上
・拡張期血圧値　85 mmHg 以上
・高血圧に対する薬物治療

血　糖
・空腹時血糖値　110 mg/dL 以上
・糖尿病に対する薬物治療

*本来の診断基準とは異なる。
　該当者は，ウエスト周囲径が男性：85cm 以上，女性：90cm 以上かつ血中脂質・血圧・血糖の 3 項目中 2 つ以上に該当する者。
　予備群は，ウエスト周囲径が男性：85cm 以上，女性：90cm 以上かつ血中脂質・血圧・血糖の 3 項目中 1 つに該当する者。）

表 6-5　メタボリックシンドロームが強く疑われる者・予備群の割合

男性 (%)	強く疑われる者	予備群
総　数	28.2	23.8
20 歳代	0.0	18.5
30 歳代	6.5	17.7
40 歳代	15.7	27.0
50 歳代	31.5	17.3
60 歳代	29.4	29.4
70 歳以上	37.4	23.0

女性 (%)	強く疑われる者	予備群
総　数	10.3	7.2
20 歳代	0.0	0.0
30 歳代	0.9	1.8
40 歳代	2.4	4.3
50 歳代	6.4	8.3
60 歳代	12.9	8.3
70 歳以上	16.8	9.0

項目	
血中脂質	・HDL　40 mg/dL 未満 ・コレステロールや中性脂肪を下げる薬を服用
血　圧	・収縮期血圧130mmHg以上 ・拡張期血圧85mmHg以上 ・降圧剤を服用
血　糖	・HbA1c（NGSP）が6.0 % 以上 ・血糖を下げる薬を服用 ・インスリン注射使用

（2019 年　国民健康・栄養調査）

表 6-6　特定健康診査・特定保健指導の概要および保険指導対象者の選定と階層化の方法

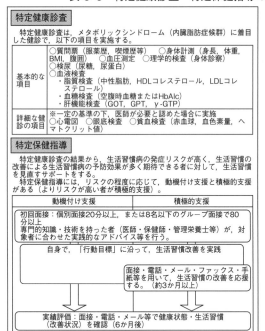

特定健康診査

特定健康診査は，メタボリックシンドローム（内臓脂肪症候群）に着目した健診で，以下の項目を実施する。

基本的な項目	○質問票（服薬歴，喫煙歴等）　○身体計測（身長，体重，BMI，腹囲）　○血圧測定　○理学的検査（身体診察） ○検尿（尿糖，尿蛋白） ○血液検査 　・脂質検査（中性脂肪，HDLコレステロール，LDLコレステロール） 　・血糖検査（空腹時血糖またはHbA1c） 　・肝機能検査（GOT，GPT，γ-GTP）
詳細な健診の項目	※一定の基準の下，医師が必要と認めた場合に実施 ○心電図　○眼底検査　○貧血検査（赤血球，血色素量，ヘマトクリット値）

特定保健指導

特定健康診査の結果から，生活習慣病の発症リスクが高く，生活習慣の改善による生活習慣病の予防効果が多く期待できる者に対して，生活習慣を見直すサポートをする。

特定保健指導には，リスクの程度に応じて，動機付け支援と積極的支援がある（よりリスクが高い者が積極的支援）。

動機付け支援	積極的支援

初回面接：個別面接20分以上，または8名以下のグループ面接で80分以上

専門的知識・技術を持った者（医師・保健師・管理栄養士等）が，対象者に合わせた実践的なアドバイス等を行う。

自身で，「行動目標」に沿って，生活習慣改善を実践

面接・電話・メール・ファックス・手紙等を用いて，生活習慣の改善を応援する。（約3か月以上）

実績評価：面接・電話・メール等で健康状態・生活習慣（改善状況）を確認（6か月後）

（a）特定健康診査・特定保健指導等の概要
（平成20年（'08）4月から）

ステップ1　○内臓脂肪蓄積に着目してリスクを判定
・腹囲　男≧85cm，女≧90cm　　　　　　　　→（1）
・腹囲　男＜85cm，女＜90cm　かつ　BMI≧25 →（2）

ステップ2
①血糖　a）空腹時血糖100mg/dL以上，またはb）HbA1c（NGSP）の場合5.6%以上またはc）薬剤治療を受けている場合
②脂質　a）中性脂肪150mg/dL以上，またはb）HDLコレステロール40mg/dL未満，またはc）薬剤治療を受けている場合
③血圧　a）収縮期血圧130mmHg以上，またはb）拡張期血圧85mmHg以上，またはc）薬剤治療を受けている場合
④質問票　喫煙歴あり（①から③のリスクが1つ以上の場合のみカウント）

ステップ3　○ステップ1，2から保健指導対象者をグループ分け
（1）の場合　①～④のリスクのうち追加リスクが
　　　　　　　2以上の対象者は……積極的支援レベル
　　　　　　　1の対象者は…………動機づけ支援レベル
　　　　　　　0の対象者は…………情報提供レベル　　　とする。
（2）の場合　①～④のリスクのうち追加リスクが
　　　　　　　3以上の対象者は……積極的支援レベル
　　　　　　　1または2の対象者は…動機づけ支援レベル
　　　　　　　0の対象者は…………情報提供レベル　　　とする。

ステップ4
○服薬中の者については，医療保険者による特定保健指導の対象としない。
○前期高齢者（65歳以上75歳未満）については，積極的支援の対象となった場合でも動機づけ支援とする。

（b）保健指導対象者の選定と階層化

がんの要因別寄与率（％）

要　因	喫煙者	非喫煙者
喫　煙	60	—
感　染	2	5
アルコール	0.4	1
日　光	0.4	1
大気汚染	0.4	1
職業性要因	0.4	1
運動不足	0.4	1
肥　満	4	10
食生活	4～12？	10～30？
現在は予防不可能	約1/4	少なくとも1/2

Peto J. Cancer epidemiology in the last century and the next decade. *Nature,* 2001；411：390-395.

6-3-4　がん（悪性新生物）の予防

（1）がんとは何か

　がんは，遺伝子の働きの異常が積み重なって起こる遺伝子病である。正常な細胞は何らかの役割を担い，それに見合った形や機能を持っている。発がん物質などによってがんの発生に関係が深いがん遺伝子が発現したり，がん抑制遺伝子の働きが失われると，細胞は本来の働きができなくなり，形や機能が変化して無秩序に増殖し，がん細胞になる。細胞のがん化の程度やがんのタイプは障害を受けた遺伝子の組合せによって決まる。

（2）がんの要因と現状

　がんの発生には，遺伝や加齢などの生理的要因，感染症や環境汚染物質などの環境要因，職業，食生活，喫煙，飲酒などの生活習慣が関与している。特に，食生活と喫煙の寄与率が高い。人口の高齢化に伴い，がんによる死亡数や死亡率，死因に占める割合は増加傾向にあるが，年齢調整死亡率は男女ともに若干の減少傾向が見られる。2020（令和2）年の患者調査によるがんの総患者数は366万人である。部位別では男女ともに胃がんが占める割合が減少し，肺がんや大腸がんの割合が増加している。女性では子宮がんが減少して乳がんが増加している。

（3）がんの予防

　喫煙対策と食生活の改善を中心に，職業や環境からの発がん物質の影

響を防止する。1次予防を実践するための具体的指針として，日本人の
ためのがん予防法などがある。また，早期発見のためにがん検診を定期
的に受診することも大切である。

2007（平成19）年にはがん対策基本法が施行され，がん対策推進基
本計画を策定し，がん患者を含めた国民が，がんを知り，がんと向き合
い，がんに負けることのない社会の実現を目指している。

2013（平成25）年にはがん登録等の推進に関する法律が成立し，医
療機関にがんの罹患情報の届け出義務を課した。

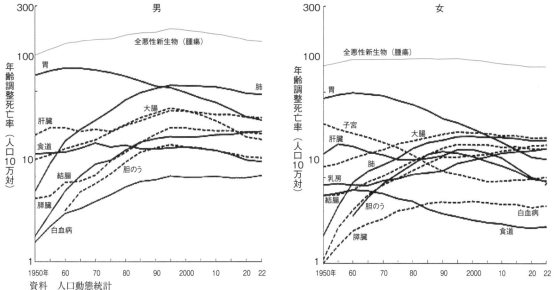

資料　人口動態統計
注　1）年齢調整死亡率の基準人口は，2015年（平成27年）モデル人口である。
　　2）大腸は，結腸と直腸S状結腸移行部および直腸を示す。ただし，1967までは直腸肛門部を含む。
　　3）肺は，気管と気管支を含む。
　　4）1994年以前の子宮は，胎盤を含む。
　　5）肝臓は，肝内胆管を含む。さらに，1950年は胆のう及びその他の胆道を含む。1955年は胆路を含む。
　　6）胆のうは，その他の胆道を含む。

図6-4　部位別にみた悪性新生物の年齢調整死亡率（人口10万対）の推移

表6-7　健康日本21（第3次）のがんについ
ての目標および日本人のためのがん予防法

健康日本21（第3次）　がんについての目標

① がんの年齢調整罹患率の減少
　　現状値：　387.4（令和元年）
　　目標値：減少（令和10年度）
② がんの年齢調整死亡率の減少
　　現状値：　110.1（令和3年　）
　　目標値：減少（令和10年度）
③ がん検診の受診率の向上
　　現状値：胃がん（男性48.0 %,女性37.1 %），
　　肺がん（男性53.4 %，女性45.6 %），大腸
　　がん（男性47.8 %，女性40.9 %），子宮頸
　　がん43.7 %，乳がん47.4 %（令和元年度）
　　目標値：60 %（令和10年度）

日本人のためのがん予防法
―現状において人に推奨できる科学的根拠に基づくがん予防法―

喫　煙	たばこは吸わない。他人のたばこの煙を避ける。
飲　酒	飲むなら，節度のある飲酒をする。
食　事	偏らずバランスよくとる。
	＊塩蔵食品，食塩の摂取は最小限にする。
	＊野菜や果物不足にならない。
	＊飲食物を熱い状態でとらない。
身体活動	日常生活を活動的に。
体　形	適正な範囲内に。
感　染	肝炎ウイルス感染の有無を知り，感染している場合は治療を受ける。
	ピロリ菌感染の有無を知り，感染している場合は除菌を検討する。
	該当する年齢の人は子宮頸がんワクチンの定期接種を受ける。

がん対策基本計画の概要

基本方針

・「がん患者を含めた国民」の視点に立ったがん対策を実施すること。

・全体目標の達成に向け，重点的に取り組むべき課題を定め，分野別施策を総合的かつ計画的に実施すること。

重点的に取り組むべき課題

・放射線療法及び化学療法の推進並びにこれらを専門的に行う医師等の育成。

・治療の初期段階からの緩和ケアの実施。

・がん登録の推進。

10年以内の全体目標

・がんによる死亡者の減少（75歳未満の年齢調整死亡率の20％減少）。

・すべてのがん患者及びその家族の苦痛の軽減並びに療養生活の質の維持向上。

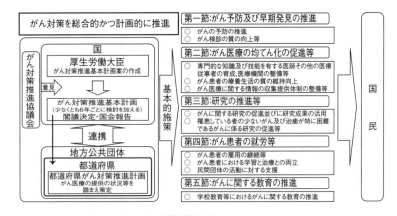

図6-5　がん対策基本法（平成18年法律98号）

（平成18年6月成立，平成19年4月施行，平成28年12月改正・施行）

表6-8　日本住民における部位別がんのリスク要因と予防要因

		全がん	肺	肝	胃	大腸	乳	食道	膵	前立腺	子宮
生活習慣など	喫煙	●●	●●	●●	●●	■	■	●●	●●		頸がん●●
	飲酒	●●		●●	男性●	●●	閉経前●	●●			
	肥満	女性■		●●		●	閉経後●●		男性■		体がん■
	運動					◎	○				
	感染症		肺結核■	HBV,HCV ●●	ピロリ ●●						HPV 頸がん●●
	その他	糖尿病■	石綿●	糖尿病●		糖尿病■	授乳○		糖尿病●		糖尿病 体がん■
食品・栄養素など	野菜				○			◎			
	果物		○		○			◎			
	大豆							○		○	
	肉					赤肉・加工肉 女性■					
	魚										頸がん○
	穀類				■						
	塩・塩蔵品				●						
	緑茶				女性○						
	コーヒー			◎							体がん○
	熱い飲食物							●			
	食物繊維					○					
	カルシウム					○					
	イソフラボン						○			○	
	脂質					魚由来の不 飽和脂肪酸					

●●：確実な危険要因，　●：ほぼ確実な危険要因，■：危険要因の可能性がある

◎：ほぼ確実な予防要因，○予防要因の可能性がある

確実な：多数の研究結果が一致し，生物学的に説明できる。

ほぼ確実な：研究結果がかなり一致しているが，決定的でない。

可能性がある：研究が限定され，生物学的にも説明できる必要がある。

空欄は，データが不十分か判定していないことを示す。

（2022年　国立がん研究センター）

6-3-5 高 血 圧

(1) 高血圧の現状

2020（令和2）年の患者調査では外来の受療率は471（人口10万対），総患者数は1,511万人であった。40歳以上で年齢とともに受療率が急激に上昇している。2019（令和元）年の国民健康・栄養調査では収縮期血圧が140 mmHg以上の者の割合は，男性が29.9%，女性が24.9%で減少傾向にある（図6-6，図6-7）。

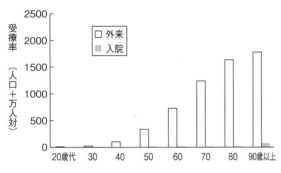

図6-6 高血圧の年齢別受療率（2020年 患者調査）

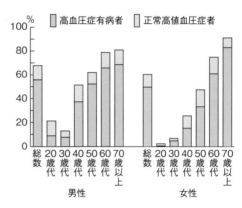

図6-7 20歳以上の正常高値血圧（収縮期圧130〜139 mmHgまたは拡張期圧85〜89 mmHg）と高血圧の者の割合
（2019年 国民健康・栄養調査）

(2) 高血圧の要因

高血圧は本態性と2次性に分類され，約9割の症例は本態性である。本態性高血圧は原因を特定できないが，多くは遺伝的素因や生活習慣が関与している。2次性高血圧は原因が特定できるもので，原因によって腎性，内分泌性，中枢神経性，薬物性などに分けられる。

(3) 高血圧の予防

高血圧は自覚症状が乏しいため定期的に血圧を測定する。本態性高血圧は，要因となるストレス，肥満，寒冷，過労，喫煙，飲酒，運動不足，食生活などの生活習慣も定期的に評価して改善を図り，必要に応じて降圧剤を服用する。食生活では特に栄養のバランスがとれた食事，適正なエネルギーの摂取，食物繊維の摂取による便通の改善，食塩感受性者への減塩が求められる。2次性高血圧は，原因を治療などによって取り除くことが第一である。

6-3-6 脳血管疾患（脳卒中）

(1) 脳血管疾患の現状

脳血管疾患の死亡率は昭和40年代以降減少しているが，総患者数は2020（令和2）年は174万人であった。脳血管疾患は脳出血，脳梗塞，

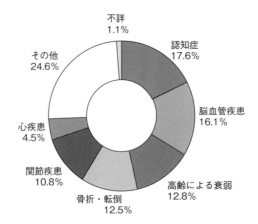

① 脳血管疾患・心疾患の年齢調整死
亡率の減少
現状値：男性 287.5（脳血管疾患
93.7 ＋心疾患 193.8）女性 165.3
（脳血管疾患 55.1 ＋心疾患 110.2)
（令和 3 年)
目標値：減少（令和 10 年度)

② 高血圧の改善
現状値： 131.1mmHg （男性
133.9mmHg，女性 129.0mmHg）
（令和元年度)
目標値：ベースライン値から 5
mmHg の低下（令和 14 年度)

③ 脂質（LDL コレステロール）高値
の者の減少
現状値： 11.0 ％（男性 9.1 ％，女
性 12.3 ％)
目標値：ベースライン値から
25 ％の減少（令和 14 年度)

④ メタボリックシンドロームの該当
者及び予備群の減少
現状値：約 1,619 万人（令和 3 年
度)
目標値：第 4 期医療費適正化計画
に合わせて設定

⑤ 特定健康診査の実施率の向上
現状値： 56.5 ％（令和 3 年度)
目標値：第 4 期医療費適正化計画
に合わせて設定

⑥ 特定保健指導の実施率の向上
現状値： 24.6 ％（令和 3 年度)
目標値：第 4 期医療費適正化計画
に合わせて設定

図 6-8　介護が必要となった原因（2019 年　国民生活基礎調査）

くも膜下出血などに分類される。昭和 40 年代までは脳出血が多かった
が，それ以降は脳梗塞が多く 6 割以上を占め，くも膜下出血も増加し
ている。

（2）脳血管疾患の要因

脳出血の発生には血管を作るタンパク質や脂肪の摂取が少なく，高血
圧に関連する食塩の摂取量が多い食生活，過剰な飲酒，高血圧，激しい
肉体労働，寒冷など動脈瘤の形成と破裂に関わる因子が関係する。脳梗
塞の発生には，高血圧，脂質異常症，運動不足，肥満，過剰な飲酒，喫
煙，心疾患，糖尿病など血栓の発生や動脈硬化の進行に関わる因子が関
連する。

（3）脳血管疾患の予防

1 次予防として生活習慣の改善による高血圧と脂質異常症の予防や防
寒，禁煙，禁酒がある。脳血管疾患は介護が必要となった原因の 16 ％
を占め，また痴呆の大きな原因にもなっていることから，救急医療体制
の整備やリハビリテーションの充実が求められている。

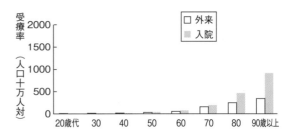

図 6-9　脳血管疾患の年齢別受療率（2020 年　患者調査）

6-3-7　虚血性心疾患

（1）虚血性心疾患の現状

心疾患による死亡は 2021（令和 3）年の日本の死因の第 2 位で 15 ％

を占める。そのうち狭心症や心筋梗塞といった虚血性心疾患は約 40 ％を占めるが，減少傾向にある。受療率は高齢になるに従って高くなるが，年次推移は横ばいの状態で，2020（令和 2）年の総患者数は 128 万人である（図 6-10）。

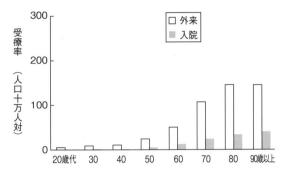

図 6-10　虚血性心疾患の年齢別受療率（2020 年　患者調査）

(2) 虚血性心疾患の要因

　虚血性心疾患は，動脈硬化や血液の凝固などによって冠動脈の血流が悪くなったり停止して心筋へ酸素や栄養を供給できず，心機能低下が起こる疾患である。高コレステロール血症，高血圧，喫煙，糖尿病は 4 大危険因子といわれ，上半身肥満，高血圧，糖尿病（耐糖能異常），高中性脂肪血症が重なると心筋梗塞の危険が著しく高くなることから死の 4 重奏とよんでいる。また，低 HDL コレステロール，タイプ A の行動特性や運動不足，痛風も危険因子となる。

(3) 虚血性心疾患の予防

　エネルギーの摂取過剰や運動不足などの生活習慣は，脂質異常症，高血圧，肥満，耐糖能異常を複合的にもたらし，動脈硬化を進行させる。したがって，適切な生活習慣を身につけるとともに，定期的に健康診断で心身の状況を把握し，生活習慣を改善してこれらの危険因子を低減させる。

6-3-8 肥 満

（1）肥満の現状

BMI（Body Mass Index）が 25 以上の者の割合は，20 歳以上の男性で増加してきたが，この数年は変化していない。女性では減少傾向にあり，男性より肥満の占める割合が低い。また，BMI が 18.5 未満の者の割合は，20 歳代で多く，男性より女性が高い（図 6-11）。

（2）肥満の健康影響

すべての肥満が疾病に結び付くわけではないが，BMI が 25 以上では標準値の 22 に比べて，高血圧，脂質異常症，耐糖能異常，高尿酸血症，虚血性心疾患，脂肪肝などが多く認められ，特に内臓脂肪面積が 100 cm^2 を越える内臓脂肪型肥満でリスクが高くなり，メタボリックシンドロームと呼んでいる。

（3）肥満の予防

肥満は過食や運動不足によるエネルギーの過剰が原因であり，エネルギー摂取の抑制と身体活動によるエネルギー消費の促進を図る必要がある。また，肥満者の食行動の特性として，早食い，ながら食い，まとめ食いがあり，食習慣の改善が求められる。

BMI（Body Mass Index）	
BMI ＝体重(kg)／身長(m)^2	
低体重（やせ）	18.5 未満
普通体重（正常）18.5 以上	25 未満
肥 満	25 以上
（2000 年 日本肥満学会）	

肥満についての健康日本 21 の目標は栄養・食生活分野の目標を参照

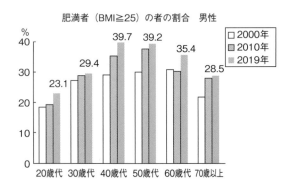

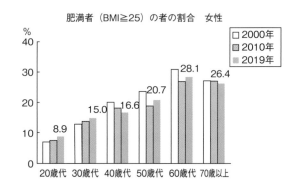

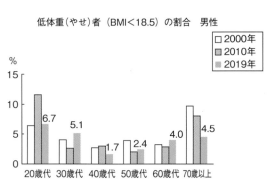

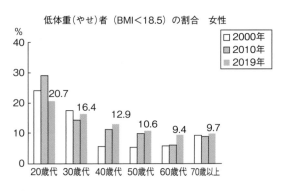

図 6-11 肥満や低体重の者の割合
（国民健康・栄養調査）

6-3-9 糖尿病

(1) 糖尿病の現状

2019（令和元）年の国民健康・栄養調査では，糖尿病が強く疑われる人が，男性で 19.7 %，女性で 10.8 %，その可能性を否定できない人が男性で 12.4 %，女性で 12.9 %であった。糖尿病が強く疑われる者で治療を受けている者は 76.9 %で，早期の治療開始と治療の継続が求められている。一方，受療率の年次推移は増加傾向を示し，年齢別では 40 歳以上で高い。2020（令和 2）年の総患者数は 579 万人である。その多くはⅡ型糖尿病である。糖尿病の死亡率は 11.3（人口 10 万対）（2020 年）であるが，糖尿病性腎症は透析導入の 41 %を占め，また糖尿病性網膜症は成人における視覚障害の重要な原因である。

(2) 糖尿病の要因

糖尿病には細胞がブドウ糖を利用する際に必要なインスリンの分泌が絶対量不足するⅠ型糖尿病（インスリン依存性糖尿病）と，インスリンは分泌されているが相対的に不足していたり，インスリンを細胞が利用できない（インスリン抵抗性）ために起こるⅡ型糖尿病（インスリン非依存性糖尿病）や妊娠糖尿病，続発性糖尿病がある。Ⅰ型糖尿病は小児に多く自己免疫が主な原因とされるが，Ⅱ型糖尿病は遺伝や加齢，環境要因が強く関わる生活習慣病である。過食，偏食，脂肪の過剰摂取，運動不足，肥満，喫煙，ストレス，高血圧，脂質異常症が危険因子となる。

(3) 糖尿病の予防

食生活の偏りや運動不足は肥満につながることから，体重を適正に保つことを目標に生活習慣の改善を図る。バランスがとれた食生活と適切な運動は，単にエネルギーの出納を調整するばかりでなく，インスリン感受性を高める。Ⅱ型糖尿病は自覚症状を伴わないで進行するため，定期的に血糖値や尿糖を測定して早期発見に努め，早期から治療を開始して継続することが肝要である。糖尿病は，動脈硬化，神経障害，免疫力

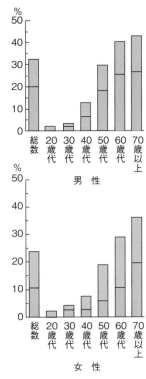

糖尿病が強く疑われる人および糖尿病の可能性を否定できない人の全体に対する割合

■ 糖尿病の可能性を否定できない人
■ 糖尿病が強く疑われる人

男 性

女 性

（2019年　国民健康・栄養調査）

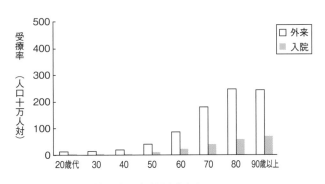

図 6-12　糖尿病の年齢別受療率（2020 年　患者調査）

の低下など全身に影響を及ぼし，腎症，網膜症，虚血性心疾患や脳血管疾患などの合併症を併発しやすいので，合併症の予防にも注意を払わなければならない。

表 6–9　健康日本 21（第 3 次）　糖尿病についての目標

① 糖尿病の合併症（糖尿病腎症）の減少
　　現状値：15,271 人（令和 3 年度）
　　目標値：12,000 人（令和 14 年度）
② 治療継続者の増加
　　現状値：67.6 %（令和元年度）
　　目標値：75 %（令和 14 年度）
③ 血糖コントロール不良者の減少
　　現状値：1.32 %（令和元年度）
　　目標値：1.0 %（令和 14 年度）
④ 糖尿病有病者の増加の抑制
　　現状値：約 1,000 万人（平成 28 年度）
　　目標値：1,350 万人（令和 14 年度）
⑤ メタボリックシンドロームの該当者及び予備群の減少
　　現状値：約 1,619 万人（令和 3 年度）
　　目標値：第 4 期医療費適正化計画に合わせて設定
⑥ 特定健康診査の実施率の向上
　　現状値：56.5 %（令和 3 年度）
　　目標値：第 4 期医療費適正化計画に合わせて設定
⑦ 特定保健指導の実施率の向上
　　現状値：24.6 %（令和 3 年度）
　　目標値：第 4 期医療費適正化計画に合わせて設定

6-3-10　脂 質 異 常 症

（1）脂質異常症の現状

2019（令和元）年の国民健康・栄養調査では，総コレステロールが 240 mg/dL 以上の人は男性は 12.9 %，女性は 22.3 %である。脂質異常症が疑われる HDL コレステロールが 40 mg/dL 未満，もしくはコレステロールや中性脂肪を下げる薬を服用している者は 70 歳以上で多い。

（2）脂質異常症の要因

血中のコレステロールや中性脂肪の上昇には食事や運動といった生活習慣や遺伝が関与している。また，脂質異常症は動脈硬化を促進させ，虚血性心疾患や脳血管疾患の危険因子となる。

（3）脂質異常症の予防

定期的に血中脂質を測定して，運動不足や肥満の解消，食事の改善を図る。高コレステロール血症に対してはエネルギー，コレステロール，脂肪の摂取制限，多価不飽和脂肪酸の比率や食物繊維の摂取の増加を図り，高中性脂肪血症にはエネルギー，アルコール，糖質，脂肪の摂取制限を重点的に行う。

総コレステロール値 240mg/dL 以上の者の割合（%）

	男　性	女　性
総数	25.0	23.2
20 歳代	1.9	0.0
30 歳代	19.4	0.9
40 歳代	16.4	1.9
50 歳代	21.3	14.6
60 歳代	24.6	27.9
70 歳以上	32.9	40.58

（2019 年　国民健康・栄養調査）
注）コレステロールを下げる薬服用者を含む。

6-3-11　骨 粗 鬆 症

(1) 骨粗鬆症の現状

骨粗鬆症の受療率は50歳を過ぎると急激に上昇し，高齢者ほど高く，男性より女性の方が多い。また，骨折の受療率も高齢者ほど高い。

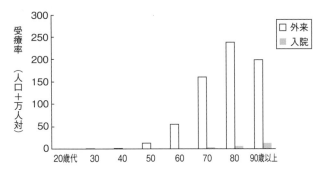

図6-13　骨粗鬆症の年齢別受療率（2020年　患者調査）

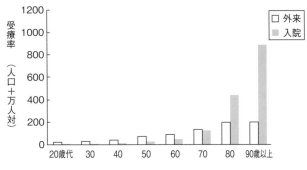

図6-14　骨折の年齢別受療率（2020年　患者調査）

(2) 骨粗鬆症の要因

骨は体内のカルシウムプールとしての役割があり，常に骨形成と骨吸収（破骨）が行われている。骨吸収が骨形成を上回ると骨量が低下して，骨強度が下がり，骨折しやすくなる。特に大腿骨頸部骨折や椎体の圧迫骨折が起こりやすい。老人性骨粗鬆症は加齢に伴い骨吸収を抑えるカルシトニンの分泌低下などによって発生し，閉経後骨粗鬆症はエストロゲンの分泌低下に伴って発生する。生活習慣としてビタミンDやカルシウムの摂取量，運動量，喫煙，大量飲酒が関与している。また，妊娠や内分泌疾患などによる骨粗鬆症がある。

(3) 骨粗鬆症の予防

骨量は20歳代でピークとなり加齢とともに減少するので，小児の頃から骨形成に必要なカルシウムやビタミンDなどを十分摂取して運動を行い，最大骨量を高める。また，これらの習慣を継続することによって高齢での骨量の低下を軽減できる。女性は加齢と閉経が重なって骨粗鬆症が起こりやすいので，定期的な骨密度の測定が望ましい。高齢者の骨折は寝たきりの原因として多いことから，転倒を防止する住環境など

骨吸収

カルシウムはすべての細胞の活動に必須のミネラルである。食事から十分なカルシウムが摂取されないと血中カルシウムが低下する。パラトルモンが骨基質の破壊を促進して，骨のカルシウムを血液中に移動させる。

の環境整備も必要である。

6-3-12　歯科・口腔疾患

(1) 歯科・口腔疾患の現状

2022（令和4）年のう歯有病者率は15歳未満の乳歯では13％，5～15歳の乳歯と永久歯では32％と過去に比べて低下しているが，いぜん高い有病者率である。また，35歳未満の永久歯のう歯有病者率は減少しているが，65歳以上で増加している。未処置のう歯を抱える者の割合は全年齢で減少している（表6-10）。

表6-10　う歯有病者率の年次推移と処置状況（%）

		う歯有病者率	う歯有病者数を100とした時の割合		
		総　　数	処置完了	処置歯と未処置歯を併有	未処置
乳　歯 （1～15歳未満）	2011 年	35.3	14.9	11.2	9.1
	2016 年	28.4	14.8	7.7	5.9
	2022 年	13.2	7.7	2.7	2.7
乳歯・永久歯 （5～15歳未満）	2011 年	53.4	24.7	19.2	9.2
	2016 年	43.0	22.2	13.3	7.6
	2022 年	32.1	17.9	6.8	7.4
永久歯 （5歳以上）	2011 年	85.7	51.4	31.3	3.1
	2016 年	86.4	55.6	28.6	2.2
	2016 年	87.2	57.5	27.4	2.3

（歯科疾患実態調査）

一方，成人における喪失歯の平均本数は減少しており，80～84歳での1人平均現在歯数は15.6本である。80歳で自分の歯を20本以上持つ者の割合は51.6％である（図6-15）。

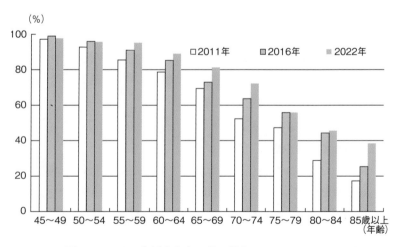

図6-15　20歯以上をもつ者の割合（歯科疾患実態調査）

表6-11　健康日本21（第3次）歯科についての目標

① 歯周病を有する者の減少
　　現状値：57.2 %（平成28年度）
　　目標値：40 %（令和14年度）
② よく噛んで食べることができる者の増加
　　現状値：71.0 %（令和元年度）
　　目標値：80 %（令和14年度）
③ 歯科検診の受診者の増加
　　現状値：52.9 %（平成28年度：平成28年国民健康・栄養調査）
　　目標値：95 %（令和14年度）

（2）歯科・口腔疾患の要因

　ストレプトコッカス・ミュータンスは食物中のショ糖などから歯垢となるデキストランを作り，歯に沈着させる。さらに乳酸を産生してエナメル質を溶かしてう歯となる。また，歯垢は歯ぐきにも沈着して歯槽膿漏などの歯周病の原因ともなる。歯周病は40歳以降に歯を失う大きな原因である。

（3）歯科・口腔疾患の予防

　小児では，歯磨きの習慣化，糖質のなかでもう歯を起こしやすい砂糖を控えた間食や食事，フッ素の塗布，定期検診，早期治療を行い，乳歯のう歯を予防する。また，永久歯が生えてから短期間でう歯が発生していることから，教育・指導が大切である。成人では，これらに加えて，禁煙，歯間部清掃用具の使用，歯石・歯垢の除去が求められる。

　自分の歯で咀嚼可能な本数は20本以上であり，80歳で20本以上の歯を保つ8020（ハチマルニイマル）運動を展開している。

　平成21年には，ひとくち30回以上噛むことを目標とした噛ミング30（カミングサンマル）運動が提唱された。

　平成23年に歯科口腔保健の推進に関する法律が施行され，平成24年にはこの法律に定められた施策を実現するための基本事項が策定された。令和6年度からは歯科口腔保健の推進に関する基本事項（第2次）（歯・口腔の健康づくりプラン）が展開されている（表6-12）。

表6–12　歯科口腔保健の推進に関する基本的事項に関する目標

目標	指標	目標値
第1. 歯・口腔に関する健康格差の縮小		
一　歯・口腔に関する健康格差の縮小によるすべての国民の生涯を通じた歯科口腔保健の達成		
①歯・口腔に関する健康格差の縮小	ア　3歳児で4本以上のう蝕のある歯を有する者の割合	0%
	イ　12歳児でう蝕のない者の割合が90％以上の都道府県数	25 都道府県
	ウ　40歳以上における自分の歯が19歯以下の者の割合	5%
第2. 歯科疾患の予防		
一　う蝕の予防による健全な歯・口腔の育成・保持の達成		
①　う蝕を有する乳幼児の減少	3歳児で4本以上のう蝕のある歯を有する者の割合（再掲）	0%
②　う蝕を有する児童生徒の減少	12歳児でう蝕のない者の割合が90％以上の都道府県数（再掲）	25 都道府県
③　治療していないう蝕を有する者の減少	20歳以上における未処置歯を有する者の割合	20%
④　根面う蝕を有する者の減少	60歳以上における未処置の根面う蝕を有する者の割合	5%
二　歯周病の予防による健全な歯・口腔の保持の達成		
①　歯肉に炎症所見を有する者の減少	ア　10代における歯肉に炎症所見を有する者の割合	10%
	イ　20代〜30代における歯肉に炎症所見を有する者の割合	15%
②　歯周病を有する者の減少	40歳以上における歯周炎を有する者の割合	40%
三　歯の喪失防止による健全な歯・口腔の育成・保持の達成		
①　歯の喪失の防止	40歳以上における自分の歯が19歯以下の者の割合（再掲）	5%
②　より多くの自分の歯を有する高齢者の増加	80歳で20歯以上の自分の歯を有する者の割合	85%
第3. 生活の質の向上に向けた口腔機能の獲得・維持・向上		
一　生涯を通じた口腔機能の獲得・維持・向上の達成		
①　よく噛んで食べることができる者の増加	50歳以上における咀嚼良好者の割合	80%
②　より多くの自分の歯を有する者の増加	40歳以上における自分の歯が19歯以下の者の割合（再掲）	5%
第4. 定期的な歯科検診又は歯科医療を受けることが困難な者に対する歯科口腔保健		
一　定期的な歯科検診又は歯科医療を受けることが困難な者に対する歯科口腔保健の推進		
①　障害者・障害児の歯科口腔保健の推進	障害者・障害児が利用する施設での過去1年間の歯科検診実施率	90%
②　要介護高齢者の歯科口腔保健の推進	要介護高齢者が利用する施設での過去1年間の歯科検診実施率	50%
第5. 歯科口腔保健を推進するために必要な社会環境の整備		
一　地方公共団体における歯科口腔保健の推進体制の整備		
①　歯科口腔保健の推進に関する条例の制定	歯科口腔保健の推進に関する条例を制定している保健所設置市・特別区の割合	60%
②　PDCAサイクルに沿った歯科口腔保健に関する取組の実施	歯科口腔保健に関する事業の効果検証を実施している市町村の割合	100%
二　歯科検診の受診の機会及び歯科検診の実施体制等の整備		
①　歯科検診の受診者の増加	過去1年間に歯科検診を受診した者の割合	95%
②　歯科検診の実施体制の整備	法令で定められている歯科検診を除く歯科検診を実施している市町村の割合	100%
三　歯科口腔保健の推進等のために必要な地方公共団体の取組の推進		
①　う蝕予防の推進体制の整備	15歳未満でフッ化物応用の経験がある者	80%

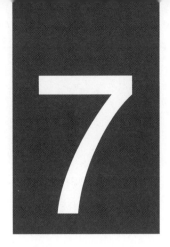

精神保健

7-1　健康な精神

　WHO 憲章に謳われた，「健康とは身体的にも，精神的にも，社会的にも良好な状態であることをいう」とする定義は，健康の究極の理想を示したものとの批判もあるが，身体面だけでなく精神面，社会面を含めた3次元の中で健康を位置づけた考え方に異論をはさむ人はいないであろう。現代のような高度に機械化，情報化した社会では，情報や人間が従来では考えられなかった速度で移動し，個人が処理する情報量の増大と多様化，そして人間関係の希薄化などが，ときに多くの精神的ストレスを与える結果となっている。精神保健は，精神面における様々な不健康状態を矯正したり，予防したり，また，積極的に精神面の健康を保持，増進するための役割を果たしている。

7-2　精神保健の歴史

　わが国における近代的な精神保健は，私宅での監置を禁じた精神衛生法（1950（昭和 25）年）に始まり，精神障害者は医療機関において治療を受けることができるようになった。1987（昭和 62）年には，「精神障害者等の医療及び保護を行い，その社会復帰の促進並びに発生の予防その他国民の精神的健康の保持および増進に努めることによって，精神障害者等の福祉の増進及び国民の精神保健の向上を図ること」とした目的をあげた精神保健法に改正され，ここに精神障害者の人権尊重の立場が明確に打ち出された。さらに 1991（平成 3）年の国連総会における「精神疾患を有するすべての者は，可能な限り地域社会に住み，そこで

働く権利を有する」決議採択と1993（平成5）年の障害者基本法によって精神障害者も障害者と位置付けられたことなどを受けて，1995（平成7）年には，精神障害者の医療だけでなく，自立と社会経済活動への参加促進のための援助など保健や福祉対策面を充実させた「精神保健及び精神障害者福祉に関する法律（通称，精神保健福祉法とよばれる）」に改正され，精神保健センターは精神保健福祉センターと名称を変更し，業務の拡充がはかられた（表7-1）。

このように，精神障害者に対する人権尊重，医療福祉体制の充実は，障害のある人々が社会の構成員として地域のなかで共に生活が送れるとしたノーマライゼーションの理念の実現に合わせて重要な課題となっている。2006（平成18）年には障害者自立支援法が施行，2013（平成25）年4月には障害者総合支援法に改正施行され，精神障害者を含めた障害者の地域社会における共生の実現に向けて新たな障害保健福祉施策が展開されている。

表7-1　精神保健福祉センターの業務（精神保健福祉法第6条）

① 保健所および精神保健関係諸機関に対する技術指導・技術援助
② 職員に対する教育研修
③ 広報普及
④ 調査研究
⑤ 精神保健相談（複雑または困難な相談）
⑥ 協力組織の育成
⑦ デイケア事業
⑧ アルコール関連問題に関する相談指導事業
⑨ 心の健康づくり推進事業
⑩ 思春期精神保健に関する相談指導事業
⑪ 医師による診療
⑫ 通所リハビリテーション
⑬ 自立支援医療および精神障害者保健福祉手帳の判定

精神障害者保健福祉手帳

精神障害者の社会復帰を促進し，自立と社会参加を図る目的から手帳制度がある。現在約135万人が交付を受けている。

7-3　ライフステージと精神保健

人間はその発達段階に応じた精神の発達・成熟により健康的な精神活動を営むことができる。しかしながら，それを妨げる遺伝的要因や不適切な環境要因などによって，さまざまな精神障害を引き起こすことがあり，精神保健は，乳幼児期，学童期，思春期，青年期，成人期，老年期の各ライフステージに応じた対応が必要である。

乳幼児期は，母性的養育を基盤に信頼感や行動による意思表現など精神活動の基本となる発達を表す段階とされる。この時期に母親との触れあいの欠如や自己主張，行動の阻止などがあると，後の性格や対人関係の基盤の形成に影響を与えることがある。この時期には，その他，自閉性障害などの広汎性発達障害もあり，発達段階の特徴を理解することが

必要である。

　学童期は，学校での集団生活をとおして，友達や教師などとの人間関係が拡大する時期であり，幼児期の主観的な思考から，客観的な思考ができるようになる。また，善悪を判断したり規則に従った行動がとれるようになるなど，将来の社会生活の基盤が形成される時期である。この時期には，親子関係や家庭不和などの家庭的背景や，集団生活への不適応などから不登校，非行，家庭内暴力などの問題を引き起こすことがある。学習障害（LD）や注意欠陥多動性障害（ADHD）もこの時期に発見される。

　思春期・青年期は男女ともに性機能の成熟が著しく，身体的成長も遂げて成人期へと向かう時期である。精神面では自己の内的側面を見つめ，批判や反抗など，生き方を模索しながら自己の確立を目指す。この時期にみられる精神障害には，神経症，対人恐怖，薬物依存などがあるほか，統合失調症の発症や自殺も多い時期である。また女子では神経性食欲不振症や神経性大食症などの摂食障害もみられる。

　成人期には体力や身体機能の低下がはじまり，生活習慣病などの発症もみられるようになる。一方で社会や家庭における役割，責任が増す時期でもあり，人間関係などに起因するストレスも大きく，心身症やうつ病などの精神障害の発症に結びつくことも多く，自殺企図に至る場合もある。また，女性では，更年期障害による精神的な情緒不安定がみられることも多い。

　老年期には，生理的老化が加速し，身体的な衰えを自覚する。社会的には現役を退き，老いや孤独，死に対する恐怖などから精神障害を引き起こすことがある。老人性うつ病などの他，老人性認知症もみられる。充実した老いの実現は，高齢社会の重要な目標となっており，身体的にはADLの低下を予防して寝たきりにならないようにしたり，家庭や地域社会においても役割のある生き方をすることによって，精神的にも活動的な余生を過ごせるようにすることが重要である。

自殺対策基本法（2006（平成18）年制定）
　自殺者が3万人を超える年が継続する中，国と自治体，事業主らに対し自殺対策を講じる責任を明確にした法律が制定された。この法律の中で，医療提供体制の整備として心の健康の保持に支障を生じていることにより自殺のおそれがある者に対し必要な医療が早期かつ適切に提供されるよう，精神疾患を有する者が診療を受けやすい環境を整備したり，医師と精神科医との連携の確保などの必要な対策を講ずることが謳われている。

精神保健福祉法において精神障害者とは「統合失調症，精神作用物質による急性中毒又はその依存症，知的障害，精神病質その他の精神疾患を有するもの」とされる。また，障害者基本法において，精神障害を理由として長期にわたり日常生活や社会生活に相当な制限を受ける者として位置づけ，障害者福祉の対象として明確に規定されている。

2020（令和2）年の患者調査による「精神および行動の障害」の推計患者数は，入院が約23.7万人，外来が約26.7万人であり，近年，入院患者数は減少傾向にあるが，通院患者数は増加傾向から横ばいに推移している。また，医療施設動態調査（令和4年10月現在）によれば精神科病院数は1,056施設（全病院の12.9％），病床数は約32.2万床（全病床数の約21.6％を占める）あり，病院報告（令和4年10月現在）によると平均在院日数は277日と一般病床の約17倍となっている。

患者調査（令和2年）から推計される入院，外来を合わせた総患者数*は約61万人であり，うち統合失調症が約32％を占め，入院では最も多く，外来では気分（感情）障害が最も多い。次いで入院では血管性および詳細不明の認知症，躁うつ病を含む気分（感情）障害の順に多く，外来では，統合失調症，神経性障害の順に多い。

＊「精神及び行動の障害」から精神遅滞を除いた数に「神経系の疾患」のてんかんとアルツハイマー病を加えた数から患者数を求めている。

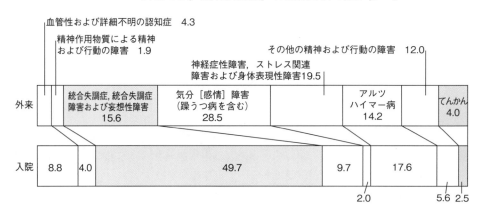

図7-1　精神障害者の疾患別構成割合（％）
（患者調査（総患者数）厚生労働省　2020年）

7-5　主な精神障害の特徴

　統合失調症は精神障害の中でも有病率（0.7％前後）が高く，入院患者の51％，外来患者の16％を占める。発病は青年期に多く（約70％），妄想や幻覚，感情や意欲の障害，思考障害などを特徴とする。病型や症状の程度などはさまざまであるが，早期の発見と適切な治療が重要である。

　気分（感情）障害は，感情障害を特徴とし，周期的な経過を認めることが多い。代表的な疾患に躁うつ病があり，有病率は約0.1 〜 0.5％である。好発年齢は30歳前後であり，初老期の発症もみられるが，若年での発症はまれである。うつ病では，自殺企図のある場合もみられ，早期の発見と受療が大切である。

　神経症は正確に定義された疾患ではないが，心理葛藤などが原因となり家庭や職場などの環境の影響も受けて，過度の不安や恐怖，心気的症状，抑うつ状態などを特徴とした精神障害を神経症性障害とよぶ。ストレス関連障害および身体表現障害を含めた外来受療割合は約20％を占める。

　てんかんの有病率は0.3 〜 0.5％と推計されている。患者の年齢は広く分布するが，小児期から青年期にかけて発病しやすい。種々の原因から生じる慢性の脳障害でけいれん，意識消失などを症状とした発作（てんかん発作）を繰り返す。

　神経系疾患に分類される認知症は加齢に伴い，急激に有病率が高くなることから，高齢社会における精神保健福祉の重要な課題となっている。認知症高齢者は老年人口の約9.7％を占め，現在，約462万（平成24年）人と推定されているが，2025（令和7）年には675 〜 730万人にまで増加すると推計されている。認知症には，脳血管性認知症，アルツハイマー型認知症，レビー小体型認知症その他の認知症が含まれるが，近年アルツハイマー型認知症が増加している。また認知症の前段階とされる軽度認知機能障害（MCI）も約400万人と推計されている。

　アルコール性精神障害はアルコール依存ともいわれ，大量飲酒を長期にわたっておこなってきた結果発症する。アルコール依存患者はアルコール消費量の増大に伴い増加しており社会問題となっている。アルコールへの依存徴候は身体的なものと精神的なものがあり，身体的依存では，けいれん発作や振戦，せん妄，幻覚などの禁断症状の出現を伴う。

　薬物依存としてよくみられるものに，麻薬や覚醒剤中毒，有機溶剤（シンナーなど）中毒がある。これらの薬物を医療目的以外に不正に使

用（乱用）することで薬物依存に陥る。薬物依存は精神的依存，身体的依存があり，それぞれの薬物に特徴的な症状を示す。

近年，覚醒剤や大麻以上の薬理作用がある物質であるにもかかわらず「脱法ドラッグ」と呼してあたかも合法であるかのような誤解を与える薬物による二次的な犯罪などが広まってきた。そこで危険性の高い薬物であることが理解できるように「危険ドラッグ」と呼称をかえて取り締まりが強化されている。

薬物中毒患者の治療は，精神科施設での入院治療が一般的であるが，通常，禁断症状の消失，精神状態の安定に至るまでには長期の治療を必要とし，また，再入院の率も高い。薬物乱用の低年齢化など大きな社会問題でもあり，防止教育の充実などの取り組みが推進されている。

知的障害児・者は約109.4万人と推計されており，うち約22.5万人が18歳未満である（令和5年版障害者白書）。胎生期から出産時，乳児期前半に生じた脳の発達障害や機能低下を原因とするものが多い。

7-6 精神障害者の医療，福祉

精神障害者に対する医療体制は図7-2に示したような入院医療および通院医療からなる。入院医療では，精神保健福祉法に定められた厚生労働大臣が指定する精神保健指定医が，非自発的な入院の要否や入院患者の行動制限の要否を判定することになっており，入院患者の人権擁護に係わる重要な責務を担っている。法規に定められた入院形態には，任意入院，措置入院および緊急措置入院，医療保護入院，応急入院がある。措置入院患者は1970（昭和45）年以降減少してきたが，近年は横ばいで2022（令和4）年には約1,546人となっている。入院医療費については，措置入院（緊急措置入院を含む）の場合は，治療費は全額公費負担である。一方，通院患者は年々増加しており，障害者総合支援法の自立支援医療として原則，利用者の1割負担である。こうした通院患者の増大を背景として，再発予防やリハビリテーションが重要となってきており，精神科デイ・ケアやナイトケア診療がおこなわれるなど継続的な通院治療体制の充実がはかられている。また，ノーマライゼーション運動（障害者が障害のない人と可能な限り同じ生活を送れるような社会づくり）によって，地域生活をおくる精神障害者に対するリハビリテーション，生活支援などのニーズの高まりに対しては，共同作業所，社会復帰施設としての援護寮，福祉ホーム，グループホーム，ハーフウェイハウス，ケアハウス，また地域生活支援センターなどの地域精神保健福

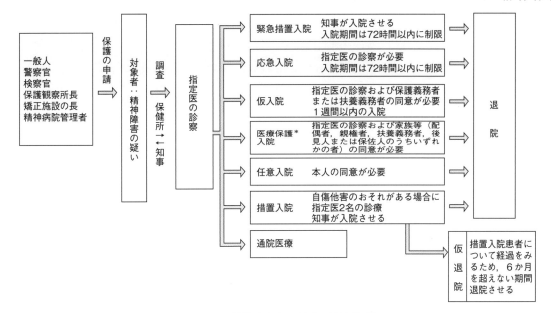

図 7-2　精神障害者に対する医療体制

（稲葉裕，野崎貞彦編，『新簡明衛生公衆衛生学（改訂 6 版）』，南山堂）

＊家族等が同意・不同意の意思表示を行わない場合にも，市町村長の同意で医療保護入院を可能とし，適切な医療が提供できるようにする。入院期間を定め，一定期間ごとに要件を確認する。本人の希望のもと入院者訪問支援事業を創設するなど入院者の権利擁護を一層推進する精神保健法の改正が行われた（令和 4 年 12 月）。

表 7-2　精神病床数，在院患者数，措置患者数，措置率，病床利用率の推移

（各年 6 月末現在）

	全 精 神病 床 数	在院患者数	措 置患 者 数	措 置 率（%）	病床利用率（%）
昭 50（'75）年	275,468	281,346	65,571	23.3	102.1
60（'85）	333,570	339,989	30,484	9.0	101.9
平 7（'95）	362,154	340,812	5,854	1.7	94.1
12（'00）	358,597	333,328	3,247	1.0	93.0
17（'05）	354,313	324,851	2,276	0.7	91.5
22（'10）	347,281	311,007	1,695	0.55	89.6
27（'15）	336,282	220,890	1,519	0.69	86.5
令 2（'20）	324,481	210,916	1,435	0.68	84.8
令 3（'21）	323,502	208,069	1,541	0.74	83.6
令 4（'22）	300,801	258,920	1,546	0.60	82.3

資料　厚生労働省「病院報告」「衛生行政報告例」

　　　措置患者数の 12 年以降は厚生労働省社会・援護局精神・障害保健課調べ

表 7-3　入院形態別在院患者数の推移

（単位　人，（　）内%）（各年6月末現在）

	平成29 ('17)	30 ('18)	令和1 ('19)	2 ('20)	3 ('21)	4 ('22)
措置入院	1,621 (0.6)	1,530 (0.5)	1,585 (0.6)	1,494 (0.6)	1,541 (0.6)	1,546 (0.6)
医療保護入院	130,360 (45.9)	130,066 (44.7)	127,429 (46.8)	130,232 (48.3)	130,940 (49.9)	130,490 (50.5)
任意入院	150,722 (53.0)	147,436 (50.7)	141,818 (52.1)	136,502 (50.7)	129,139 (49.2)	125,459 (48.6)
そ の 他	1,469 (0.5)	828 (0.3)	860 (0.3)	852 (0.3)	901 (0.3)	900 (0.3)

資料　各年度「精神保健福祉資料」より作成
注　　表7-2と調査が異なるので，本表の合計は表7-2の在院患者数と必ずしも一致しない。

祉活動の拠点整備が進められ，さらには在宅福祉事業としてホームヘルプサービス，ショートステイを法制化して居宅生活支援事業の充実もはかられている。国は平成29年，精神障害の有無や程度にかかわらず，誰もが地域の一員として安心して自分らしい暮らしをすることができるよう，医療，障害福祉・介護，住まい，社会参加（就労），地域の助け合い，教育が包括的に確保された「精神障害にも対応した地域包括ケアシステム」の構築を目指すこととしている。

7-7　精神保健福祉施設

わが国の精神保健福祉活動は，国の行政機関としては厚生労働省が管轄し，都道府県では衛生主管部局，保健所，精神保健福祉センターを拠点として展開されている。地域精神保健福祉活動の第一線機関である保健所では，精神衛生相談，訪問指導，患者や家族の活動援助，精神衛生教育や関連機関との連絡などの業務を行う。精神保健福祉センターは保健所における地域精神保健福祉活動を技術面から指導，援助する機関としての役割を果たすとともに精神保健に関する知識普及，調査研究および複雑な精神保健相談，アルコール依存症などの相談指導業務などをおこなっている。精神保健福祉センターには，精神科医，精神保健福祉士（PSW），臨床心理技術者，保健師，作業療法士などの専門職者が配属されている。また市町村を窓口とした事業として，ホームヘルプサービス，ショートステイ，グループホームなどの精神障害者の社会復帰施設や日常生活支援や地域交流などの居宅生活支援事業が障害者総合支援法に基づき実施されている。

精神保健福祉士（PSW）
精神障害者が社会復帰を果たす上で障害となっている諸問題を解決するために，医療機関や社会復帰施設を利用している精神障害者に対して，相談，助言，指導，日常生活への適応のための訓練などの援助を行う専門職種。

参考図書

1）『厚生の指標　増刊　国民衛生の動向 2023/2024』，2023 年，70 巻，9 号，
　　厚生労働統計協会.

2）小山洋（監修）、辻一郎・上島通浩編，『シンプル衛生公衆衛生学　2023』，
　　南江堂.

3）障害者白書　令和 5 年版，内閣府，勝美印刷.

4）医療施設（動態）調査・病院報告，各年度，厚生労働省.

5）精神保健福祉資料，各年度 630 調査集計.

母子保健

　母子保健対策の対象者となる胎児，新生児，乳児，未就学児童は，ひとりの人として自立，発達する段階の中で最も重要な時期にあたるばかりでなく，様々なリスクに曝され，抵抗力も弱く，社会的な影響を受けやすい。そして，それらのいのちを育む妊産婦，母は，こどもに対して最も影響を及ぼす人であることは紛れもない事実である（表8-1）。この時期を母子ともに健やかに過ごすことは，ひとの一生を形成する上で大切なことであり，そのために行政主体としての国，そして国民は，ど

表8-1　母子保健におけるリスクと対策

児		母	
対　策	リスク	リスク	対　策
	1．母体内での問題 妊娠早期	1．妊娠そのものの合併症 中毒症	妊娠届出（母子健康手帳の交付）
	風疹，梅毒	前置胎盤	妊娠期間中14回以上
B型肝炎母子 　感染防止事業	サイトメガロウイルス トキソプラズマ	常位胎盤早期剥離　　など	医療機関で無料健診
	HTLV-1 性器クラミジア	2．妊娠による疾病の増悪 糖尿病	人工妊娠中絶
		甲状腺機能亢進症	妊娠中毒症などの療養援護
	アルコール ┐低体重児 喫煙　　 ┘	腎炎	
保健師による		気管支喘息　　など	保健師による訪問指導
家庭訪問	2．出産時	3．産褥期の合併症	母親学級
養育医療	産道感染		
周産期医療	出産時外傷		
先天代謝異常など	3．先天異常	4．妊娠に伴う精神的な変化	
マススクリーニング		（マタニティーブルー）	
自立支援医療			
（育成医療）	4．感染症		
予防接種			
3〜6か月健診	5．発育異常	5．育児問題	育児学級
9〜11か月健診	発達障害		虐待
1歳6か月健診	心の問題		乳幼児健康支援デイサービス事業
3歳健診			
小児慢性特定疾患			

のような行動をする必要があるのかという視点が，母子保健対策を考え
る上で重要である。

　わが国の母子保健の現状

8-1-1　母子保健に関する保健統計指標

母子保健に関する保健統計指標は，主に人口動態統計から得られる出

表 8-2　出生順位別にみた母の平均年齢と第 1 子出生までの
　　　　平均期間の推移

	母 の 平 均 年 齢(%)				平均期間[1)](年)
	総 数	第1子	第2子	第3子	
1950（昭25）年	28.7	24.4	26.7	29.4	…
1960（　35）	27.6	25.4	27.8	29.9	…
1970（　45）	27.5	25.6	28.3	30.6	…
1980（　55）	28.1	26.4	28.7	30.6	1.61
1990（平 2）	28.9	27.0	29.5	31.8	1.66
2000（　12）	29.6	28.0	30.4	32.3	1.89
2010（　22）	31.2	29.9	31.8	33.2	2.24
2020（令 2）	32.0	30.7	32.8	33.9	2.47
2021（令 3）	32.2	30.9	32.8	34.0	2.56

資料　厚生労働省「人口動態統計」
注　1）父母が結婚生活に入ってから出生順位第1子出生までの
　　　　平均期間である。なお，平均期間算出の計算式を改め昭
　　　　和49年から再計算をした。
　　2）総数は第4子以上が含まれた平均年齢である。
（厚生労働統計協会，「国民衛生の動向」，2023/2024，p.52）

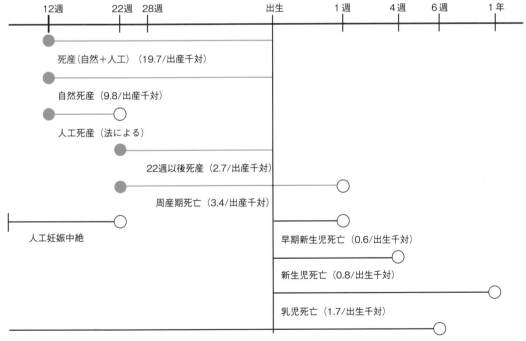

図 8-1　母子保健に関する指標のまとめ（2021 年）

生，死産，乳児死亡，さらに妊産婦の死亡に関する指標である（図8-1）。

（1）出　　生

2022（令和4）年の出生数は 770,747 人で人口千対の出生率は 6.3 と年々低下している。年齢別には 30 〜 34 歳の出生率が最も高く，次いで 25 〜 29 歳が多くなっている（図8-2）。第1子出生年齢は 2021（令和3）年は 30.9 歳と年々高くなっている。父母が結婚生活に入って

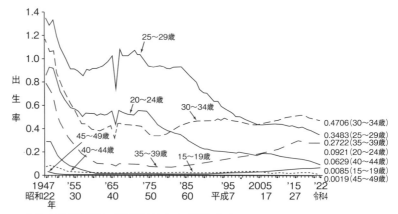

資料　厚生労働省「人口動態統計」（令和4年は概数である）
注　　この図の年齢階級別の数値は，母の各歳別出生率を足しあげたもので，各階級の合計が合計特殊出生率である。なお,15歳と49歳には,14歳以下,50歳以上を含んでいる。

図8-2　母の年齢階級別出生率の年次推移
（厚生労働統計協会，「国民衛生の動向」，2023/2024，p.50）

＊純再生産率が，1 の場合には将来人口は増加も減少もしないが，1 未満の場合には，将来人口が減少すると推計される。

表8-3　性別にみた出生数・出生時体重構成割合（%）と平均体重の年次比較

	1980(昭55)	'90(平2)	00(平12)	'10(22)	'20(令2)	'21(令3)
男						
出生数	811,418	626,971	612,148	550,743	440,713	415,903
構成割合	100.0	100.0	100.0	100.0	100.0	100.0
1.0kg未満	0.1	0.2	0.2	0.3	0.3	0.3
1.0以上1.5未満	0.3	0.4	0.4	0.5	0.4	0.5
1.5〜2.0	0.8	0.9	1.1	1.2	1.1	1.2
2.0〜2.5	3.6	4.3	6.0	6.6	6.3	6.4
2.5〜3.0	22.7	27.5	33.0	35.3	34.5	34.9
3.0〜3.5	46.9	46.8	44.5	43.4	44.2	44.0
3.5〜4.0	22.0	17.7	13.3	11.7	12.0	11.9
4.0〜4.5	3.4	2.1	1.3	1.0	1.0	1.0
4.5kg以上	0.3	0.2	0.1	0.1	0.0	0.0
再掲2.5未満 （低体重児童）	4.8	5.7	7.8	8.5	8.2	8.3
平均体重(kg)	3.23	3.16	3.07	3.04	3.05	3.05
女						
出生数	765,471	594,614	578,399	520,562	410,122	395,719
構成割合	100.0	100.0	100.0	100.0	100.0	100.0
1.0kg未満	0.1	0.2	0.2	0.3	0.3	0.3
1.0以上1.5未満	0.3	0.3	0.4	0.4	0.5	0.4
1.5〜2.0	0.8	0.9	1.1	1.3	1.2	1.3
2.0〜2.5	4.4	5.5	7.7	8.8	8.3	8.5
2.5〜3.0	29.0	34.4	40.2	42.5	42.2	42.4
3.0〜3.5	46.5	44.6	40.4	38.5	39.0	38.8
3.5〜4.0	16.6	12.7	9.0	7.7	7.8	7.7
4.0〜4.5	2.1	1.3	0.7	0.5	0.6	0.5
4.5kg以上	0.2	0.1	0.0	0.0	0.0	0.0
再掲2.5未満 （低体重児童）	5.6	7.0	9.5	10.8	10.3	10.5
平均体重(kg)	3.14	3.08	2.99	2.96	2.96	2.96

（厚生労働統計協会，「国民衛生の動向」，2023/2024，p.52）

からの第 1 子出生までの平均期間も 2.56 年で，年々長くなっている（表 8-2）。平均出生体重は，2021（令和 3）年，男 3.05kg，女 2.96kg と，男児の方が重い。出生体重 2.5kg 未満の低出生体重児の割合は男 8.3 ％，女 10.5 ％であり，前年と比較し僅かに多くなっている（表 8-3）。

（2）死　　産

2022（令和 4）年の死産数は 15,178 胎（自然死産 7,390，人工死産 7,788）であり，自然死産，人工死産ともに年々減少している。1966（昭和 41）年の死産率の変動はひのえ午による影響である（表 8-4）。

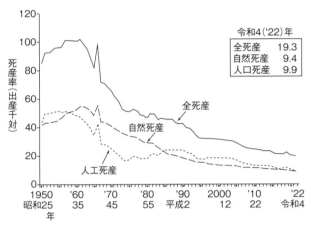

資料　厚生労働省「人口動態統計」（令和3年は概数である）

図 8-3　自然－人工別死産率（出産千対）の推移
（厚生労働統計協会，「国民衛生の動向」，2023/2024，p.63）

表 8-4　自然-人工・母の年齢階級別にみた死産数と死産率（出産千対）

2021（令和3）年

	自　然　死　産		人　工　死　産	
	死産数	死産率	死産数	死産率
総　　　数[1]	8,082	9.8	8,195	9.9
15〜19歳	77	12.1	784	123.1
20〜24	476	7.7	1,826	29.4
25〜29	1,617	7.6	1,564	7.3
30〜34	2,654	8.9	1,566	5.3
35〜39	2,346	11.9	1,513	7.7
40〜44	880	17.5	843	16.8
45〜49	28	16.5	74	43.6

資料　厚生労働省「人口動態統計」
注　1）母の年齢が15歳未満，50歳以上と年齢不詳を含む。

（厚生労働統計協会，「国民衛生の動向」，2023/2024，p.64）

（3）人工妊娠中絶

2021（令和 3）年の人工妊娠中絶件数は 126,174 件で年々減少している。週数別には満 11 週以前が 94.4 ％である（表 8-5）。20 歳未満の人口妊娠中絶実施率は 2001（平成 13）年をピークに減少し，2021（令和 3）年度には 3.3 まで下がった（図 8-4）。

＊死産統計では，母体保護法による人工妊娠中絶のうち，妊娠満12週から妊娠満22週未満までを含んでいる。母体保護法による人工妊娠中絶数を妊娠週数別割合でみると，母体の負担が比較的軽い妊娠満11週以前の妊娠初期が約9割を占めている。しかし，これらは死産統計には入っていない。

表8-5　妊娠週数別人工妊娠中絶数の割合の推移

		人工妊娠中絶数	妊娠週数別割合（%）			
			満11週以前	満12週～19週	満20週，満21週＊	週不詳
1955	（昭30)	1,170,143	91.7	5.6	2.6	0.0
65	（40)	843,248	94.4	3.8	1.7	0.1
75	（50)	671,597	96.7	2.5	0.7	0.1
85	（60)	550,127	93.4	5.2	1.3	0.1
95	（平 7)	343,024	94.4	4.8	0.8	0.0
2000	（12)	341,146	94.3	4.9	0.8	0.1
05	（17)	289,127	94.7	4.6	0.7	0.1
10	（22)	212,694	94.3	4.7	1.0	0.0
15	（27)	176,388	94.4	4.4	1.2	0.0
20	（令 2)	141,433	94.5	4.2	1.3	0.0
21	（令 3)	126,174	94.4	4.2	1.4	0.0

資料　厚生労働省「衛生行政業務報告例」
注　1)・昭和30年，40年，50年は第7月を含む。
　　　　・昭和60年，平成2年は，満20～23週。
　　　　・平成7年以降は，満20週・21週
　　2)・平成13年までは暦年の数値であり，14年以降は，年度の数値である。
　　3)・平成22年度は，東日本大震災の影響により，福島県の相双保健福祉事務所管轄内の市町村が含まれていない。

（厚生労働統計協会，「国民衛生の動向」，2023/2024，p.63）

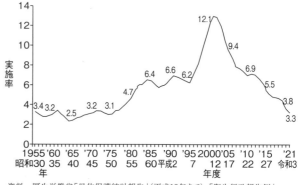

資料　厚生労働省「母体保護統計報告」（平成13年まで）。「衛生行政報告例」（平成14年以降）
注1　平成22年度は，東日本大震災の影響により，福島県の相双保健福祉事務所管轄内の市町村が含まれていない。
　2　実施率は15～19歳の女子人口千対である。

図8-4　20歳未満人工妊娠中絶実施率の推移
（厚生労働統計協会，「国民衛生の動向」，2023/2024，p.104）

（4）乳児死亡（新生児死亡，早期新生児死亡）

　乳児死亡率は地域の衛生状態や社会経済状況を反映する指標であり，2022（令和4）年の乳児死亡数（率）は1,356人（出生千対1.8），新生児死亡率は0.8，早期新生児死亡率は0.6と年々低下している（図8-5）。世界的にも最も低い国になっている。

＊実施した医師は翌月10日までに理由を記して知事に届け出る。

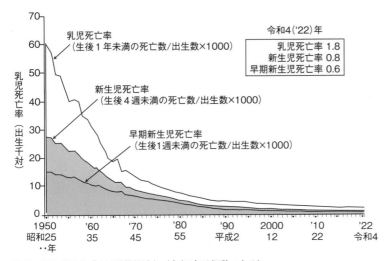

資料 厚生労働省「人口動態統計」（令和3年は概数である）

図8-5 生存期間別乳児死亡率（出生千対）の推移
（厚生労働統計協会，「国民衛生の動向」，2023/2024，p.66）

（5）周産期死亡

周産期死亡は周産期の母体の健康状態に影響される。2022（令和4）年の妊娠満22週以後の死産数は2,061胎，早期新生児死亡数は466件でいずれも減少しており，周産期死亡率は出産千対3.3である。諸外国と比較して，早期新生児死亡に比べ，死産数が多いことが特徴である（図8-6，表8-6）。

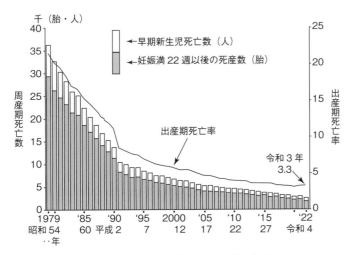

資料 厚生労働省「人口動態統計」（令和3年は概数である）

図8-6 周産期死亡数と率の推移
（厚生労働統計協会，「国民衛生の動向」，2023/2024，p.64）

表8-6　周産期死亡率（変更前の定義：出生千対）の年次推移−国際比較

	1970年	'80	'90	2000	'10	'15	2020（令和2）		
							周産期死亡率	妊婦満28週以後死産比[4]	早期新生児死亡率
日　　　　　　本[1]	21.7	11.7	5.7	3.8	2.9	2.5	2.1	1.5	0.7
カ　　ナ　　ダ	22.0	10.9	7.7	6.2	'06)6.1	5.8	'18)5.8	2.8	3.0
アメリカ合衆国	27.8	14.2	9.3	7.1	'09)6.3	6.0	'15)6.0	2.9	3.2
デ ン マ ー ク	18.0	9.0	8.3	'01)6.8	6.4	'14)6.8	'18)5.8	3.3	2.5
フ ラ ン ス[2]	20.7	13.0	8.3	'99)6.6	11.8	'10)11.8	'10)11.8	10.2	1.6
ド　　イ　　ツ	26.7	11.6	6.0	'99)6.2	5.5	'07)5.5	'18)5.6	3.8	1.8
ハ ン ガ リ ー	34.5	23.1	14.3	10.1	6.9	6.1	'18)5.7	4.1	1.6
イ タ リ ア	31.7	17.4	10.4	'97)6.8	4.3	'13)3.8	'13)3.8	2.5	1.4
オ ラ ン ダ	18.8	11.1	9.7	'98)7.9	'09)5.4	4.7	'18)4.9	3.0	1.9
ス ペ イ ン	'75)21.1	14.6	7.6	'99)5.3	3.5	4.3	'15)4.3	3.1	1.2
スウェーデン[3]	16.5	8.7	6.5	'02)5.3	4.8	5.0	'18)4.7	3.8	0.9
イ ギ リ ス	23.8	13.4	8.2	6.2	'07)7.6	6.5	'18)6.2	4.0	2.2
オーストラリア	21.5	13.5	8.5	6.0	'08)6.7	5.7	'18)3.0	1.1	1.8
ニュージーランド	19.8	11.8	7.2	5.8	'09)4.9	4.1	4.5	2.2	2.4

資料　厚生労働省「人口動態統計」，WHO「World Health Statistics Annual」，
　　　UN「Demographic Yearbook」
注　　1）国際比較のため周産期死亡は変更前の定義（妊娠満28週以後の死産数と早期新
　　　　　生児死亡数を加えたものの出生千対）を用いている。
　　　2）1990年までは，旧西ドイツの数値である。
　　　3）1980年までは，イングランド・ウェールズの数値である。
　　　4）妊娠満28週以後の死産比＝年間妊娠満28週以後の死産数÷年間出生数×1,000

（厚生労働統計協会，「国民衛生の動向」，2023/2024，p.65）

（6）妊産婦死亡

2021（令和3）年の妊産婦死亡数は21人（出産10万対2.5）と，着実に低下しており，先進諸国と比較してもトップクラスに位置している。

8−1−2　児に関する死亡・疾患の現状

（1）児の死亡に関する現状

2022（令和4）年の児の死因別死亡率の順位は，年齢があがると自殺，不慮の事故が上位になる（表8−7）。

表8-7　年齢別死因別死亡率の特徴

	第1位	第2位
0歳	先天奇形，変形及び染色体異常	周産期に特異的な呼吸器障害等
1〜4歳	先天奇形，変形及び染色体異常	不慮の事故
5〜9歳	悪性新生物（腫瘍）	先天奇形，変形及び染色体異常
10〜14歳	自殺	悪性新生物（腫瘍）
15〜19歳	自殺	不慮の事故

2022（令和4）年人口動態統計月報年計（概数）

（2）患者調査の受療状況からみた児の疾患

2020（令和2）年の患者調査の結果からは，0〜4歳の外来受療率では，急性上気道感染症，急性気管支炎，喘息の呼吸器疾患のほか，皮膚および皮下組織の疾患，う歯で受療するものが多い。

（3）本人の訴えからみた児の疾患

2019（令和元）年の国民生活基礎調査では，19歳以下では，「鼻がつまる・鼻水が出る」，「咳や痰が出る」「かゆみ」「発疹」「頭痛」が多くなっている。

8-2 母子保健対策の流れ

8-2-1 歴　史

　1947（昭和22）年児童福祉法が公布され，翌年には母子衛生対策要綱が決定され，母子保健に関する国の根本方針が明らかにされた。これに基づいて母子保健，福祉対策が実施されてきた。1965（昭和40）年には，母子保健法が制定され，児童，妊産婦だけでなく，妊産婦になる前の女性の健康管理を含めた母子の一貫した総合的な母子保健対策が推進されるようになった。これらの母子保健対策は，乳児死亡の低率化などの様々な成果を上げてきた。1994（平成6）年には地域保健法が公布され，1997（平成9）年に母子保健法が改正され，身近な保健サービスは市町村で実施されるようになった（表8-8）。

　その後，少子高齢化，核家族化，女性の社会進出などの社会の変化や生殖補助医療技術の進歩など，母子を取り巻く環境に様々な変化があり，21世紀の母子健康の取り組みとして「健やか親子21」が策定され，2015（平成27）年度から第2次計画がスタートした。2016（平成28）年には母子保健法に母子健康包括支援センター（子育て世代包括支援センター）設置が法定化され，保健センターと連携して支援する体制の整備が図られている。令和元年には，「成育過程にある者及びその保護者並びに妊産婦に対し必要な成育医療等を切れ目なく提供するための施策の総合的な推進に関する法律」（成育基本法）が施行され，子どもたちの健やかな成育を確保するための支援，成育医療，安心して子どもを産み育てることのできる環境の整備などの総合的な施策の推進が図られるようになった。

表8-8　保健所・市町村保健センターが実施する母子保健事業

	保健所（都道府県）	市町村保健センター
役割	専門的サービス 市町村の連絡調整・技術的支援	基本的サービス
健康診査等 保健指導等	先天性代謝異常検査 不妊専門相談	妊産婦，乳幼児，1歳6か月，3歳児 母子健康手帳の交付 母親学級，育児学級 妊産婦および乳幼児の保健指導
訪問指導		妊産婦・新生児・未熟児
療養援護等	小児慢性特定疾患医療費助成制度（児童福祉法） 結核児童療養養医療（給付）（児童福祉法）	未熟児養育医療（母子保健法） 自立支援医療（育成医療）（障害者総合支援法）
医療対策等	周産期医療・小児医療整備	母子健康（子育て世代）包括支援センター

8-2-2 母子保健事業

　母子保健に対する施策は，母子保健法に基づき実施され，保健指導，健康診査，医療援護などと母子保健の基盤整備に分けられる。これらの対策は妊娠，出産からその後の発育過程における，それぞれの時期に特有の様々なリスクに対して実施されている（図8-1）。2020（令和2）年の新型コロナウイルス感染症の流行に伴い，妊産婦や乳幼児を対象とする保健事業の実施にも支障が起こっている。受診できなかった場合の代替手段として対象期間や対象年齢の延長やオンラインの利用を認めるなど，柔軟な対応がとられている。

（1）保健指導

1) 妊娠の届出と母子健康手帳（母子保健法15条，16条）

　妊娠した者は妊娠の届出を現住所地の市町村に届け出て，これに基づき母子健康手帳が交付される。この届け出により市町村は妊婦を把握することができ，安全安心な出産から児の健やかな発育までの一貫した母子保健サービスのスタートとなる。母子健康手帳はそれぞれの市町村がその地域の実情や特徴を盛り込んで作成しており，市町村が提供するサービスを自ら知り選択し，利用することができるように，妊娠中の健康診査の無料受診券などが挿入されている（表8-9）。

表8-9　母子手帳の役割

1. 妊産婦の健康状態，胎児の発育状況，分娩経過
2. 児の発達成長に関する健康記録
3. 健康診査，保健指導，予防接種の記録
4. 妊婦および乳幼児に関する行政が提供するサービスに関する情報
5. 保健・育児に関する情報

2) 妊産婦および乳幼児の保健指導・訪問指導（母子保健法10条，11条，17条，19条）

　妊娠・出産・育児等に関する保健指導は原則市町村が担当して実施している。実際には，医療機関や助産所での出産が多く占める現状では，妊婦の保健指導は妊婦が健診を受ける医療機関や助産所で，医師や助産師によって行われることが多い。しかし，健康診査の結果に基づき，訪問して保健指導を行い，生活環境から日常生活に関する指導助言，健診の受診勧奨を行い産後の児童虐待の予防につなげている。また，乳幼児では市町村が行う健診の場を利用して保健師や助産師によって，その子の成長や発達，育児に関する問題に応じた保健指導・育児指導が行われている。新生児は，抵抗力も弱く，感染症の罹患もしやすいことから，特に第一子の保護者や育児に不安を持っている保護者，家庭で未熟児を養育している場合などには，児の発達や生育環境を確認することも目的

として，保健師，助産師，医師等による家庭訪問が行われている。2021（令和3）年には，出産後1年を経過しない女子と乳児に対して心身のケアと育児サポートを行う「産後ケア事業」が市町村の努力義務として法定化された。

3）低出生体重児の届出

2500グラム未満の低出生体重児を出産した保護者は，市町村に届け出ることが母子保健法で規定されている。2013（平成25）年から，未熟児に対する訪問指導は，市町村の保健師や助産師により行われる。

（2）健康診査など

健康診査は疾病や異常の早期発見（二次予防）を目的に行われるが，その他にも健診によって，リスクを早期に発見し，その後保健指導を行うことによって疾病などの発生を予防する（一次予防）目的でも行われる（表8-10）。

表8-10　母子の健康診査

妊産婦健康診査	目的：母・児の障害予防，特に流産，早産，妊娠中毒，未熟児出生の防止 時期：妊娠初期〜23週（4回），24〜35週（6回），36週〜出産（4回） 内容：問診，診察，血液検査（血色素，他），ウイルス抗体価（HIV，B型肝炎，C型肝炎，梅毒，風疹，HTLV-1，性器クラミジア），血圧測定，尿検査
乳児健康診査	目的：疾病異常の早期発見および健康な発達のための養護，栄養指導 時期：3〜6か月，9〜11か月 内容：問診，診察，尿検査，血液検査（予防接種の励行，発達・栄養状態の異常に注意）
1歳6か月児健康診査	目的：心身障害（運動機能，視聴覚障害，精神発達の遅滞）の早期発見，生活習慣の自立，虫歯予防，栄養指導，育児指導 時期：満1歳6か月を超え満2歳に達しない時期 内容：身体発育，栄養，身体の疾病異常，歯の疾病異常，行動・言語・発達の異常，予防接種実施状況，その他
3歳児健康診査	目的：発達栄養，疾病の有無，歯科，精神発達，食欲不振および諸種習癖，予防接種実施状況，心身障害の早期発見 時期：満3歳を超え満4歳に達しない時期 内容：身体発育，栄養，疾病異常（脊髄，胸郭，皮膚，目，耳，鼻，咽頭，歯，その他）四肢運動障害，精神発達，言語障害，予防接種実施状況，聴覚検査 精密検査の担当：身体疾病異常…専門医　精神発達異常，聴覚障害…児童相談所

1）妊産婦健康診査

妊婦は市町村の委託を受けた医療機関において，妊娠期間中14回以上公費で健康診査を受けることができる。産婦は，産後2週間，1か月など産後間もない時期に産後うつの予防や虐待予防を目的として，市町村事業として健診を受けることができ，産後ケア事業につなげている。

2）乳幼児健康診査

市町村が実施主体となり，3〜6か月，9〜11か月，1歳6か月，3歳で実施されている。乳児については，指定医療機関や市町村保健セン

ターで，幼児については市町村保健センターで実施される。1歳6か月，3歳児健康診査において心理相談員や保育士が育児不安などに対する心理相談や親子のグループワークを行うなど，育児支援対策として実施されており，発達障害の早期発見の機会としても重要である。

3）新生児スクリーニング

早期に発見し，早期に治療することによって知的障害など心身障害の発生を予防することが可能である先天性代謝異常症を対象に，すべての新生児を対象として血液を用いたスクリーニング検査が都道府県・指定都市において実施されている。2014（平成26）年度からタンデムマス法が導入され，従来より実施されていた先天性甲状腺機能低下症（クレチン症），先天性副腎過形成症，ガラクトース血症，アミノ酸代謝異常症であるフェニルケトン尿症，楓糖尿症，ホモシスチン尿症に加えて，その他のアミノ酸代謝異常，有機酸代謝異常，脂肪酸代謝異常の20疾患に対象が拡大された。2005（平成17）年度からは自動聴性脳幹反応検査装置（Automated Auditory Brain-stem Response ： AABR）を用いた新生児聴覚検査が実施されている。

4）妊産婦と乳幼児の栄養「食育」の推進

近年，思春期から青年期女性の朝食欠食など食習慣の課題ややせの問題など，妊娠出産年齢における女性の食行動や栄養についての課題が明らかになっている。低出生体重児が近年増加傾向であったことも踏まえて，妊娠中からの栄養指導の充実や食を通じたこどもの健全育成（食育）を推進している。

5）医療援護

出生から乳幼児期，学齢になるまでは，小児特有の疾患に罹患した場

表8-11　子どもを対象とした医療援護

医療	法律名	対象地	給付等
未熟児養育医療	母子保健法	出生体重2000グラム以下の未熟児で，低体温，運動不安，痙攣，チアノーゼ，出血傾向，血性嘔吐，重症黄疸	入院医療
自立支援医療（育成医療）	障害者総合支援法	肢体不自由，視覚障害，平衡感覚障害，先天性心疾患などを持つ障害児	比較的短期間に治癒の見込みのある治療費
療育の給付	児童福祉法	結核児童で長期入院を要する者	医療，生活，学習に必要なもの
小児慢性特定疾病	児童福祉法	①悪性新生物②慢性腎疾患③慢性呼吸器疾患④慢性心疾患⑤内分泌疾患⑥膠原病⑦糖尿病⑧先天性代謝異常⑨血液疾患⑩免疫疾患⑪神経・筋疾患⑫慢性消化器疾患⑬染色体又は遺伝子に変化を伴う症候群⑭皮膚疾患群⑮骨系統疾患⑯脈管系疾患	医療

合には，その後の成長への影響を少なくするためにも，医療を継続的に
受ける必要が生じる。その際には様々な公費による医療援護が行われる
（表 8 - 11）。

8-2-3　感染症対策としての予防接種

　乳幼児は免疫力が低いため，呼吸器感染症を主とする様々な感染症罹
患のリスクが高い。予防接種は，有効性のあるワクチンを人体に注射す
ることによって，それらの感染症に対する免疫を獲得させることができ
る。これによって，接種した個人については，当該感染症に罹患しにく
くなることまたは罹患しても重症化しないこと（個人予防）が，さらに
集団としては感染症の流行のまん延を予防（集団予防）し，公衆衛生の
向上および増進という公共利益に寄与することが期待される。現在我が
国では，予防接種法に基づき，定期予防接種，臨時予防接種が市町村に
よって実施されているが，集団を対象とする A 類疾病と主に個人予防
を期待する B 類疾病に分けられる。それぞれ接種が勧められる年齢が
決まっており，その時期に合わせて予防接種することが望ましい。A
類疾病は，標準年齢に該当する対象者は市町村により接種について努力
義務が求められる。新型コロナウイルス感染症については，2020（令和 2）
年の法改正で特例が設けられ，また，ヒトパピローマウイルス（HPV）
ワクチンについては，2022（令和 4）年 4 月から個別の接種勧奨が再開さ
れた。ワクチンの効果や安全性を確保するためには，注射生ワクチン接
種後注射生ワクチンを接種する場合は 27 日以上あけて接種することと
されている。接種後の副反応などによって健康被害が生じた場合には，
健康被害救済制度から医療費などが給付される（表 8 - 12）。

8-3　こども子育て支援の現状と今後

8-3-1　健やか親子 21

　2001（平成 13）年から第 1 次期間としてスタートした健やか親子 21
については，2013（平成 25）年に最終評価報告書が取りまとめられ，
69 指標のうち 60 項目 81.1 ％が改善したと評価された。10 代の自殺率
や低体重児の割合は悪化していると評価され，その後，10 年後全ての
こどもが健やかに育つ社会を目指す社会像として，第 2 次計画が推進
されている。3 つの基盤課題のうち，C こどもの健やかな成長を見守り
育む地域づくりの上に，A 切れ目のない妊産婦・乳幼児への保健対策，
B 学童期・思春期から成人期に向けた保健対策に取り組むことを通して，

表 8-12　定期の予防接種

2023（令和 5）年 5 月現在

	対象疾病（ワクチン）		接種		回数
			対象年齢等	標準的な接種年齢等	
A類疾病	ジフテリア 百日ぜき 破傷風 急性灰白髄炎（ポリオ）	沈降精製百日ぜきジフテリア破傷風不活性ポリオ混合ワクチン，沈降精製百日ぜきジフテリア破傷風混合ワクチン，沈降ジフテリア破傷風混合トキソイド，不活性ポリオワクチン 3)4)	1 期初回	生後 2 月から生後 90 月に至るまでの間にある者（沈降ジフテリア破傷風混合トキソイドを使用する場合は，生後 3 月から生後 90 月に至るまでの間にある者）	生後 2 月に達した時から生後 12 月に達するまでの期間（沈降ジフテリア破傷風混合トキソイドを使用する場合は，生後 3 月から生後 90 月に至るまでの間にある者）	3 回
			1 期追加	生後 2 月から生後 90 月に至るまでの間にある者（1 期初回接種（3 回）終了後，6 カ月以上の間隔をおく）（沈降ジフテリア破傷風混合トキソイドを使用する場合は，生後 3 月から生後 90 月に至るまでの間にある者（1 期初回接種（3 回）終了後，6 カ月以上の間隔をおく）	1 期初回接種（3 回）終了後 12 月から 18 月までの間隔をおく	1 回
		沈降ジフテリア破傷風混合トキソイド	2 期	11 歳以上 13 歳未満の者	11 歳に達した時から 12 歳に達するまでの期間	1 回
	麻しん 風しん	乾燥弱毒性麻しん風しん混合ワクチン，乾燥弱毒性麻しんワクチン，乾燥弱毒性風しんワクチン	1 期	生後 12 月から生後 24 月に至るまでの間にある者		1 回
			2 期	5 歳以上 7 歳未満の者であって，小学校就学の始期に達する日の 1 年前の日から当該始期に達する日の前日までの間にある者		1 回
	風しん	乾燥弱毒性麻しん風しん混合ワクチン，乾燥弱毒性風しんワクチン	5 期	昭和 37 年 4 月 2 日から 54 年 4 月 1 日までの間に生まれた男性		1 回
	日本脳炎 5)	乾燥細胞培養日本脳炎ワクチン	1 期初回	生後 6 月から生後 90 月に至るまでの間にある者	3 歳に達した時から 4 歳に達するまでの期間	2 回
			1 期追加	生後 6 月から生後 90 月に至るまでの間にある者（1 期初回終了後おおむね 1 年をおく）	4 歳に達した時から 5 歳に達するまでの期間	1 回
			2 期	9 歳以上 13 歳未満の者	9 歳に達した時から 10 歳に達するまでの期間	1 回
	B 型肝炎	組換え沈降 B 型肝炎ワクチン	1 回目	1 歳に至るまでの間にある者	生後 2 月に至った時から生後 9 月に至るまでの期間	3 回
			2 回目			
			3 回目			
	結核	BCG ワクチン		1 歳に至るまでの間にある者	生後 5 月から生後 8 月に至るまで（ただし，結核の発生状況等市町村の実情に応じて，標準的な接種期間以外の期間に行うことも差し支えない）	1 回
	Hib 感染症	乾燥ヘモフィルス b 型ワクチン	初回 3 回	生後 2 月から生後 60 月に至るまでの間にある者	初回接種開始は，生後 2 月から生後 7 月に至るまで（接種開始が遅れた場合の回数等は別途既定）	3 回
			追加 1 回			1 回
	肺炎球菌感染症（小児）	沈降 13 価肺炎球菌結合型ワクチン	初回 3 回	生後 2 月から生後 60 月に至るまでの間にある者	初回接種開始は，生後 2 月から生後 7 月に至るまで（接種開始が遅れた場合の回数等は別途既定）	3 回
			追加 1 回		追加接種は，生後 12 月〜生後 15 月に至るまで	1 回
	水痘	乾燥弱毒性水痘ワクチン	1 回目	生後 12 月から生後 36 月に至るまでの間にある者	1 回目の注射は生後 12 月から生後 15 月に達するまで。2 回目の注射は 1 回目の注射終了後 6 月から 12 月までの間隔をおく	2 回
			2 回目			
	ヒトパピローマウイルス感染症 6)	組換え沈降 2 価ヒトパピローマウイルス様粒子ワクチン，組換え沈降 4 価ヒトパピローマウイルス様粒子ワクチン，組換え沈降 9 価ヒトパピローマウイルス様粒子ワクチン		12 歳となる日の属する年度の初日から 16 歳となる日の属する年度の末日までの間にある女子	13 歳となる日の属する年度の初日から当該年度の末日までの間	3 回
	ロタウイルス感染症	経口弱毒生ヒトロタウイルスワクチン	1 回目	出生 6 週 0 日後から 24 週 0 日後までの間にある者	初回接種については，生後 2 月に至った日から出生 14 週 6 日後までの間	2 回
			2 回目			
		5 価経口弱毒生ロタウイルスワクチン	1 回目	出生 6 週 0 日後から 24 週 0 日後までの間にある者		3 回
			2 回目			

表 8-12　定期の予防接種（続き）

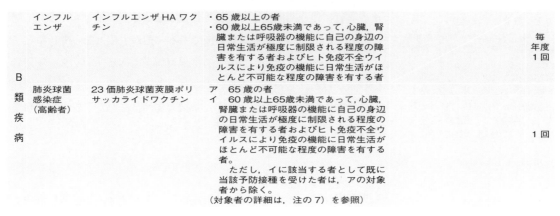

インフルエンザ	インフルエンザ HA ワクチン	・65 歳以上の者 ・60 歳以上65歳未満であって，心臓，腎臓または呼吸器の機能に自己の身辺の日常生活が極度に制限される程度の障害を有する者およびヒト免疫不全ウイルスにより免疫の機能に日常生活がほとんど不可能な程度の障害を有する者	毎年度1回
B類疾病　肺炎球菌感染症（高齢者）	23 価肺炎球菌莢膜ポリサッカライドワクチン	ア　65 歳の者 イ　60 歳以上65歳未満であって，心臓，腎臓または呼吸器の機能に自己の身辺の日常生活が極度に制限される程度の障害を有する者およびヒト免疫不全ウイルスにより免疫の機能に日常生活がほとんど不可能な程度の障害を有する者。 　ただし，イに該当する者として既に当該予防接種を受けた者は，アの対象者から除く。 （対象者の詳細は，注の 7）を参照）	1 回

（厚生労働統計協会，「国民衛生の動向」，2023/2024，p.146）

重点課題の 2 つ（①育てにくさを感じる親に寄り添う支援，②妊娠期からの児童虐待防止対策）を解決するために，国，都道府県，市町村が連携して進めて来たが，中間評価においては，妊産婦のメンタルヘルスや 10 代の自殺，児童虐待による死亡数などの課題が指摘されている。

8-3-2　こども・子育て支援新制度

2012（平成 24）年 8 月に「子ども・子育て支援法」，「認定こども園

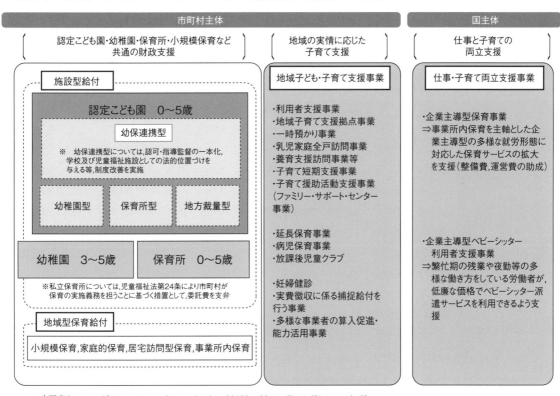

内閣府ホームページ　https://www.8.cao.go.jp/shoushi/shinseido/outline/pdf/setsumei.pdf

図 8-7　子ども・子育て支援新制度の概要

＊ヤングケアラー：本来大人が担うと想定されているような家事や家族の世話などを日常的に行っているこどものこと。https://www.mhlw.go.jp/young-carer/

＊宗教の信仰等に関する児童虐待等：背景に宗教等の進行があった場合でも保護者が児童虐待の定義に該当する行為を行った場合には，児童の安全を確保するために対応する必要がある。https://www.mhlw.go.jp/content/221227_01.pdf

法の一部改正」，「子ども・子育て支援法及び認定こども園法の一部改正法の施行に伴う関係法律の整備等に関する法律」の子ども・子育て関連3法が成立し，それに基づく制度である。国が主体となって仕事と子育ての両立支援を目指し，企業主導型保育事業やベビーシッター利用者支援事業が行われている。市町村が主体となって，認定こども園・幼稚園・保育所等の財政支援を行うほか，地域の実情に応じた子育て支援事業が進められている（図8-7）。

8-3-3　児童虐待防止

児童虐待は，身体的虐待，性的虐待，ネグレクト，心理的虐待の4つ

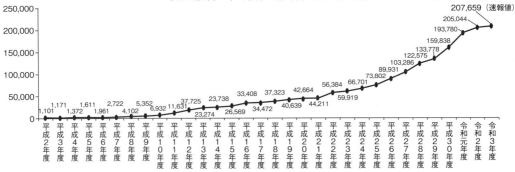

https://www.mhlw.go.jp/content/11900000/000987725.pdf

図8-8　児童虐待相談対応件数の推移

表8-13　児童相談所での虐待相談の内容別件数の推移

○　令和3年度は，心理的虐待の割合が最も多く，次いで身体的虐待の割合が多い。

	身体的虐待	ネグレクト	性的虐待	心理的虐待	総　数
平成22年度	21,559(38.2%)	18,352(32.5%)	1,405(2.5%)	15,068(26.7%)	56,384(100.0%)
平成23年度	21,942(36.6%)	18,847(31.5%)	1,460(2.4%)	17,670(29.5%)	59,919(100.0%)
平成24年度	23,579(35.4%)	19,250(28.9%)	1,449(2.2%)	22,423(33.6%)	66,701(100.0%)
平成25年度	24,245(32.9%)	19,627(26.6%)	1,582(2.1%)	28,348(38.4%)	73,802(100.0%)
平成26年度	26,181(29.4%)	22,455(25.2%)	1,520(1.7%)	38,775(43.6%)	88,931(100.0%)
平成27年度	28,621(27.7%)	24,444(23.7%)	1,521(1.5%)	48,700(47.2%)	103,286(100.0%)
平成28年度	31,925(26.0%)	25,842(21.1%)	1,622(1.3%)	63,186(51.5%)	122,575(100.0%)
平成29年度	33,223(24.8%)	26,821(20.0%)	1,537(1.1%)	72,197(54.0%)	133,778(100.0%)
平成30年度	40,238(25.2%)	29,479(18.4%)	1,730(1.1%)	88,391(55.3%)	159,838(100.0%)
令和元年度	49,240(25.4%)	33,345(17.2%)	2,077(1.1%)	109,118(56.3%)	193,780(100.0%)
令和2年度	50,035(24.4%)	31,430(15.3%)	2,245(1.1%)	121,334(59.2%)	205,044(100.0%)
令和3年度（速報値）	19,238(23.7%)（▲797）	31,452(15.1%)（+22）	2,247(1.1%)（+2）	124,722(60.1%)（*3,388）	207,659(100.0%)（+2,615）

※　割合は四捨五入のため，100％にならない場合がある。
※　平成22年度は，東日本大震災の影響により，福島県を除いて集計した数値である。
厚生労働省ホームページ　https://www.mhlw.go.jp/content/11900000/000987725.pdf

に分類され，児童相談所への児童虐待に関する相談件数が年々増加していることから平成 12 年度に児童虐待の防止等に関する法律を策定し，国，都道府県，市町村が，医療機関，教育機関，さらには警察とも連携してその防止に取り組んできた。しかし，相談件数は相変わらず増加の一途にあり，死亡事例も後を絶たない。さらにヤングケアラー*や宗教の信仰等に関する児童虐待等*への問題も顕在化している。2022 年 12 月には厚生労働省は「新たな児童虐待防止対策体制総合強化プラン」を策定し令和 5 年度から 4 年間の計画で，児童福祉司，児童心理士の増員などを目標として取り組んでいる（図 8-8，表 8-13）

8-3-4　コロナウイルス感染症流行と子育て支援

2020（令和 2）年当初からの新型コロナウイルス感染症の流行による 5 月以降の緊急事態宣言発令に伴い，子育て世帯やひとり親世帯など従来の支援に加えて，さらなる生活を支える支援が必要となっており，臨時特別給付金の給付や新型コロナウイルス感染症に関する母性健康管理措置による休暇取得支援助成金，小学校休業等対応助成金，対応支援金，企業主導型ベビーシッター利用者支援事業などの施策が展開されている。また，自粛生活の影響も有り，こころの健康や DV（ドメスティックバイオレンス），児童虐待に対する相談窓口での対応の充実なども進められている。

　児童憲章とは，中央児童福祉審議会の発議によって，児童憲章制定会議（議長＝内閣総理大臣）が 1951（昭和 36）年 5 月 5 日の子どもの日に制定した憲章である。「憲法の精神にしたがい」，子どもを「人として」尊重し，「社会の一員」として重んじ，「よい環境のなかで」育てることをうたい，「心身ともに健やかに」生み，育て，「人類の平和と文化に貢献」するよう導くことを，宣言している。ごく当たり前の子どもの捉え方が書かれているが，21 世紀に入ったわが国においては，はたして当たり前のことが当たり前に行われているのだろうかという疑問がわく。当然のことに感謝し，次の世代にその精神を次いでいく，そういった社会，教育，家庭環境の支援・整備が待たれる。

児童憲章（全文）

　われらは，日本国憲法の精神にしたがい，児童に対する正しい観念を確立し，すべての児童の幸福をはかるために，この憲章を定める。

　　児童は，人として尊ばれる。

　　児童は，社会の一員として重んぜられる。

　　児童は，よい環境の中で育てられる。

一　すべての児童は，心身ともに健やかにうまれ，育てられ，その生活を保証される。

二　すべての児童は，家庭で，正しい愛情と知識と技術をもつて育てられ，家庭に恵まれない児童は，これにかわる環境が与えられる。

三　すべての児童は，適当な栄養と住居と被服が与えられ，また，疾病と災害からまもられる。

四　すべての児童は，個性と能力に応じて教育され，社会の一員としての責任を自主的に果たすように，みちびかれる。

五　すべての児童は，自然を愛し，科学と芸術を尊ぶように，みちびかれ，また，道徳的心情がつちかわれる。

六　すべての児童は，就学のみちを確保され，また，充分に整つた教育の施設を用意される。

七　すべての児童は，職業指導を受ける機会が与えられる。

八　すべての児童は，その労働において，心身の発育が阻害されず，教育を受ける機会が失われず，また，児童としての生活がさまたげられないように，十分に保護される。

九　すべての児童は，よい遊び場と文化財を用意され，悪い環境からまもられる。

十　すべての児童は，虐待・酷使・放任その他不当な取扱からまもられる。あやまちをおかした児童は，適切に保護指導される。

十一　すべての児童は，身体が不自由な場合，または精神の機能が不十分な場合に，適切な治療と教育と保護が与えられる。

十二　すべての児童は，愛とまことによつて結ばれ，よい国民として人類の平和と文化に貢献するように，みちびかれる。

9

学 校 保 健

9-1 学校保健とは

9-1-1 学校保健の概要

　学校保健とは，学校における保健教育及び保健管理のことであるが，国や地方公共団体が行う学校保健行政という視点では，学校安全，学校体育，学校給食までを含む。これらの活動を通して，学習能率を高め，教育効果を確保し，児童，生徒，学生および幼児や職員の健康の保持増進を図ることを目指した活動全体が広義の学校保健である（図9-1）。

　学齢期の児童生徒は，身体的，心理的，そして社会的な発達が著しく個人差も大きい。集団生活を送る中で，長期欠席児童の問題，いじめ，発達障害など，近年この年齢特有の問題が明らかになってきている。また，特に義務教育課程の児童生徒は，多くの時間を学校で過ごし，将来ひとりの人として生きていくために必要な基本的な知識や技能を学習するとともに，課外活動などの様々な体験を通して学ぶことになる。少子化が進む我が国では，児童生徒数が減少し，家庭や学校におけるこども

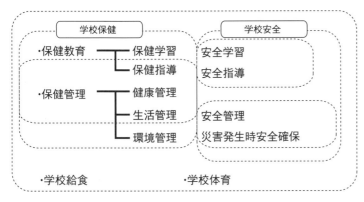

図9-1　学校保健の概要

同士の豊かな体験，経験が少なくなってきている。さらに学校の規模が小さくなることによる弊害も危惧されている。今後，学校，家庭，地域が連携してこどもの健やかな発育発達のために考え，行動することが必要である。

9-1-2　学校保健の対象と組織

　学校保健行政は国（文部科学省初等中等教育局），都道府県，市町村，学校が，それぞれの立場から関わっている。通常，公立学校は教育委員会の学校保健主管課が，私立学校は知事部局の私学担当課が担当している。

　学校保健の対象は，文部科学省の管轄である幼稚園から大学までの教育機関とそこで学ぶ幼児，児童，生徒，学生と教職員である。在学者数は約 1,813 万人と全人口の約 14.5 ％を占めている（表 9-1）。

表 9-1　学校数・在学者数・教職員数（国・公・私立）

令和 4 （2022）年 5 月

| | 学校数 | 在学者数（人） | | | 教員数
（本務者）(人) | 職員数
（本務者）(人) |
		総　　数	男	女		
総　　　数	56,441	18,127,861	9,335,028	8,792,833	1,465,670	477,980
幼　稚　園	9,111	923,295	466,450	456,845	87,752	15,702
幼保連携型 認定こども園	6,657	821,411	420,327	401,084	136,543	27,352
小　学　校	19,161	6,151,305	3,145,159	3,006,146	423,440	60,256
中　学　校	10,012	3,205,220	1,639,489	1,565,731	247,348	27,440
義務教育学校	178	67,799	34,831	32,968	6,368	843
高　等　学　校	4,824	2,956,900	1,499,033	1,457,867	224,734	44,211
中等教育学校	57	33,367	16,246	17,121	2,749	431
特別支援学校	1,171	148,635	98,397	50,238	86,816	14,121
大　　　学	807	2,930,780	1,626,805	1,303,975	190,646	260,799
短　期　大　学	309	94,713	11,946	82,767	6,785	3,727
高等専門学校	57	56,754	44,486	12,268	4,025	2,751
専　修　学　校	3,051	635,574	277,005	358,569	39,982	16,549
各　種　学　校	1,046	102,108	54,854	47,254	8,482	3,798

資料　文部科学省「学校基本調査」
注　1）「学校数」は，本校と分校の合計数である。
　　2）「在学者数」は，①特別支援学校は，それぞれ幼稚部・小学部・中学部・高等部の合計数，②高等学校は，本科・専攻科・別科の合計数，③大学，短期大学，高等専門学校は，学部，本科のほか大学院・専攻科・別科・その他の合計数である。

（厚生労働統計協会，「国民衛生の動向」2023/2024，p.358）

　学校長の責任のもと，学校教諭の中から選任される保健主事が中心となり，学校医等から指導協力を得ながら，常勤教諭である養護教諭が学校保健の実務を担当している。毎年学校保健安全法に規定された学校保健計画を策定し，教諭，学校三師*，保護者代表，児童生徒代表からなる学校保健委員会**が課題を共有し，健康づくりを推進する（表 9-2，図 9-2）。

＊学校医，学校歯科医，学校薬剤師をいう。

＊＊学校における健康の現状と課題を学校内外の関係者が共有し，研究協議することを通して健康づくりを推進するための組織。

表 9-2　学校保健の従事者の役割

学校設置者	公立の小中学校では教育委員会，私立学校では理事長が該当する。学校医の任命や施設設備の充実，職員の健康診断の実施，学校の全部または一部の臨時休業の決定権限がある。
学校長	学校の保健計画を決定，児童生徒の健康診断の実施責任者，感染症による出席停止の決定を行うなど学校保健の統括責任者。
保健主事	教員の中から任命され，統括責任者の補佐を行う。学校保健計画を立案し，健康診断を実施する。養護教諭も保健主事を務めることができる。
養護教諭	学校保健における常勤の専門職員。保健室に勤務し，平時から日々の健康相談や児童生徒の不調に対して最前線で対応にあたる。保健主事とともに学校保健と学校教育全体の調整にあたる。
学校医	学校保健計画の立案に参与，協力し，健康診断や健康相談に従事するほか，感染症予防に関して必要な指導・助言を行う。その他，感染症食中毒の予防，救急処置，疾病の予防措置などにも関わる。
学校歯科医	大学以外の学校におかれ，学校医と同様学校保健計画の立案に参与，協力し，歯に関わる健康診断や健康相談に従事するほか，専門的な立場から指導助言を行う。
学校薬剤師	大学以外の学校におかれ，学校医と同様学校保健計画の立案に参与，協力するほか，環境衛生検査に従事する。学校で使用する薬品，毒物，保健管理に必要な用具等に関する指導助言を行う。

文部科学省ホームページ学校保健の推進 https://www.mext.go.jp/a_menu/kenko/hoken/index.htm

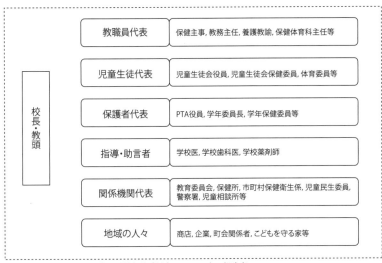

財団法人日本学校保健会　学校保健委員会マニュアルを一部改変
https://www.gakkohoken.jp/book/ebook/ebook_H110010/data/46/src/46.pdf

図 9-2　学校保健委員会の仕組み

9-2　学齢期のこどもの身体と病気

9-2-1　学齢期の発育・体力

　学齢期のこども達の発育については，定期健康診断の結果を抽出調査した学校保健統計によって把握されている。2022 年の身体発育状況は，

6歳では身長体重ともに男子の方が大きいが，9歳では男女が逆転し女子の方が大きくなる。そして12歳には再度男子の方が大きくなる。また，児童生徒の体力は，国が全国の小学校5年生全児童，中学校2年生全生徒を対象に実施している全国体力・運動能力，運動習慣等調査結果で把握されている（表9-3）。2023（令和5）年の調査結果では，体力の合計得点が女では前回と比べて高くなった（表9-4）。本調査では，新型コロナウイルス感染症の影響による行動制限が緩和されたことで，若干の回復が見られるものの，蔓延以前の水準までは戻っていないと報

表9-4　小学校5年生児童の体力テストの年次推移

各種目の平均値と体力合計点の経年変化

●男子

	握力 (kg)	上体起こし (回)	長座体前屈 (cm)	反復横とび (点)	20mシャトルラン (回)	50m走 (秒)	たち幅とび (cm)	ソフトボール投げ (m)	体力合計点 (点)
平成20年度	17.01	19.12	32.68	40.99	49.39	9.39	153.96	25.39	54.19
平成21年度	16.96	19.28	32.55	40.81	50.06	9.37	153.66	25.41	54.19
平成22年度	16.91	19.28	32.58	41.47	51.28	9.38	153.45	25.23	54.36
平成24年度	16.71	19.44	32.59	41.59	51.60	9.36	152.36	23.77	54.07
平成25年度	16.64	19.54	32.73	41.42	51.40	9.38	152.09	23.18	53.87
平成26年度	16.55	19.56	32.87	41.61	51.67	9.38	151.71	22.89	53.91
平成27年度	16.45	19.58	33.05	41.60	51.64	9.37	151.27	22.51	53.81
平成28年度	16.47	19.67	32.88	41.97	51.88	9.38	151.42	22.41	53.93
平成29年度	16.51	19.92	33.16	41.95	52.23	9.37	151.73	22.52	54.16
平成30年度	16.54	19.94	33.31	42.10	52.15	9.37	152.26	22.14	54.21
令和元年度	16.37	19.80	33.24	41.74	50.32	9.42	151.47	21.60	53.61
令和3年度	16.22	18.89	33.49	40.36	46.85	9.45	151.43	20.58	52.53
令和4年度	16.21	18.66	33.80	40.37	45.93	9.53	150.86	20.31	52.29
令和5年度	16.13	19.00	33.99	40.61	46.91	9.48	151.16	20.51	52.60

●女子

	握力 (kg)	上体起こし (回)	長座体前屈 (cm)	反復横とび (点)	20mシャトルラン (回)	50m走 (秒)	たち幅とび (cm)	ソフトボール投げ (m)	体力合計点 (点)
平成20年度	16.45	17.63	36.64	38.77	38.72	9.64	145.77	14.85	54.85
平成21年度	16.34	17.65	36.64	38.49	38.74	9.64	145.14	14.61	54.60
平成22年度	16.37	17.75	36.79	39.18	39.68	9.65	145.28	14.55	54.91
平成24年度	16.23	17.93	36.70	39.24	39.95	9.63	144.94	14.21	54.87
平成25年度	16.14	18.06	36.89	39.07	39.67	9.64	144.59	13.92	54.71
平成26年度	16.09	18.26	37.22	39.37	40.30	9.63	144.79	13.89	55.01
平成27年度	16.05	18.41	37.45	39.56	40.70	9.62	144.80	13.76	55.19
平成28年度	16.13	18.60	37.22	40.06	41.29	9.61	145.34	13.87	55.54
平成29年度	16.12	18.80	37.44	40.06	41.62	9.60	145.49	13.93	55.72
平成30年度	16.14	18.96	37.63	40.32	41.89	9.60	145.97	13.76	55.90
令和元年度	16.09	18.95	37.62	40.14	40.80	9.63	145.70	13.59	55.59
令和3年度	16.09	18.07	37.92	38.73	38.16	9.64	145.22	13.30	54.66
令和4年度	16.10	17.97	38.20	38.67	36.98	9.70	144.59	13.16	24.32
令和5年度	16.02	18.05	38.47	38.74	36.81	9.71	144.34	13.22	54.29

※最高値は太字，最低値は青字で示した。
※50m走は，値が小さいほど記録がすぐれている。
スポーツ庁　令和5年度全国体力・運動能力，運動習慣等調査結果
https://www.mext.go.jp/sports/content/20231218-spt_sseisaku02-000032954_204.pdf

表 9–3　全国体力・運動能力，運動習慣等調査の目的

・国が全国的な子供の体力の状況を把握・分析することにより，子供の知力の向上に係る施策の成果と課題を検証し，その改善を図る。
・各教育委員会が自らの子供の体力の向上に係る施策の成果と課題を把握し，その改善を図るとともに，子供の体力の向上に関する継続的な検証改善サイクルを確立する。
・各学校が各児童生徒の体力や運動習慣，生活習慣等を把握し，学校における体育・健康等に関する指導などの改善に役立てる。

スポーツ庁，令和 5 年度全国体力・運動能力，運動習慣等調査結果，2023 年
https://www.mext.go.jp/sports/content/20231218-spt_sseisaku02-000032954_3.pdf

告している。引き続き取組の強化が求められる。

9-2-2　学齢期に好発する疾患

　こどもに好発する疾患としては，アレルギー疾患，急性感染症であるが，この年齢の死亡原因としては，悪性新生物，不慮の事故，自殺が多い（表 9-5，表 9-6）。また，学校保健統計では，児童生徒の健康状態

表 9–5　学齢期の死亡の原因

死亡 2022（令和 4）年人口動態 統計月報年計（概数）	死因 　5 ～ 9 歳：悪性新生物，先天奇形，不慮の事故 　10 ～ 14 歳：自殺，悪性新生物，不慮の事故 　15 ～ 19 歳：自殺，不慮の事故，悪性新生物
学校管理下での事故等の状況 （日本スポーツ振興センター 2021 年）	死亡数　42 人 死因　突然死 38.1 %，全身打撲 16.7 %，窒息死 　（溺死以外）16.7 %，頭部外傷 14.3 %

表 9–6　学齢期に好発する症状・疾患

受療状況 （患者調査　2020 年）	受療率（入院） 　5 ～ 9 歳：神経系の疾患，先天奇形，呼吸器系の疾患， 　　　　　新生物 　10 ～ 14 歳：精神及び行動の障害，神経系の疾患 　15 ～ 19 歳：精神及び行動の障害，神経系の疾患 受療率（外来） 　消化器系の疾患，呼吸器系の疾患
症状のある者 （国民生活基礎調査 2019 年）	有訴者率 　5 ～ 9 歳：「鼻がつまる，鼻汁がでる」「せきやたんが 　　　　　出る」「かゆみ」「発疹」 　10 ～ 14 歳：「鼻がつまる，鼻汁がでる」「せきやたん 　　　　　が出る」「かゆみ」「頭痛」 　15 ～ 19 歳：「鼻がつまる，鼻汁がでる」「頭痛」「体 　　　　　がだるい」「月経不順」 通院者率 　5 ～ 9 歳：「アレルギー性鼻炎」「歯の病変」「アトピー 　　　　　性皮膚炎」 　10 ～ 14 歳：「アレルギー性鼻炎」「歯の病変」「アトピ 　　　　　ー性皮膚炎」 　15 ～ 19 歳：「アレルギー性鼻炎」「歯の病変」「アトピ 　　　　　ー性皮膚炎」

を，疾病・異常被患率（定期健康診断受検者のうち疾病・異常該当者の割合）として把握している。小学校ではむし歯（う歯）39.0％（未処置歯のある割合は18.4％），中学校では裸眼視力1.0未満の者60.7％，高等学校でも裸眼視力1.0未満の者70.8％が最も高くなっている。う歯は減少しているが，裸眼視力1.0未満の者は年々増加している（表9-7）。

表9-7　主な疾病・異常被患率の推移

（単位　％）

	裸眼視力1.0未満の者	耳疾患	鼻・副鼻腔疾患	むし歯（う歯）	心電図異常	蛋白検出の者	ぜん息
幼　　稚　　園							
平成17年度（'05）	20.4	2.1	3.2	54.4	…	0.6	1.6
22　　（'10）	26.4	3.3	3.4	46.1	…	1.0	2.7
27　　（'15）	26.8	2.2	3.6	36.2	…	0.8	2.1
令和2　（'20）	27.9	2.0	2.4	30.3	…	1.0	1.6
3　　（'21）	24.8	2.0	3.0	26.5	…	0.7	1.5
小　　学　　校							
平成17年度（'05）	26.5	4.5	11.2	68.2	2.4	0.6	3.3
22　　（'10）	29.9	5.4	11.7	59.6	2.5	0.8	4.2
27　　（'15）	31.0	5.5	11.9	50.8	2.4	0.8	4.0
令和2　（'20）	37.5	6.1	11.0	40.2	2.5	0.9	3.3
3　　（'21）	36.9	6.8	11.9	39.0	2.5	0.9	3.3
中学校平成28年度							
平成17年度（'05）	47.8	2.8	10.6	62.7	3.2	2.1	2.7
22　　（'10）	52.7	3.6	10.7	50.6	3.4	2.6	3.0
27　　（'15）	54.1	3.6	10.6	40.5	3.2	2.9	3.0
令和2　（'20）	58.3	5.0	10.2	32.2	3.3	3.3	2.6
3　　（'21）	60.7	4.9	10.1	30.4	3.1	2.8	2.3
高　　等　　学　　校							
平成17年度（'05）	58.4	1.3	8.1	72.8	3.2	1.8	1.7
22　　（'10）	55.6	1.6	8.5	60.0	3.2	2.8	2.1
27　　（'15）	63.2	2.5	7.3	41.7	3.3	3.2	1.8
令和2　（'20）	63.2	2.5	6.9	41.7	3.3	3.2	1.8
3　　（'21）	70.8	2.5	8.8	39.8	3.2	2.8	1.7

資料　文部科学省「学校保健統計調査」
注　心電図異常については，小学校，中学校，および高等学校の一学年に実施している。
（厚生労働統計協会，「国民衛生の動向」2023/2024, p.367）

9-3　学校における保健活動

　児童生徒等及び教職員の心身の健康の保持増進を図るために，学校では保健教育活動と保健管理活動が行われている。児童生徒等及び教職員の健康診断，環境衛生検査，児童生徒等に対する指導その他保健に関す

表 9-8　学校保健計画に記載する事項

保健教育	保健学習	教科における保健学習内容
	保健指導	学級活動，学級行事，クラブ活動を通じた指導
保健管理	対人	保健調査，健康診断，発育測定，健康相談，疾病予防など
	環境	定期環境衛生検査や事後措置，感染症，食中毒予防措置
組織活動	学校保健委員会活動の具体的内容など	

表 9-9　保健教育の概要

	小学校 体育科「保健領域」	中学校 保健体育科「保健分野」	高等学校 保健体育科「保健」
保健学習 の内容	1.心の発達及び不安，悩みへの対処についての理解 2.けがの防止の理解 3.病気の予防	1.健康な生活と疾病の予防（がん教育） 2.心身の機能の発達と心の健康 3.障害の防止 4.健康と環境	1.現代社会と健康（がん教育） 2.安全な社会生活 3.生涯を通じる健康 4.健康を支える環境づくり
特別活動	学級活動 児童会活動 クラブ活動	学級活動 生徒会活動	ホームルーム活動 生徒会活動
組織活動	学校行事 　儀式的行事，文化的行事，健康安全・体育的行事， 　旅行（遠足）・集団宿泊的行事，勤労生産・奉仕的行事		

(厚生労働統計協会，「国民衛生の動向」2022/2023 一部改変)

る基本的な事項について総合的な計画として学校保健計画を策定し，これに基づき学校保健活動を実施している。毎年，養護教諭の協力のもと中心となって策定するのは保健主事である（表9-8，表9-9）。

9-3-1　保健教育活動

保健教育活動は学校教育法に基づき行われているが，その教育目標のひとつとして「健康，安全で幸福な生活のために必要な習慣を養い，心身の調和的発達を図ること」が掲げられている。生涯を通じ自らの健康を管理し，改善していくことができるような資質や能力の基礎をつちかうために，学習指導要領に基づき学習が行われる。指導要領には保健学習や保健指導の範囲等，具体的な方法が示されており，時代のニーズに合わせて数年に1度改定が行われる。小学校では体育科保健領域，中学校では保健体育科保健分野，高等学校では保健体育科の保健の学科の中で学習指導要領に沿って行われているが，学級活動，児童・生徒会活動，学校行事などの特別活動を通しても行われる。最近では大麻や危険ドラッグなど乱用される薬物が多様化していることから，薬物乱用防止に関する教育が，総合的な学習の時間を活用するなど，教育活動全体を通して推進されている。また，児童生徒を対象とした啓発教材の作成，教職員等を対象とする研修を充実するほか，警察署と連携した取組など

も行われている。2017年・2018年指導要領の改訂では，がん予防教育が指導要領に位置づけられ，がんに対する正しい知識の普及が開始された。

その他，健康に関する日常の具体的な問題に対応するために，特別活動（学級活動や各種行事）を通して保健指導が行われる。心身の健康に問題を持つ児童生徒に対する個別の指導も行われている。

9-3-2　保健管理活動

学校における保健管理の具体的な事項は学校保健安全法に定められており，計画的にかつ日々の管理として行われる。主な活動は，学校環境衛生，健康診断，健康相談・保健指導，感染症対策である。都道府県の教育委員会事務局には学校保健技師がおかれ，学校における保健管理に関する専門的事項についての専門的技術的指導等に従事する。全ての学校には学校医が，また大学以外の学校には，学校歯科医及び学校薬剤師が，学校設置者によって任命または委嘱され，学校における保健管理に関する専門的事項に関し，技術及び指導を担当している。保健管理活動は，健康診断，健康相談，保健指導，救急処置その他の保健に関する措置を行うために設置された保健室で養護教諭を中心として行われる。この様に，学校には医療に関する専門職がいないため，救急処置，健康相談または保健指導を行うに当たっては，必要に応じて，また日頃から，当該学校の所在する地域の医療機関その他の関係機関との連携を密に図ることが重要である。

（1）学校環境衛生

児童生徒が日中の多くの時間を過ごす学校においては，学校の施設，水，空気等の環境衛生検査が学校保健安全計画に位置づけられ，毎年定期的にまた必要がある場合には随時，学校環境衛生基準*に基づき，検査が実施されている。また，学校においては，定期的な環境基準に基づく検査の他に，日常的に点検を行い，すべての教職員が「学校の環境衛生活動が，児童・生徒等にとって，必要かつ欠かせない教育活動である。」という共通認識を持って取り組み，環境維持改善を図っている。

校内の定期・臨時の検査は学校薬剤師が担当し実施し，学校医は必要な助言を行うことになるが，日常点検は教職員が実施することになる。校長は学校の環境衛生に関し適正を欠く事項があると認めた場合には，遅滞なく，その改善のために必要な措置を講じなければならないとされており，学校全体で取り組む必要がある。また，特別活動を通して児童生徒が参加して行うこともあり，こういった意味で，日常的に環境衛生に配慮し，身近な環境を衛生的に整備する態度を身につけることも，学

*文部科学大臣は，学校における換気，採光，照明，保温，清潔保持その他環境衛生に係る事項について，児童生徒等及び職員の健康を保護する上で維持されることが望ましい基準（学校環境衛生基準）を定めている。基準が定められ測定しているのは15項目（①照度・照明環境，②騒音レベル，③教室の換気，④水泳プール，⑤飲料水など）で，学校薬剤師が測定する。

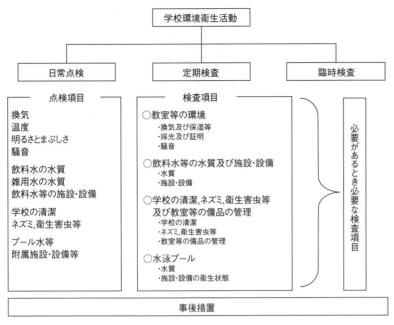

図9-3　学校環境衛生活動の概略

文部科学省学校環境衛生管理マニュアル平成30年版
p.19 図 I-4　学校環境衛生活動の概略より抜粋
（https://www.mext. go.jp/component/a_menu/education/detail/_icsFiles/afield-
file/2018/07/ 31/1292465_01.pdf

校環境衛生活動の特徴である（図9-3）。

（2）健康診断

　学校においては，翌年就学予定の幼児を対象とした就学時健康診断，
児童生徒を対象とした定期・臨時の健康診断，教職員健康診断が実施さ

表9-10　学校で実施する健康診断

就学時の健康診断 （学校保健法第11, 12条）	実施主体：市町村教育委員会 時期：翌学年のはじめから4か月前までに実施。 項目：①栄養②脊柱・胸郭③視力・聴力④眼の疾病異常⑤耳鼻咽頭および皮膚疾患⑥歯・口腔疾患⑦その他（知能検査，心臓・腎臓疾患） 事後措置：治療勧告，保健上の助言，就学義務の猶予・免除，特別支援学校への就学指導
児童生徒等の健康診断 （学校保健法第13, 14条）	実施主体：学校（長） 時期：毎学年定期（6月30日まで）に，児童生徒等の定期健康診断を実施。必要があるときは，臨時に，児童生徒等の健康診断を行う。 事後措置：疾病の予防措置，治療の指示，運動，作業の軽減
職員の健康診断 （学校保健法第15, 16条）	実施主体：学校設置者 時期：毎学年定期に，学校の職員の健康診断を実施。必要があるときは，臨時に，学校の職員の健康診断を行うものとする。 項目：①身長・体重②視力・聴力③結核④血圧（35歳以上）⑤尿（35歳以上）⑥胃（40歳以上）⑦その他（①②は省略可） 事後措置：疾病の予防措置，治療の指示，勤務の軽減

表 9-11　定期健康診断の検査項目と実施学年

2023（令和 5）年 4 月現在

項　目	検査・診察方法			発見される疾病異常	幼稚園	小学校 1年	2年	3年	4年	5年	6年	中学校 1年	2年	3年	高等学校 1年	2年	3年	大学
保健調査	アンケート				○	◎	◎	◎	◎	◎	◎	◎	◎	◎	◎	◎	◎	○
身　　長				低身長等	◎	◎	◎	◎	◎	◎	◎	◎	◎	◎	◎	◎	◎	◎
体　　重					◎	◎	◎	◎	◎	◎	◎	◎	◎	◎	◎	◎	◎	◎
栄養状態				栄養不良 肥満傾向・貧血等	◎	◎	◎	◎	◎	◎	◎	◎	◎	◎	◎	◎	◎	◎
脊柱・胸部 四肢 骨・関節				骨・関節の異常等	◎	◎	◎	◎	◎	◎	◎	◎	◎	◎	◎	◎	◎	△
視　　力	視力表	裸眼の者	裸眼視力	屈折異常，不同視等	◎	◎	◎	◎	◎	◎	◎	◎	◎	◎	◎	◎	◎	△
		眼鏡頭をしている者	矯正視力		◎	◎	◎	◎	◎	◎	◎	◎	◎	◎	◎	◎	◎	△
			裸眼視力		△	△	△	△	△	△	△	△	△	△	△	△	△	△
聴　　力	オージオメータ			聴力障害	◎	◎	◎	○	◎	◎	○	◎	○	◎	◎	○	◎	△
目の疾病及び異常				感染性疾患，その他の外眼部疾患，眼位等	◎	◎	◎	◎	◎	◎	◎	◎	◎	◎	◎	◎	◎	◎
耳鼻咽喉頭疾患				耳疾患，鼻・副鼻腔疾患 口腔咽喉頭疾患 音声言語異常等	◎	◎	◎	◎	◎	◎	◎	◎	◎	◎	◎	◎	◎	◎
皮膚疾患				感染性皮膚疾患 湿疹等	◎	◎	◎	◎	◎	◎	◎	◎	◎	◎	◎	◎	◎	◎
歯及び口腔の疾患及び異常				むし歯，歯周疾患 歯列・咬合の異常 顎関節症症状・発音障害	◎	◎	◎	◎	◎	◎	◎	◎	◎	◎	◎	◎	◎	△
結　　核	問診・学校医による診察			結核		◎	◎	◎	◎	◎	◎	◎	◎	◎				
	エックス線撮影														◎			◎ 1学年（入学時）
	エックス線撮影 ツベルクリン反応検査 喀痰検査等					○	○	○	○	○	○							
	エックス線撮影 喀痰検査・聴診・打診等														○			○
心臓の疾患及び異常	臨床医学的検査 その他の検査			心臓の疾病 心臓の異常	◎	◎	◎	◎	◎	◎	◎	◎	◎	◎	◎	◎	◎	◎
	心電図検査				△	◎	△	△	△	△	△	◎	△	△	◎	△	△	△
尿	試験紙法	蛋白等		腎臓の疾患	◎	◎	◎	◎	◎	◎	◎	◎	◎	◎	◎	◎	◎	△
		糖		糖尿病	△	◎	◎	◎	◎	◎	◎	◎	◎	◎	◎	◎	◎	△
その他の疾患及び異常	臨床医学的検査 その他の検査			結核疾患，心臓疾患 腎臓疾患，ヘルニア 言語障害，精神障害 骨・関節の異常 四肢運動障害	◎	◎	◎	◎	◎	◎	◎	◎	◎	◎	◎	◎	◎	◎

注　◎はほぼ全員に実施されるもの
　　○は必要時または必要者に実施されるもの
　　△は検査項目から除くことができるもの

（厚生労働統計協会，「国民衛生の動向」2023/2024，p.360）

れている。就学時健康診断は就学に向けての準備の意味を持っており，就学までに治療が必要な疾患が見つかった場合には治療が勧奨される。また，配慮が必要な幼児に対しては，特別支援教育の適否が検討される（表 9-10，表 9-11）。臨時の健康診断は，感染症が流行したとき，災害が発生したとき等，学校長が必要と判断した場合に実施することになっている。教職員の定期健康診断は，事業主である学校設置者が毎年 6 月までに実施する。1998（平成 10）年からは，労働安全衛生法との整合性をはかり，生活習慣病，メタボリックシンドロームの早期発見を目的とした検査項目の測定も実施されている。

(3) 健康相談・保健指導

学校医, 学校歯科医, 養護教諭は学校保健安全法第 11 条に基づき必要に応じて, 健康相談を実施する。学校医, 学校歯科医は定期健康診断の事後措置として, 医学的な観点から, 本人や保護者を対象に病態説明, 療養の指導, 生活指導を行う他, ①日常の健康観察の結果, 継続的な観察・指導を必要とする者, ②病気がちの者, ③本人または保護者が必要と認めた者, ④学校行事の参加に必要と認めた者に対して健康相談を行う。その他, 身体的精神的な悩みに対して, 保護者, 学級担任, 養護教諭等を交えて方策を指導・助言する。

また, 養護教諭は, 児童生徒らの情緒面・行動面の訴えに対して, 原因の分析, 健康回復に向けた行動がとれるようなヘルスカウンセリングを実施する。養護教諭は日頃から児童生徒に近い立場として, 様々な健康相談を行い, 教職員や保護者, 学校医との調整を行うことになる。

最近は, 喘息, アトピー性皮膚炎, 食物アレルギーなどアレルギー疾患を持つ児童生徒の学校における健康を守るために, 「学校のアレルギー疾患に対する取組ガイドライン」及び, 「学校生活管理指導表（アレルギー疾患用)」, 「学校給食における食物アレルギー対応指針」に基づき, 医療機関と連携して, 学校での事故が発生しないよう対応している。

また, 歯の健康は生涯にわたる食事栄養をはじめとする様々な生活習慣に関わる疾病予防に深く関与しているため, 特に歯の生え替わりにあたる小学校の年齢では, 学校歯科医, 歯科衛生士等と連携した歯科保健指導, 治療・観察が行われている。昼食後の歯みがきの取り組みなど永久歯のう歯予防の様々な取り組みが行われている。

(4) 感染症対策

学校保健の場は, 児童生徒が日々の大半を集団生活を通して学ぶ場であるとともに, 未就学児童から小学校低学年児童の免疫力等を考えると感染症の流行を引き起こす場になる可能性が高い。そのため, 学校における感染症対策は, 学校保健安全法施行規則 19 条, 20 条に基づき, 学校長を責任者として実施されている。

学校感染症は, 第 1 種, 2 種, 3 種に大別され, 対応が規定されている。第 1 種は感染力が強く, 罹患したときの重篤性が極めて高い感染症である。第 2 種は学齢期に好発する飛沫感染を感染経路として持つ感染症である。第 3 種は学校教育活動を通じて流行を広げる可能性がある感染症である。それぞれ, 出席停止基準が定められており, 罹患した場合は学校長による出席停止措置, 学校設置者による休校や一部休業措置が執られる（表 9-12)。

表 9–12　学校において予防すべき感染症

令和 5 年（'23）5 月改正

	感染症の種類	出席停止の期間の基準	考え方
第一種 [1)	エボラ出血熱，クリミア・コンゴ出血熱，痘そう，南米出血熱，ペスト，マールブルグ病，ラッサ熱，急性灰白髄炎，ジフテリア，重症急性呼吸器症候群（病原体がベータコロナウイルス属 SARS コロナウイルスであるものに限る），中東呼吸器症候群（病原体がベータコロナウイルス属 MERS コロナウイルスであるものに限る）および特定鳥インフルエンザ（感染症の予防および感染症の患者に対する医療に関する法律 6 条 3 項 6 号に規定する特定鳥インフルエンザをいう。なお，現時点で病原体の血清亜型は H5N1 および H7N9）	治癒するまで	感染症法の一類感染症および二類感染症（結核を除く）
第二種	インフルエンザ（特定鳥インフルエンザおよび新型インフルエンザ等感染症を除く）	発症した後 5 日を経過し，かつ解熱した後 2 日（幼児にあっては，3 日）を経過するまで	空気感染または飛沫感染する感染症で児童生徒のり患が多く，学校において流行を広げる可能性が高いもの
	百日咳	特有の咳が消失するまでまたは 5 日間の適正な抗菌性物質製剤による治療が終了するまで	
	麻しん	解熱した後 3 日を経過するまで	
	流行性耳下腺炎	耳下腺，顎下腺または舌下腺の腫脹が発現した後 5 日を経過し，かつ全身状態が良好になるまで	
	風しん	発しんが消失するまで	
	水痘	すべての発しんが痂皮化するまで	
	咽頭結膜熱	主要症状が消退した後 2 日を経過するまで	
	新型コロナウイルス感染症（病原体がベータコロナウイルス属のコロナウイルス（令和 2 年 1 月に，中華人民共和国から世界保健機関に対して，人に伝染する能力を有することが新たに報告されたものに限る）であるものに限る）	発症した後 5 日を経過し，かつ，症状が軽快した後 1 日を経過するまで	
	結核 髄膜炎菌性髄膜炎	症状により学校医その他の医師において感染のおそれがないと認めるまで	
第三種	コレラ，細菌性赤痢，腸管出血性大腸菌感染症，腸チフス，パラチフス，流行性角結膜炎，急性出血性結膜炎，その他の感染症	症状により学校医その他の医師において感染のおそれがないと認めるまで	学校教育活動を通じ，学校において流行を広げる可能性があるもの

資料　学校保健安全法施行規則などにより作成
注　1）感染症の予防および感染症の患者に対する医療に関する法律 6 条 7 項から 9 項までに規定する新型インフルエンザ等感染症，指定感染症および新感染症は，第一類の感染症とみなす。

（厚生労働統計協会，「国民衛生の動向」2023/2024，p.361）

　　2020（令和 2）年 2 月から世界的な流行が続いている新型コロナウイルス感染症については，政府から 2020（令和 2）年 4 月に緊急事態宣言が出され，全国の大部分の学校が 5 月末まで臨時休業を行うなど，学校教育にも大きな影響を及ぼした。その後医学的知見が蓄積されたが，学校においては，2023（令和 5）年 5 月に 5 類移行後も文部科学省が作成した『学校における新型コロナウイルス感染症に関する衛生管理マニュアル』（https://www. mext.go.jp/content/20230427-mxt_kouhou01-000004520_01.pdf ： 2023 年 5 月 8 日）に基づき，引き続き基本的な感

染対策がとられている。

 9-4　学校安全対策

　学校における教育活動が安全な環境において実施されることは，教育機関としての最低限の要件である。児童生徒等の安全の確保を図り，学校教育の円滑な実施とその成果の確保に資することをめざして，学校保健安全法に基づき，学校長を責任者として，教職員，保護者，教育委員会，地域の保健医療福祉専門機関・専門職，地域住民が課題を共有し，連携して学校保健安全対策を実行している（表9-13）。

表9-13　学校安全に関する規定（学校保健安全法）

学校安全に関する学校設置者の責務（第26条）	学校の設置者は，児童生徒等の安全の確保を図るため，その設置する学校において，事故，加害行為，災害等により児童生徒等に生ずる危険を防止し，及び事故等により児童生徒等に危険又は危害が現に生じた場合において適切に対処することができるよう，当該学校の施設及び設備並びに管理運営体制の整備充実その他の必要な措置を講ずるよう努めるものとする。
学校安全計画の策定（第27条）	学校においては，児童生徒等の安全の確保を図るため，当該学校の施設及び設備の安全点検，児童生徒等に対する通学を含めた学校生活その他の日常生活における安全に関する指導，職員の研修その他学校における安全に関する事項について計画を策定し，これを実行しなければならない。
学校環境の安全の確保（第28条）	校長は，当該学校の施設又は設備について，児童生徒等の安全の確保を図る上で支障となる事項があると認めた場合には，遅滞なく，その改善を図るために必要な措置を講じ，又は当該措置を講ずることができないときは，当該学校の設置者に対し，その旨を申し出るものとする。
危険等発生時対処要領の作成等（第29条）	学校においては，児童生徒等の安全の確保を図るため，当該学校の実情に応じて，危険等発生時において当該学校の職員がとるべき措置の具体的内容および手順を定めた対処要領（危険等発生時対処要領）を作成するものとする。校長は，危険等発生時対処要領の職員に対する周知，訓練の実施その他の危険等発生時において職員が適切に対処するために必要な措置を講ずるものとする。学校においては，事故等により児童生徒等に危害が生じた場合において，当該児童生徒等及び当該事故等により心理的外傷その他の心身の健康に対する影響を受けた児童生徒等その他の関係者の心身の健康を回復させるため，これらの者に対して必要な支援を行うものとする。

文部科学省ホームページ学校安全　https://www.mext.go.jp/a_menu/kenko/anzen/1383652.htm

9−5　障害児のための教育（特別支援教育）

　我が国では，日本国憲法に教育を受ける権利が明記されており，教育基本法にも「国及び地方公共団体は，障害のある者が，その障害の状態に応じ，十分な教育を受けられるよう，教育上必要な支援を講じなければならない」とその権利が保障されている。障害のある子どもの能力や可能性を最大限に伸ばし，自立した生活を送るために必要な力をつちかうために，障害の種類や程度に応じたきめ細やかな教育が特別支援学校，特別支援学級，通級による指導の場で行われている。

　2021（令和3）年5月現在の特別支援学校在籍あるいは，小中学校において特別支援学級または通級により指導を受けているこどもの総数は義務教育段階では約57万人と同じ年齢の児童生徒の約5.9％（うち

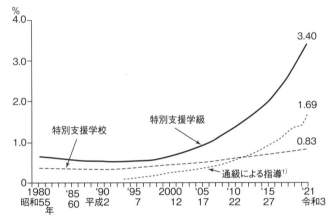

資料　文部科学省「特別支援教育資料」
注　1）令和2年以降，3月31日現在の数値である。

図9−4　義務教育段階の在籍率

(厚生労働統計協会，「国民衛生の動向」2023/2024，p.369)

表9−14　小・中・義務教育学校の特別支援学級の学級数と児童生徒数（国・公・私立）

2021（令和3）年5月

	総数		小学校		中学校		義務教育学校	
	学級数 （学級）	児童生徒数 （人）	学級数 （学級）	児童数 （人）	学級数 （学級）	生徒数 （人）	学級数 （学級）	生徒数 （人）
総　　　数	73,145	326,457	50,909	232,105	21,635	91,885	601	2,467
知 的 障 害	31,227	146,946	21,340	102,250	9,626	43,537	261	1,159
肢体不自由	3,191	4,653	2,331	3,480	838	1,138	22	35
病弱・身体虚弱	2,883	4,618	1,986	3,137	880	1,459	17	22
弱　　　視	544	631	392	456	147	170	5	5
難　　　聴	1,341	1,931	945	1,377	382	537	14	17
言 語 障 害	692	1,355	547	1,139	140	202	5	14
自閉症・情緒障害	33,267	166,323	23,368	120,266	9,622	44,842	277	1,215

資料　文部科学省「特別支援教育資料」
注　中等教育学校の特別支援学級はない。

(厚生労働統計協会，「国民衛生の動向」2023/2024，p.370)

3.4％は特別支援学級在籍）を占め，年々増加している。小学校の特別
支援学級在籍者で最も多いのは自閉症・情緒障害，中学校では知的障害
である。また，2012（平成 24）年度に文部科学省が実施した調査では
普通学級の中にも，注意欠陥多動性障害（ADHD），学習障害（LD），
高機能自閉症等が 6.5 ％在籍しているとされていたが，2022（令和 4）
年度の調査では 8.8 ％と増加しており，個々の行動特性に配慮した教育
が求められている（図 9-4　表 9-14）。

9-6　栄養教諭

　児童生徒の心身の健全な発達に資し，かつ国民の食生活の改善に寄与
することを目的として，学校給食は昭和 29 年に制定された学校給食法
に基づき，学校教育活動の一環として実施されてきた。その後，孤食，
偏食，朝食の欠食などの問題が社会的にも認知される中で，2008（平成
20）年に学校給食法の改正が行われ，生涯を通じて健康な生活・人生を
送るための基盤を形成する重要な時期に行われる学校での活動の一部と

表 9-15　学校給食法の概要

1 条	学校給食の目的	児童生徒の心身の健全な発達に資する。児童生徒の食に関する正しい理解と適切な判断力を養う。学校給食の普及充実と食育の推進を図る。
2 条	学校給食の目標	目的にあげられたことの他に，学校生活を豊かにし，明るい社交性及び協同の精神を養う，食に関する適切な判断力の涵養，伝統的な食文化の理解，食を通じた生命，自然を尊重する態度を涵養するなどが新たに改正により追加された。
8 条	学校給食実施基準	児童又は生徒に必要な栄養量その他の学校給食の内容及び学校給食を適切に実施するために必要な事項について維持されることが望ましい基準を定めた。これに併せ，児童生徒の年齢別の 1 人 1 回あたりの学校給食接種基準が規定された。平成 30 年 4 月 1 日現在の，規定された項目は以下の通りである。①エネルギー　②たんぱく質　③脂質　④ナトリウム（食塩相当量）　⑤カルシウム　⑥鉄　⑦ビタミン A　⑧ビタミン B$_1$　⑨ビタミン B$_2$　⑩ビタミン C　⑪食物繊維　⑫マグネシウムおよび亜鉛
9 条	学校給食衛生管理基準	学校給食施設，学校給食設備における衛生管理の基準と調理等の過程における配慮事項が示された。衛生管理体制としては，栄養教諭または調理師資格を有する学校給食調理員を衛生管理責任者とするほか，教育委員会などは定期的に原材料及び加工食品についての微生物検査，理化学検査を行う。学校給食従事者本人及び同居人の健康状態の毎日のチェックを行う。
10条	学校給食を活用した食に関する指導	栄養教諭による実践的な食に関する指導を行う。その際には地場産物を活用するなど，創意工夫を行う。

表 9-16　児童または生徒 1 人 1 回当たりの学校給食摂取の基準

2021（令和 3）年 4 月 1 日施行

		栄　養　量			
		児童（6～7歳)の場合	児童（8～9歳)の場合	児童（10～11歳)の場合	生徒(12～14歳)の場合
エネルギー	(kcal)	530	650	780	830
たんぱく質	(g)	学校給食による摂取エネルギー全体の 13 ～ 20 %			
脂　質	(%)	学校給食による摂取エネルギー全体の 20 ～ 30 %			
ナトリウム(食塩相当量)	(g)	1.5 未満	2 未満	2 未満	2.5 未満
カルシウム	(mg)	290	350	360	450
マグネシウム	(mg)	40	50	70	120
鉄	(mg)	2	3	3.5	4.5
ビタミン A	(μgRE)	160	200	240	300
ビタミン B$_1$	(mg)	0.3	0.4	0.5	0.5
ビタミン B$_2$	(mg)	0.4	0.4	0.5	0.6
ビタミン C	(mg)	20	25	30	35
食物繊維	(g)	4 以上	4.5 以上	5 以上	7 以上

資料　文部科学省「学校給食実施基準」
注 1 ）表に掲げるもののほか，次に掲げるのもについてもそれぞれ示した摂取について配慮
　　　すること。
　　　亜　　　　　　鉛……児童（6 ～ 7 歳）2 mg，児童（8 ～ 9 歳）2 mg，
　　　　　　　　　　　　　児童（10 ～ 11 歳）2 mg，生徒（12 ～ 14 歳）3 mg
　　2 ）この摂取基準は，全国的な平均値を示したものであるから，適用に当たっては，個々
　　　の健康および生活活動等の実態ならびに地域の実情等に十分配慮し，弾力的に運用す
　　　ること。
　　3 ）献立の作成に当たっては，多様な食品を適切に組み合わせるよう配慮すること。
（厚生労働統計協会，「国民衛生の動向」2022/2023，p.379）

して食育，学校給食実施基準，学校給食衛生管理基準などが法律に明記
された（表 9-15，表 9-16）。

　また，規則正しい生活習慣を確立していく上でも重要時期であること
から，食事・栄養に関する正しい知識と正しい食行動習慣を身につける
ための学校での取組への期待が大きくなってきた。2005（平成 17）年
には，食育基本法で食と教育の両方の専門性を持つ教員として栄養教諭
制度が施行され，学校においても食育の推進に取り組むようになった。
最近は，食物アレルギーを持つ児童に対する給食の食材の確認や提供に
関する検討を養護教諭や学校長，保護者を交えて行うことも増えており，
学校での役割は大きくなっている（表 9-17，図 9-5）。

表 9-17　栄養教諭の職務

学校給食の管理	学校給食の基本計画作成，栄養管理としての献立の作成，検食における安全性，味の確認 調理や配食，施設設備の使用方法などについて指導・助言，食材の選定，購入，保管 調理スタッフや設備の衛生，食品衛生の点検・指導，検査用保存食の管理
食に関する指導	食物アレルギーなどがある児童生徒に対する個別の指導 給食や学級活動等の中で児童生徒に対して集団に対する食の指導 他の学級担任や保護者等に対する助言，指導等食に関する指導の連携調整

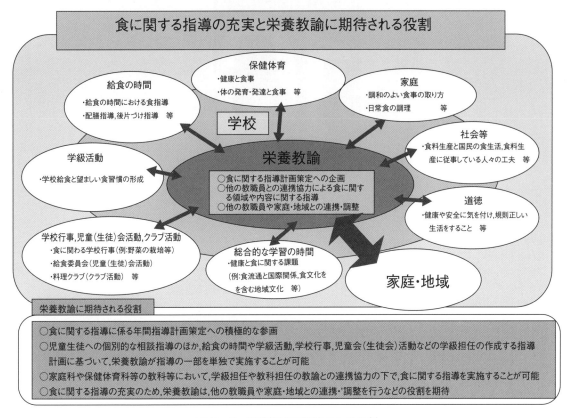

図 9-5 栄養教諭に期待される役割

文部科学省ホームページ　https://www.mext.go.jp/component/a_menu/education/detail/_icsFiles/afieldfile/2009/06/03/1268607_001.pdf

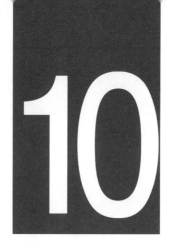

産 業 保 健

10-1　産業保健総論

　社会が成り立つうえで「労働」は基本であり，社会を構成する最小単位ともいえる家庭においても労働により収入を得て，生活が成り立っているのが一般的である。働いている人，すなわち労働者の心身の健康を守ことは極めて重要である。また，職業に従事する際には健康障害の原因となりうる種々の因子（化学的因子，物理的因子，作業方法などの作業条件，社会的因子によるもの）が存在する（表10-1）。こうした因子が人の生理，心理面に適合しない場合には健康障害を引き起こす。労働

表 10-1　作業現場における主な有害因子

物理的因子
a　高温，低温
b　異常気圧（高圧，低圧）
c　騒音
d　振動（全身，局所）
e　電離放射線
f　非電離放射線（紫外線，赤外線，マイクロ波，レーザー光）
化学的因子
a　粉じん，ヒューム
b　有機溶剤
c　有害ガス
d　有機化合物
e　金属
f　酸素欠乏
作業条件
a　VDT作業（情報機器作業）*
b　加重負荷を伴う反復作業（運搬作業など）
c　作業時間など
〔社会的因子〕
a　過重労働
b　働きにくい職場環境など

＊Visual Display Terminal 作業：コンピュータなどの画面を注視して行う作業による目の疲れ，頸肩腕症候群，神経性愁訴が知られている。予防および健康管理のためのガイドラインがある。また，VDT作業は情報機器作業に変更された。

者の健康障害を予防するとともに，健康の保持・増進を目的とする学問は，医学・保健学分野では産業保健学や労働衛生学などと称されている。

10-2　ILO と WHO 合同委員会による産業保健の目的

　産業保健の目的を明文化したものに ILO* と WHO 合同委員会が 1950 年に採択したものがあり（1995 年に更新），産業保健の目的は，働く人々の傷病の予防と健康の保持・増進の実践であるとされている。産業保健の目標として以下のことがあげられている。① すべての労働者の身体的，精神的および社会的健康を最高度に保持増進させる。② 労働条件に起因する健康障害を予防する。③ 健康に不利な環境から労働者を保護する。④ 労働者の身体的及び心理的素質に適合した職場環境に配置する。以上を要約すれば，作業を人に適合させ，個々の労働者をその作業に適合させることである。

＊国際労働機関（International Laboar Organization）は労働者の労働条件と生活水準の改善を目的とする国連の専門機関。本部はジュネーヴ。

10-3　産業保健の主要な関連法規

10-3-1　労働関係法規の概要

　第 2 次世界大戦後，日本国憲法の精神に基づいて，1947（昭和 22）年「労働基準法」が制定され，労働条件の最低基準が定められた。同時に「労働者災害補償保険法（労災保険法）」，「労働安全衛生規則」が制定された。その後，労働災害等の予防を強化するために労働基準法から分離するかたちで「労働安全衛生法」が 1972（昭和 47）年に施行された。労働安全衛生法の中に労働安全衛生規則として有機溶剤中毒予防規則，鉛中毒予防規則など危険業務による健康障害を予防するための各種法規が決められている。

　じん肺は古くから知られた職業病であり，昭和初期から対応が講じられてきた。わが国の高度成長を支えた石炭産業により多くのじん肺患者が発生した背景もあり，労働安全衛生法に先立って 1960（昭和 35）年に「じん肺法」が施行された。また，適切な作業環境を確保し，有害物質による健康障害を予防する観点から，1975（昭和 50）年には「作業環境測定法」が施行されるなど種々の関連法規が施行されている。

10-3-2　労働基準法の概要

　労働基準法では，労働時間（第 32 条），休日（第 35 条），年少者の

労働（第56〜64条），妊産婦等の就業制限など女子の労働（第64の2〜68条）災害保障（第75〜88条）など労働に関する最低限の条件が決められている。

10-3-3　労働災害補償保険法（労災保険法）の概要

労災保険制度は，労働者が通勤途中や業務が原因で負傷，疾病，障害，死亡したときに迅速かつ公正に保護するためのものである。労働者が業務により負傷したり，疾病にかかった場合には，労働基準法により事業主の災害補償責任が定められている。一方，労災保険法に基づいて災害補償がなされた場合は，事業主は災害補償の責をまぬがれるとされている。対象となる業務上疾病は労働基準法でその範囲が示されている（表10-2）。保険は政府管掌である。

表 10-2　業務上疾病の範囲

1　業務上の負傷に起因する疾病
2　物理的因子による疾病
3　身体に過度の負担のかかる作業態様に起因する疾病
4　化学物質等による疾病
5　粉じんは飛散する場所における業務によるじん肺症又はじん肺合併症
6　細菌，ウイルス等の病原体による疾病
7　がん原性物質若しくはがん原性因子又はがん原性工程における業務による疾病
8　前各号に揚げるもののほか，厚生労働大臣の指定する疾病
9　その他業務に起因することの明らかな疾病

10-3-4　労働安全衛生法の概要

労働安全衛生法は，衛生管理者の選任（第12条），産業医の選任（第13条），健康診断の実施（第66条），健康管理手帳の交付（第67条）など，労働災害の防止を目的とした事項が決められている。また，長時間労働者に対する面接指導制度や職場における受動喫煙防止など時代に即した改定等が行われている。

10-4　産業保健に関する行政

産業保健に関係する行政としては，労働基準法に基づくもの（たとえば労働条件や労災補償に関係するもの）と，労働者の健康を守るもの（たとえば職場の労働衛生管理体制や健康診断に関係するもの）がある。前者は，国の機関である厚生労働省労働基準局の直轄機関である都道府県労働局および労働局が統括している労働基準監督署がある。労働局お

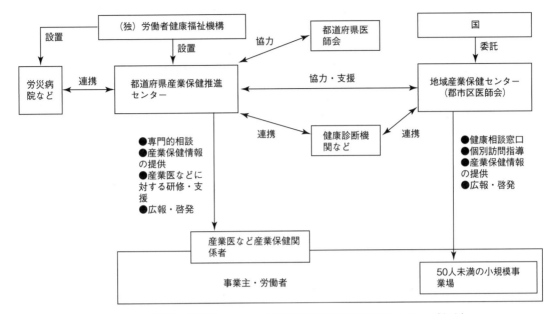

図 10-1　地域産業保健センターと都道府県産業保健推進センター（参考）
（厚生労働統計協会，「国民衛生の動向」，2014/2015 年）

および労働基準監督署では，労災保険に関する業務や事業所の労働条件な
どに関する監督や指導を行っている。

　労働者の健康を守るという観点からは，一定規模以上の事業場では産
業医や衛生管理者などの選任が義務付けられている。行政としては，都
道府県産業保健推進センターおよび地域産業保健センターが設置されて
おり，地域の医師会の協力を得ながら産業保健に関するサービスを行っ
ている。地域産業保健センターは，産業医の選任義務のない労働者が
50 人未満の小規模事業所を対象に，地域の医師会が中心となって健康
相談などの保健サービスを行っている。また，都道府県産業保健センタ
ーは都道府県医師会の協力を得ながら，地域産業保健センターの支援を
行っている。地域産業保健センターと都道府県産業保健センターの業務
と関係を図 10-1 に示す。平成 26 年度から，労働者健康安全機構が産
業保健活動総合支援事業として産業保健総合支援センターを全国に設置
している。これは，地域産業保健センター事業と，産業保健推進センタ
ー事業，メンタルヘルス対策支援事業を一元化したものである。

10-5　産業保健活動の実際

10-5-1　労働衛生の 3 管理

　わが国の産業保健活動は，労働衛生管理を推進させるという考え方を
中心に進められている。その基本となるのが労働衛生の 3 管理である。

	仕様から影響までの経路	管理の内容	管理の目的	指標	判断基準
労働衛生管理	作業環境管理	有害物質使用量 ↓ 発生量	代替 使用形態，条件 生産工程の変更 設備，設置の負荷	発生の抑制	環境気中濃度	管理濃度
			遠隔操作，自動化，密閉	隔離		
		↓ 気中濃度	局所排気 全体換気 建物の構造	除去		
	作業管理	ばく露濃度 体内侵入量	作業場所 作業方法 作業姿勢 ばく露時間 呼吸保護具 教育	侵入の抑制	生物学的指標 ばく露濃度	ばく露限界
	健康管理	反応の程度 ↓ 健康影響	生活指導 休養 治療 適正配置	傷害の予防	健康診断結果	生物学的 ばく露指標 (BEI)

図 10-2　労働衛生管理の対象と予防措置の関連
(厚生労働統計協会，「国民衛生の動向」，2016/2017)

「作業環境管理」，「作業管理」，「健康管理」を労働衛生の 3 管理といい，労働者の健康を守る基本となっている。3 管理とその概要を図 10-2 に示す。3 管理の推進は，1955 〜 1965 頃（昭和 30 〜 40 年代）に多発した労働災害による死亡者数や業務上疾病者数を大幅に減少させた大きな要因となっている。労働者を取り巻く環境は多様で複雑である。有害となりうる種々の因子が生体に及ぼす影響を十分に把握し，労働者の健康障害を未然に防ぐことが重要である。

　化学物質を例にとると，作業環境に存在する有害な化学物質が労働者の呼吸器，皮膚や粘膜，消化器と接触して傷害を起こす。あるいは呼吸器，皮膚・粘膜，消化器から吸収され，体内蓄積量がある限界を超えると有害な作用をもたらす。後者の場合は長い期間を経てから健康障害を起こす。場合によっては離職後に健康障害をきたすことがあるので特に注意が必要である。この場合，有害物質が体内に吸収されないようにするのが重要である。体内吸収の量を減らすには，作業に伴って発生する有害物質の発散量を抑えるか，換気や局所排気の設備を充実させて空気中に存在する有害物質の濃度を低く抑えることが重要である。特に生体への影響が大きな場合には作業の自動化や遠隔操作も視野に入れなくてはならない。これが，「作業環境管理」である。「作業環境管理」は，作業環境を的確に把握し，有害物質を除去し，良好な作業環境を確保するものである。

　また，有害物質の体内への吸収量を減らすには，作業を安全に行うために人体に接触しないような正しい作業方法を熟知することが重要であ

り，作業内容によっては呼吸保護具や防護服を使用する。特に有害性の大きなものについては，ばく露量をできるだけ少なくするという観点から作業時間の短縮も考慮して労働者への影響をできるだけ少なくする。これが「作業管理」である。

さらに「健康管理」は，健康診断を行って労働者の健康状態を把握して，適切な事後措置や健康指導を行うことで，健康障害を未然に防ぐものである。健康診断には，雇い入れ時の健康診断，定期健康診断，有害作業を行う作業者に対する特殊健康診断などがある。

職場における健康管理の基本は一般健康診断であり，雇い入れ時の健康診断や定期健康診断がある。定期健康診断における有所見率は，年々増加傾向にあり，50％を超えている現状にあり，さらにその重要性は増している。定期健康診断の検査項目を表 10-3 に示す。検診で異常が認められた場合には，労災保険制度による二次健康診断を受けられる。また，特定健康診査と関連して医師や保健師による特定保健指導が受けられるようになっている。

表 10-3 定期健康診断の健診項目

既往歴・業務歴の調査
自覚症状・他覚症状の有無の検査
血圧の測定
尿検査（尿中の糖とたんぱくの有無の検査）
○身長・体重・胸囲・視力・聴力*の検査
○胸部エックス線検査，喀痰検査
○貧血検査（赤血球数，血色素量）
○肝機能検査（GOT，GRT，γ-GTP）
○血中脂質検査（LDL コレステロール，HDL コレステロール，血清トリグリセライド）
○血糖検査
○心電図検査

注：○印の項目については，厚生労働大臣が定める基準から，医師が必要でないと認めるときは，省略できる。
＊1000Hz，4000Hz の音に関する聴力をいう。

表 10-4 法令に基づく特殊健診の対象業務と健診項目の例

じん肺健康診断（じん肺にかかるおそれのある粉じん作業）
　…胸部全域の X 線写真検査
高気圧作業健康診断（高圧室内業務または潜水業務）
　…関節，腰，耳鳴りなどの検査，四肢の運動機能検査
電離放射線健康診断（有害放射線にさらされる業務）
　…白血球数，赤血球数の検査，白内障，皮膚の検査
鉛健康診断（鉛などの取扱い業務，鉛蒸気発散場所などでの業務）
　…血中の鉛量，尿中の δ-アミノレブリン酸量の検査
有機溶剤等健康診断（有機溶剤の取扱い業務その他）
　…尿中たんぱくの有無の検査，尿中の代謝物質の検査

騒音作業や高気圧作業など危険業務を行う作業者に対しては，特殊健康診断が行われる。特殊健康診断には法令に基づくものと行政指導に基づくものがある。法令に基づく特殊健康診断を行う業種を表 10-4 に示す。特殊健康診断は，作業の種類や取り扱う化学物質によって検査内容が決められている。例えば，鉛の標的臓器は骨髄であり，ヘム合成系における δ-アミノレブリン酸脱水酵素の活性阻害を起こす。その結果として尿中に δ-アミノレブリン酸が排泄される。したがって，鉛作業者にはばく露の指標として尿中 δ-アミノレブリン酸量の測定が行われる。有機溶剤等特殊健康診断では，各種有機溶剤の尿中代謝物の量を測定する。これらを生物学的モニタリングという。特殊健康診断を行い，有所見者が出た場合には，事業者は作業環境や作業方法を改善しなければならない。生物学的モニタリングの例を表 10-5 に示す。また，労働災害の実態をみると，安全教育の不十分さに起因している事例が多い。近年は，「衛生教育」の重要性も指摘されている。

表 10-5　有機溶剤と検査する尿中代謝物の例

有機溶剤	尿中代謝物
キシレン	メチル馬尿酸
ノルマルヘキサン	2,5-ヘキサンジオン
1,1,1-トリクロロエタン	トリクロル酢酸
	総三塩化物
トルエン	馬尿酸
ベンゼン	フェノール

＊Occupational Safety and Health Management System

10-5-2　労働安全衛生マネジメントシステム(OSHMS)＊

OSHMS は，事業者が労働者の協力の下に，リスクアセスメントの結果を基にして，「計画（Plan）―実施（Do）―評価（Check）―改善（Act）」という一連の過程（PDCA サイクル）により，継続的な安全衛生活動を自主的に進めることで，事業場の安全衛生水準の向上を図ることを目的としている。OSHMS を推進するため，厚生労働省から「労働安全衛生マネジメントシステムに関する指針」が策定されている。

10-6　職場における労働衛生管理体制

労働安全衛生法により，事業者は事業場の安全衛生管理体制を整備することが義務づけられている。事業場の規模により，総括安全衛生管理者，安全管理者，衛生管理者，安全衛生推進者，衛生推進者，産業医な

どを選任し，労働衛生管理を行うことになっている。

　たとえば，常時 50 人以上の労働者がいる事業場では，「衛生管理者」と「産業医」を選任することになっている。事業場規模別の総括安全衛生管理者等の選任表を表 10-6 に示す。また，労働者の健康障害防止対策，労働災害の原因や再発防止について調査審議を行ったり，事業者に対して意見を述べさせることを目的として，毎月 1 回以上「衛生委員会」を開催しなければならないと定められている。

表 10–6　事業場規模（常時使用する労働者数）別の総括安全衛生管理者等選任表

	業種 1[1)	業種 2[2)	業種 3[3)
総括安全衛生管理者	100 人以上	300 人以上	1,000 人以上
安全管理者	50 人以上	50 人以上	—
衛生管理者	50 人以上	50 人以上	50 人以上
安全衛生推進者	10 ～ 49 人	10 ～ 49 人	—
衛生推進者	—	—	10 ～ 49 人
産業医	50 人以上	50 人以上	50 人以上

注　1)　林業，鉱業，建設業，運搬業，清掃業
　　2)　製造業（物の加工業を含む），電気業，ガス業，熱供給業，水道業，通信業，各種商品卸業，家具・建具・じゅう器等卸売業，各種商品小売業，旅館業，ゴルフ場業，自動車整備業，機械修理業
　　3)　その他の業種　　　　　　　（労働衛生統計協会，「国民衛生の動向」，2016/2017）

10-7　心身両面にわたる健康保持増進対策（トータル・ヘルスプロモーション・プラン：THP *）の推進

＊ Total Health Promotion Plan

　近年，労働者の高年齢化が顕著になっており，高齢者が健康保持をしながら，その能力を発揮できる環境を整備する必要性が高まった。また，生活習慣病を持つ労働者も増加傾向にある。しかしながら，適度な運動，適切な食生活，十分な睡眠と休養，ストレスコントロールを積極的に行うことで，健康に関する諸問題はかなり予防できる。また，年齢にかかわらず，産業構造の変化に伴う心理的負担も増加している。厚生労働省が行っている調査では，仕事をする上で強い不安やストレスを感じる労働者は増加傾向にあり，6 割を超えている（図 10-3）。

　平成 26 年には労働安全衛生法が改正され，常時 50 人以上の労働者を使用する事業者に対し，メンタルヘルス不調の未然防止などを目的としたストレスチェックの実施が義務化された。労働者の心身両面にわたる健康の保持増進に努めることは事業者の努力義務であり，THP として推進されている。THP は，すべての労働者を対象とした心とからだの健康づくり運動といえる。健康測定結果に基づいて，必要に応じて「運動指導」，「保健指導」，「メンタルヘルスケア」，「栄養指導」を行う。

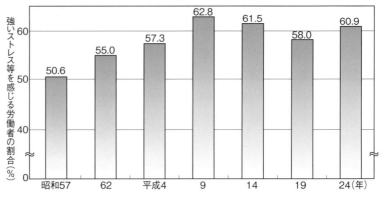

資料：厚生労働省，「労働者健康状況調査」（昭和57，62，平成4，9，14，19，24年）

図 10-3　強い不安，悩み，ストレスがある労働者の推移

THP の概要（健康づくりスタッフと役割）を図 10-4 に示す。

　2008（平成 20）年度より「高齢者の医療の確保に関する法律」に基づき，医療保健者が 40 ～ 75 歳の被保健者及び被扶養者を対象に，メタボリックシンドローム（内臓脂肪症候群）に着目した特定健康診査・特定保健指導が実施されている。これに対して THP はすべての年齢層の労働者を対象にしており，またメンタルヘルスを含めた健康指導を含んでいる点で異なっている。

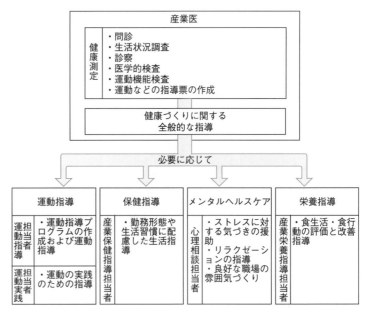

図 10-4　THP における健康づくりスタッフと役割
（労働衛生統計協会，「国民衛生の動向」，2016/2017）

10-8　過重労働による健康障害防止対策

　長時間労働による疲労の蓄積は，場合によっては脳・心臓疾患や精神障害を起こす。こうした事例の増加に対応するため，2002（平成14）年に「過重労働による健康障害防止のための総合対策」が策定され，さらには労働安全衛生法の改正等の施策がとられており，長時間勤務した労働者に対する医師の面接が義務化されたのに加え，事業者は時間外・休日労働時間の削減，労働時間等の設定の改善，労働者の健康管理の徹底を行うこととなった。

10-9　職場におけるメンタルヘルス対策と4つのケア

　職業生活などに関して強いストレスを感じる労働者が約6割に達し（図10-3），業務による心理的負荷が原因で精神障害を発症，さらには自殺に至る例が増加している。このため，職場におけるメンタルヘルス対策の充実が一層強まっている。具体的には，衛生委員会などで調査審議を徹底し，「心の健康づくり計画」を策定するとともに，その実施に当たってては，関係者に対する教育研修・情報提供を行い，「4つのケア」を効果的に推進することが重要とされている。「4つのケア」は，「セルフケア」，「ラインによるケア」，「事業場内産業保健スタッフなどによるケア」，「事業場外資源によるケア」から成り立っている。「4つのケア」を推進し，職場環境などの改善，メンタルヘルス不調への対応，職場復帰のための支援が円滑に行われることが求められる。

　「セルフケア」は，労働者自身が心の健康保持推進のために行う活動である。「ストレスへの気づき」や「自発的な相談」が相当する。

　「ラインによるケア」は，管理監督者が労働者の心の健康保持増進のために行う活動である。「労働者からの相談対応」や「産業保健スタッフとの連携」が相当する。「セルフケア」と「ラインによるケア」は，いわゆる車の両輪として職場におけるメンタルヘルス対策の基本となる。

　「事業場内産業保健スタッフ等によるケア」は，産業医などが労働者の心の健康保持増進のために行う活動である。「研修の企画・推進」や「労働者や管理監督者からの相談対応」，場合によっては「外部専門機関との連携」などが相当する。

　「事業場外資源によるケア」は，事業場外のさまざまな機関が事業場

に対して心の健康づくり対策を支援する活動である。「個別の相談・治療」や「事業場内産業保健スタッフとの連携」が相当する。

また，平成 26 年には労働安全衛生法が改定され，常時 50 人以上の労働者を使用する事業者に対し，「ストレスチェック」を実施することが義務化された。

10-10　わが国の労働災害と業務上疾病の発生状況

わが国の労働災害による死傷者数は 1961（昭和 36）年をピークに減少傾向を示した。2022（令和 4）年の死亡者数は 774 人であった（図

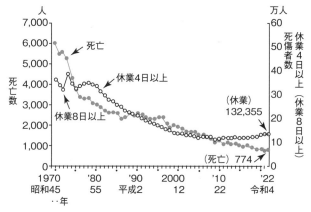

資料：厚生労働省「労働災害発生状況」
注　　令和 2 年以降は新型コロナウイルス感染症へのり患による
　　　労働災害を除いたもの

図 10-5　労働災害による死傷者数の推移（死亡災害と休業 4 日以上）

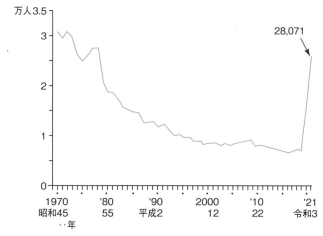

資料：厚生労働省「業務上疾病発生状況等調査」
注　　令和 2 年は，新型コロナウイルス感染症の罹患によるもの，
　　　令和 2 年は 6,041 人，3 年は 19,332 人を含む。

図 10-6　業務上疾病者の推移（休業 4 日以上）

10-5)。業務上疾病の発生は 1965（昭和 40）年頃には 3 万人を超えて
いたが，その後しばらく減少傾向を示した（図 10-6）。しかしながら，
近年は増減を繰り返しながら，全体として横ばい傾向にある。2021（令
和 3）年の休業 4 日以上の業務上疾病は 28,071 人である。2020（令和 2）
年のデータには新型コロナウイルスの罹患による 6,041 人が含まれる
ため，数値が大幅に変動している。また，令和 3 年は 19,322 人が含ま
れている。現在，業務上疾病で最も多いのは負傷に起因する疾病で，中
でも災害性腰痛が最も多い（図 10-7）。

　全体としては，1965（昭和 40）年頃に比較して死亡者や業務上疾病
者数は減少したものの，近年では，石綿による肺がんと中皮腫の労災認
定件数の増加が問題となっている。なお，令和 4 年では肺がんは減少

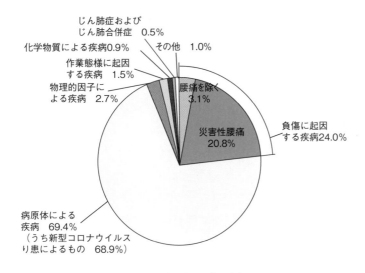

資料　厚生労働省「業務上疾病発生状況等調査」

図 10-7　業務上疾病発生状況（%）2021（令和 3）年

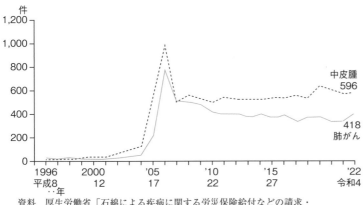

資料　厚生労働省「石綿による疾病に関する労災保険給付などの請求・
　　　決定状況まとめ」

図 10-8　石綿による肺がん，中皮腫の労災保険給付支給決定件数

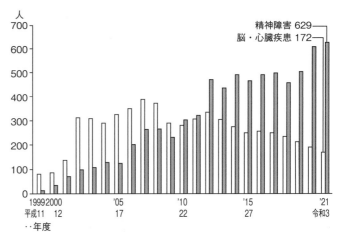

資料　厚生労働省「過労死等の労災補償状況」

図 10-9　脳・心臓疾患，精神障害の労災認定数の推移

傾向，中皮腫は横ばい傾向となっている。また，過重な労働による脳・心臓疾患や強い心理的負担による精神障害の労災認定数の増加などが問題となっている（図 10-8）。また，最近の 1,2-ジクロロプロパンによる胆管がんの発生など，社会構造の変化や産業技術の発展などに伴って，新たな健康問題が明らかになったり，発生するのも産業保健の特徴である。

10-11　健康診断結果からみた労働者の健康状況

　労働安全衛生法では健康診断に関する規定があり，事業者は常時使用する労働者に対しては定期健康診断，有害業務に従事する労働者には特殊健康診断を実施するよう定めている。また，粉じん作業者に対しては

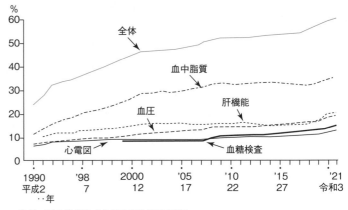

資料　厚生労働省「定期健康診断結果調」

図 10-10　有所見率の推移

じん肺法に基づいてじん肺検診が実施される。

　定期健康診断では有所見率が増加傾向にあり，2021（令和3）年では全体の58.7％に達しており，労働者の2人に1人は有所見者という現状である。最も有所見率が高いのは血中脂質検査であり，労働者に対する生活習慣病対策の必要性を示す結果となっている（図10-10）。危険業務に従事する労働者に対して実施される特殊健康診断では，騒音作業が最も高い有所見率となっている。また，他の業種においても多くの有所見者が見られ，職業病対策のさらなる充実が必要であることがわかる。じん肺健診における有所見率は年々低下傾向にあり，2021（令和3）年は0.3％であった。健康診断の動向を図10-11に示す。

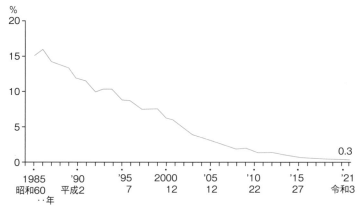

資料　厚生労働省「じん肺健康管理実施結果調」

図10-11　じん肺健診における有所見率の推移

10-12　職業性疾病と作業関連疾患

　職業性疾病（職業病）は，職業に特有の疾患である。高気圧作業による減圧症，振動工具を用いる作業による白ろう病，騒音作業による騒音性難聴などが相当する。

　作業関連疾患は1976年の第29回WHO総会で提唱された概念である。作業関連疾患とは，「疾患の発症，増悪に関与する数多くの要因の1つとして，作業（作業形態，作業環境，作業条件など）に関連した要因が考えられる疾患の総称」である。

　作業関連疾患には，高血圧，虚血性心疾患，脳血管疾患，糖尿病，気管支ぜんそくなど多様な疾患があげられる。わが国では，「3管理」の推進などにより職業病は減少したが，作業関連疾患はむしろ増加する傾向もみえる。しかし，作業関連疾患には作業要因の他にも多様な要因が関係していることも多く，労働者に対する多面的な健康の保持・増進対

策が必要である。

10-13-1 粉じんによる健康障害（じん肺）

じん肺は，粉じんの吸入によって肺に生じた線維増殖性変化をいう。じん肺は，無機じん肺と有機じん肺に大別されるが，一般的には無機じん肺を指しており，無機じん肺がじん肺法の対象となる。

粉じんの粒径が 10 μm 以下，特に 1 ～ 2 μm の粒子は肺胞まで到達して炎症，組織の破壊を起こす。この結果，肺に線維増殖性の変化を生じるのがじん肺の基本的病態である。じん肺の治療は困難であり，肺結核などの合併症も問題となるため，じん肺法で詳細な健康管理の措置が決められている。

じん肺を起こす物質は遊離ケイ酸や滑石（タルク），炭素，酸化鉄など多くの種類があるため，発生する職種も多様である（図 10-12）。中でも，石綿（アスベスト）は，じん肺の 1 つである石綿肺を起こす。さらに石綿は，長い潜伏期間を経て，肺がん（25 年以上のことが多い），胸膜などの中皮腫（35 年以上のことが多い）を起こすことが知られている。わが国では，とくに毒性の強いアモサイト（茶石綿）とクロシドライト（青石綿）は禁止物質とされていたが，クリソタイル（白石綿）などは最近まで使用されていた。近年，石綿によって肺がんや中皮腫の労災認定者が多数発生している。

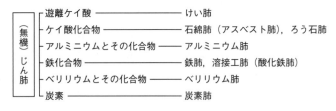

図 10-12　粉じんによる肺疾患の種類

10-13-2　酸素欠乏症

下水道や地下の掘削作業などの閉鎖環境では，メタンガスの大量発生により酸素濃度が低下したり，鉄を多く含んだ地層によって空気中の酸素が消費されることによって酸素欠乏が起こりやすい。酸素欠乏症による事故は毎年報告されており，死亡例も後を絶たないため，産業保健分野における重要な課題の 1 つとなっている。空気中の酸素濃度が 16 ％になると呼吸数や心拍数の増加などの生体変化が起こる。低濃度になる

ほど症状は重く，10％以下では，嘔吐，行動の自由を失う，虚脱など
が起こり，生命の危機となる。さらに，おおむね6％以下になると1
回の呼吸で失神する危険性がある。このため，救助者も被災する可能性
がある。また，極端な酸素欠乏状態でなくても，高所からの転落など産
業の場では重大な事故につながることがある。法的には，常に18％以
上を保たなければならない。

10-13-3　物理的要因による健康障害

(1) 騒音性難聴

　騒音性難聴は作業場の強い騒音の長期間ばく露によって引き起こさ
れる難聴である。この難聴は不可逆性であり（永久性難聴），予防が非
常に重要である。この特徴は，聴力レベルの低下が 4,000 Hz 周辺の高
周波域から始まることである。日常の会話は 500 から 2,000 Hz なので，
初期には気づかない。また，両側性の聴力レベルの低下が特徴の1つ
である。原因は，内耳の傷害によるもので感音性難聴に分類される。

表 10–7　物理的要因による健康障害

種　類	職場・作業	症　状
温　度		
高温	炉前作業，ガラス溶解作業，坑内作業	熱中症，火傷
低温	冷蔵庫内作業，氷製造	凍傷，凍死，冷房病
気　圧		
高気圧	潜水作業，圧気潜函作業	スクイーズ，窒素酔い（加圧時），肺破裂（減圧中），減圧症（減圧後）
低気圧		高山病
騒　音	プレス作業，製缶作業	難聴，耳鳴り，めまい
振　動		
全身	交通機関	胃腸障害，自律神経障害
局所	チェンソー・削岩機・鋲打機などの取扱作業	レイノー現象（白ろう病），手のしびれ，関節の変形
光　線		
紫外線	溶接・溶断作業・殺菌作業	電気性眼炎（角膜・結膜炎）
赤外線	炉前作業，冶金作業	白内障，熱中症，火傷
レーザー	通信，材料加工，医療	網膜火傷
マイクロ波	通信，熱接着作業	白内障，一過性無精子症
電離放射線	非破壊検査作業，原子力関係業務，医療業務	早期影響：皮膚の発赤，白血球減少，脱毛　晩発影響：白内障，白血病，各種のがん　遺伝的影響：染色体異常

(2) 振動障害

　振動障害は，全身振動障害と局所振動障害に分類される。全身振動障
害は，交通機関や土木用特殊車両運転者などに見られ，自律神経障害や
内臓下垂が生じる。また，乗り物酔いとして知られる動揺病も全身振動
によるものである。

局所振動障害は，チエンソーを使う林業作業者や振動工具を使用する土木作業者などに見られ，白ろう病として知られている。症状は① 末梢循環障害，② 末梢神経障害，③ 骨・関節障害が主たるものである。末梢循環障害により寒冷負荷で Raynaud 現象（白ろう病）が見られる。従来より，キーパンチャーでも発症することが知られていたが，近年のパソコンの普及により事務作業を行う者についても注意を要する。

（3） 熱 中 症

高温多湿の環境下で作業するときに発症する。病態面から見ると３つの型に分類され，① 熱けいれん，② 熱疲労，③ 熱射病に分けられる。熱けいれんは，発汗によって血中のナトリウムが減少したときに，水分を摂取するとさらに血中のナトリウム濃度が低下することによって起こる筋の攣縮<ruby>攣縮<rt>れんしゅく</rt></ruby>である。体温や血圧は正常である。

熱虚脱は，体温上昇に伴う皮膚血管の拡張と血流量増加により，脳血流が減少することによる。体温は正常で血圧は低下することが多い。

熱射病は，体温上昇によって温熱中枢の失調を来すことにより起こる。重症例では，腎不全，多臓器不全，DIC*を生じ，致命率が高い。

予防法としては，高温多湿の環境課での作業では，作業時間を適正化するとともに水分と塩分の十分な補給が重要である。

*播種性血管内症候群
(Disseminated Intravascular Coagulation)：熱中症では，全身反応として急性の経過をたどり重症となり，致命的となる。

（4） 高気圧障害

潜水作業や圧気潜函作業など高気圧下での作業により生じる。高気圧障害は，加圧時と減圧時の障害に分けられる。加圧時には，耳管の閉鎖によって鼓膜を高くなった環境圧が圧迫し，耳に痛みを生じたり，鼓膜が破れるなどの締め付け傷害が起こる。この現象は，前頭洞や上顎洞などの副鼻腔でも起こる。この締め付け傷害をスクィーズという。

空気中の窒素などの生体に不活性なガスは生体内に飽和状態で溶解している。この溶解量は圧力に比例して増加する。高気圧作業後に急激な減圧（浮上）を行うと，高気圧環境に滞在中に体内に溶け込んだ大量の窒素が過飽和状態となり，体内で気泡を生じる（減圧性気泡）。この気泡が原因となって，四肢の関節痛（ベンズ），呼吸循環器障害（チョークス）を引き起こす。また，気泡が脊髄や脳に生じた場合には中枢神経症状を引き起こす。これを減圧症（潜水病，潜函病，ケイソン病）という。これらの症状のほとんどは，減圧直後から 24 時間の間にみられる。治療には，米国海軍の減圧症治療用の再加圧スケジュールなどを用いて高気圧酸素療法（HBO*）が行われる。

* Hyperbaric Oxygen Therapy

また，減圧中に咳き込んだり，何らかの事情で息を止めた状態になると，環境圧の減少のために肺が過膨張の状態となり，肺破裂がおこる。その結果，空気塞栓症を引き起こしてきわめて重篤な症状を引き起こす。

高気圧作業は典型的な閉鎖環境であるため，作業前の十分な教育が必須である。

　高気圧作業に従事した者には，数年を経てから肩や股関節部位に無菌性の骨壊死を生じることがある。したがって，特殊健康診断では関節部位のX線撮影が行われる。

（5）電離放射線による障害

　電離放射線障害は，原子燃料採掘，原子力発電，医療業務などで発生する。人体への影響はばく露量が大きくなるほど生体への影響は強くなるが，ばく露量が一定値（閾値）よりも小さければ生体影響が生じない確定的影響とばく露量が大きくなるほど疾病の発生率が高まるが，ばく露量がゼロに近くても発生する可能性がある，言い換えると閾値がない，確率的影響に分けられる。

　確定的影響には，皮膚症状（紅斑，潰瘍），脱毛，白血球数減少，白内障，胎児の障害がある。確率的影響には白血病や各種のがん，遺伝的影響がある。

　また，被ばくから発症するまでの時間の面からは，確定的影響の白内障と胎児の障害および確率的影響の白血病やがんは数か月以上経過してから見られる傾向があるので晩発障害という。一方，確定的影響の多くは，直後から比較的短期間のうちに発症するので早期障害という。

（6）非電離放射線障害

　非電離放射線による障害としては，紫外線（角・結膜炎），赤外線（白内障），マイクロ波（白内障，一過性の無精子症），レーザー光（網膜火傷）によるものがある。紫外線障害として，アーク溶接作業者の電機性眼炎やスキー場などでの作業者に見られる雪眼炎などが知られている。

10-13-4　化学物質による健康障害

（1）産業中毒

　化学物質による健康障害には，比較的低い濃度に長時間繰り返しばく露された場合に，数カ月や数年経って健康障害を起こすもの（慢性中毒や各種のがん），比較的高い濃度にばく露された場合に短時間で症状が現れる急性中毒がある。これらの化学物質は，「特定化学物質障害予防規則」，「四アルキル鉛中毒予防規則」，「有機溶剤中毒予防規則」，「石綿障害予防規則」などで指定されており，それぞれ健康障害防止対策が行われる。

（2）有機溶剤による健康障害

　有機溶剤は，印刷，塗装，洗浄など様々な分野で幅広く使用されてい

表 10–8　有機溶剤による健康障害（慢性中毒）

種　類	発生職場・作業	症状
ベンゼン	合成ゴム糊，塗装作業	麻酔作用 再生不良性貧血，白血病
トルエン	塗装作業，接着剤	精神障害
キシレン	塗装作業，接着剤	精神障害
ノルマルヘキサン	油脂工場，合成ゴム糊	多発性神経炎，知覚鈍麻
トリクロロエチレン	脱脂作業	肝障害
テトラクロロエチレン	脱脂作業	肝障害
四塩化炭素	有機合成工程，脱脂作業	腎障害，肝硬変，肝がん
メチルアルコール	インキ，塗料	視神経障害
二硫化炭素	紡績工場	精神障害，細動脈瘤

る。また，年々新たな有機溶剤が作られている。有機溶剤の共通した毒性としては，有機溶剤の種類によって強さは異なるが，① 皮膚・粘膜への毒性と② 中枢神経への毒性（麻酔作用）がある。加えて，個々の有機溶剤特有の毒性もあり，主な例を表 10–8 に示す。有機溶剤中毒予防規則では，54 種類の有機溶剤を毒性の強さなどから第 1 種から第 3 種に分類し，局所排気装置の設置，作業主任者の選任，健康診断の実施などを規定している。

　有機溶剤の中でもエチルベンゼン，1,2-ジクロロプロパン，クロロホルム，四塩化炭素，1,4-ジオキサン，1,2-ジクロロエタン（別名二塩化エチレン），ジクロロメタン（別名二塩化メチレン），スチレン，1,1,2,2-テトラクロロエタン（別名四塩化アセチレン），テトラクロロエチレン（別名パークロロエチレン），トリクロロエチレン，メチルイソブチルケトン（MIBK）については発がんのおそれのある有機溶剤として，ばく露の低減措置や作業記録の 30 年間の保存などの措置が義務づけられている。また，法的には一定の含有量を超すと，特定化学物質に移行することになった。

（3）その他の化学物質

　① 金属では鉛，カドミウム，水銀，クロム，ヒ素，ベリリウムなど，② 有毒ガスでは一酸化炭素，シアン化水素，硫化水素，塩素，フッ化水素など，③ その他の物質として，塩化ビニル，ニトログリコール，トリレンジイソシアネートなどが特定化学物質として特定化学物質障害予防規則により指定され，有機溶剤中毒予防規則と同様に健康障害の防止措置が規定されている。主なものを表 10–9，表 10–10，表 10–11 に示す。

　また，労働者に重度の健康障害を生ずる物として，黄りんマッチ，ベンジジンおよびその塩，4-アミノジフェニルおよびその塩，4-ニトロ

表 10–9　有害ガスによる健康障害

種　類	発生職場・作業	症　状
一酸化炭素	不完全燃焼，車の排ガス，都市ガス	（急）前頭部痛，脱力，意識混濁 （慢）後遺症：記憶減退，運動失調，視力障害，精神神経障害
二酸化硫黄	硫酸製造，漂白作業，製紙工業	（急）粘膜刺激症状，気管支炎，呼吸麻痺 （慢）嗅覚異常，結膜炎，歯牙酸蝕症
二酸化窒素	硝酸製造，金属表面処理，ニトロ化工程	（急）結膜刺激，遅発性肺水腫 （慢）気管支炎，歯牙酸蝕症，肺水腫
硫化水素	レーヨン工場，汚水槽内清掃	（急）粘膜刺激，角膜混濁，肺水腫，呼吸困難
シアン化水素	船舶・倉庫の燻蒸，ウレタンなどの燃焼	（急）喘鳴，呼吸困難，中枢神経刺激症状 （慢）皮疹，頭痛，振戦
塩　素	消毒剤，漂白剤	（急）粘膜刺激，肺水腫 （慢）慢性気管支炎，歯牙酸蝕症
フッ化水素	ガラス加工，金属洗浄，アルミニウム製錬	（急）強い皮膚・粘膜腐食，肺水腫 （慢）斑状歯，骨硬化症
アンモニア	化学合成肥料製造，冷媒	（急）皮膚障害，前眼部障害，気道刺激
ヒ化水素	冶金工業，半導体工場	（急）溶血性貧血，血色素尿

表 10–10　有機化合物による健康障害

種　類	発生職場・作業	症　状
塩化ビニルモノマー	プラスチックの原料	（慢）レイノー現象，指端骨溶解症，肝血管肉腫
ニトログリコール	ダイナマイト製造	（急）末梢血管拡張，手足のしびれ，貧血，胸部圧迫感 （慢）メトヘモグロビン血症，狭心症様発作
トリレンジイソシアネート	ウレタン樹脂の原料	（急）皮膚炎，気管支炎，結膜刺激 （慢）気管支喘息様発作
芳香族ニトロ・アミノ化合物	火薬，染料工場，薬品製造	（慢）メトヘモグロビン血症，肝障害，膀胱がん
アクリロニトリル	合成ゴム，合成樹脂	（急）粘膜刺激，アレルギー性皮膚炎，頭痛・悪心，全身倦怠感 （慢）肝障害，感作性皮膚炎

表 10–11　金属による健康障害

種　類	発生職場・作業	症　状
無機鉛	バッテリー製造，七宝焼	（急）鉛蒼白，腹部疝痛　（慢）慢性腎症，伸筋麻痺，脳症
アルキル鉛	ガソリンタンク清掃	（急）中枢神経障害（興奮，幻覚，神経錯乱，痙攣）
水　銀	体温計製造作業	（急）肺炎，急性腎不全　（慢）口内炎・歯肉炎，振戦，精神障害
アルキル水銀	産業廃液	（慢）四肢知覚異常，求心性視野狭窄，小脳性失調症
カドミウム	アルカリ蓄電池製造	（急）肺炎，肺水腫　（慢）肺気腫，骨粗しょう症，尿細管障害
クロム	皮なめし作業，メッキ	（急）皮膚潰瘍，粘膜刺激　（慢）気管支炎，鼻中隔穿孔， 呼吸器系がん（肺・咽頭など），感作性皮膚炎
ヒ　素	銅製錬作業所，ガラス製造	（急）消化器症状 （慢）ヒ素疹，角化症，黒皮症，鼻中隔穿孔，多発性神経炎，肺がん
マンガン	マンガン合金製造，電池製造	（急）気道障害　（慢）パーキンソン症候群，精神症
ベリリウム	ベリリウム合金製造，原子炉材製造	（急）皮膚潰瘍，気管支炎，肺水腫　（慢）肺がん

ジフェニルおよびその塩，ビス（クロロメチル）エーテル，β-ナフチルアミン，ベンゼンを含有するゴムのり，石綿については特定化学物質における「禁止物質」として製造・輸入・譲渡・使用が禁止されている。

（4）職業がん

　職業がんは，①業務上，特定の物質のばく露により発症する，②臨

床所見や病理所見は一般のがんと同じである，③ 潜伏期間が長い，という特徴がある。したがって，一定期間発がん物質を取扱った作業者には，離職後の健康管理のために健康管理手帳を交付する制度がある。主な発がん物質を表 10-12 に示す。

表 10-12 職業がんとがん原性物質

がん発生部位	がん原性物質
膀胱がん	β-ナフチルアミン，ベンジジン，4-アミノジフェニル，4-ニトロジフェニル，オーラミン，マゼンダ
肺がん	コールタール，ヒ素，クロム，ニッケル，ビスクロロメチルエーテル，ベンゾトリクロリド，アスベスト（石綿），電離放射線
皮膚がん	ヒ素，コールタール，アスファルト，鉱物油，紫外線，電離放射線
白血病	ベンゼン，電離放射線
肝血管肉腫	塩化ビニルモノマー
中皮腫	アスベスト（石綿）
胆管がん	1,2-ジクロロプロパン，ジクロロメタン

10-14 作業条件による健康障害

作業方法など，作業条件による健康障害として，頸肩腕症候群や腰痛がある。頸肩腕症候群は，作業態様にかかわる負荷が上肢系の筋骨格系組織に作用することにより生じる機能的または器質的な障害である。コンピュータ，ワープロなどの OA 機器や VDT 機器などを使用する作業など上肢系の反復動作や不自然な姿勢を長時間保つような作業で生じる。予防のために，「情報機器作業における労働衛生管理のためのガイドライン」が出されており，1 日の作業時間や一連続作業時間について提示されている。また，頸肩腕症候群には作業態様にかかわる負荷に加えて，個人的要因や作業環境要因や心理的要因などが関与しているとされる。

介護作業や運搬作業のような過度な身体負担が伴う繰り返し動作は，腰痛の原因となる。腰痛は，調理作業など多様な職種で発生し，業務上疾病の 6 割を占めている。

参考図書

1)『国民衛生の動向 2023/2024』，厚生労働統計協会（2023 年）.

2) 和田攻監，『産業保健マニュアル（第 6 版）』，南山堂（2013）.

3)「労働衛生のしおり（平成 26 年度）」，中央労働災害防止協会（2014）.

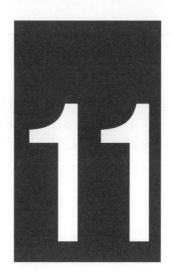

わが国の保健・医療・福祉の制度と法規

11-1 社会保障の概念と制度の体系

　わが国の近代的な社会保障制度の原点は，戦後に制定された日本国憲法の第25条に言及された「健康的で文化的な生活および社会福祉，社会保障，公衆衛生の向上」であり，時代の変化に対応して，様々な社会保障制度のシステム整備が行われてきた。社会保障制度の体系は社会保険（年金保険，雇用保険，労働者災害補償保険）と公的扶助（生活保護，社会手当）などの「所得保障」と「医療保障」（医療保険，医療扶助，公費負担）に加え，「公衆衛生」と「社会福祉」を合わせた4つの大きな柱からなる。

　社会保障のニーズは国や時代によって大きく異なり，わが国でも，近年の急激な人口の高齢化により，社会保険制度などは給付量の増大により制度の見直しが進められている。

11-2 医療制度

11-2-1　医療保険制度

　わが国の医療保険の歴史は，大正時代の健康保険法（1922年）に遡ることができるが，1961（昭和36）年に実現した「国民皆保険体制」により，すべての国民が健康保険や国民健康保険などの公的な医療保険に加入し，いつでも必要な医療を受けることができる体制が整備された。この制度はわが国の保険・医療制度の大きな特徴であり，以降の経済成

長にともなった生活環境の整備や栄養水準の向上などとともにわが国の平均寿命の延伸や保健医療水準の向上に大きく貢献してきた。一方で，人口の急速な高齢化にともない高齢者の医療費をはじめとする医療費の増大や近年の景気の低迷による保険料収入の減少などによって医療保険財政は深刻な状況にあり，高齢者医療制度の改革をはじめさまざまな角度からの制度改革が進められている。2019年3月時点の医療保険の種類と対象について表11-1に示した。大きくは被用者を対象とした被用者保険と一般住民を対象とした国民健康保険に分けられ，前者は健康保険法，後者は国民健康保険法によって規定されている。2008（平成20）年4月には，後期高齢者医療制度（長寿医療制度）が創設された。75歳以上および65歳以上の寝たきりの人が加入（被保険者）する長寿医療制度では，都道府県の区域ごとに全市区町村が加入する広域連合が設立されて保険者となり，保険料の決定や医療費の支給などの事務を担っている。一般所得者は医療費の1割（一定以上の所得の者は2割）が自己負担で，現役並の所得者は3割が自己負担割合となる。また，療養病床での入院では，生活療養にかかる標準負担額が自己負担となる。後期高齢者医療制度の財源は，患者負担を除き，公費5割，現役世代からの支援金（国保および被用者保険からの拠出金）4割および高齢者自身の保険料1割である。

11-2-2　保健・医療施設と保健・医療従事者

わが国の医療施設は，医療法によって，病院，診療所，助産所などが

表11-1　医療保険の種類と対象・負担率

保険の種類と対象			保険者	自己負担率(業務外傷病の場合)		加入者(万人)	家族(万人)
				本人(被保険者)	家族(被扶養者)		
被用者保険	健康保険	一般被用者 協会けんぽ	政　府	義務教育就学前　2割 義務教育就学後から70歳未満まで　3割 70歳以上75歳未満　2割 （現役並み所得者は3割）		2,507	1,519
		組合管掌	各健康保険組合			1,641	1,197
		日雇労働者	政　府			1.1	0.5
		船員保険	政　府			5.7	5.6
	共済組合	国家公務員など	20共済組合			計477	計392
		地方公務員	64共済組合				
		私立学校教職員	1事業団				
国民健康保険		農業者・自営業者など	市町村 都道府県			2,805	
		被用者保険の退職者					
後期高齢者医療制度			後期高齢者医療連合(運営主体)	1割*（現役並み所得者は3割）		1,843	

資料：令和5年版厚生労働白書より作成
加入者数（本人），家族数は令和4年3月末現在，自己負担率は令和5年10月1日現在。
＊一定以上所得者は2割

規定されており，また医療だけでなく療養上の世話（看護や介護，リハビリテーション）を含めた中間施設として介護老人保健施設が介護保健法により規定されている。また，機能別区分として高度医療の提供や高度な医療技術の開発や研修などを目的とした特定機能病院や地域におけるかかりつけ医などの支援を通して地域医療の確立を目指す地域医療支援病院が制度化されている。最近の医療施設調査（2022年10月）によれば，病院数は8,156施設で一般病院が約87％，精神病院が約13％を占める。100床未満の病院数が減少し，一般診療所（有床）も減少している。病院病床数（約149万床）も減少している病床の種類別には一般病床数が約89万床，廃止が決定している療養病床は約28万床と減少している。都道府県が策定した地域医療構想に沿って入院医療の機能分化・強化と連携や地域包括ケア体制の整備に合わせて2025年度に向けて病床を高度急性期，急性期，回復期，慢性期に分けた機能別の再編が進められている。

　保健・医療従事者には，医師，歯科医師，薬剤師，診療放射線技師，臨床検査技師，看護師，保健師，助産師，歯科衛生士，歯科技工士，管理栄養士，栄養士，精神保健福祉士，あん摩マッサージ指圧師など多くの職種がある。さらに近年の医療の高度化，専門化や介護を支える専門職の必要性を背景として，臨床工学士，義肢装具士，医療ソーシャルワーカー*，救急救命士，理学療法士*，作業療法士*，視能訓練士*，公認心理師，言語聴覚士，介護福祉士，社会福祉士などの専門職種も加わり，チーム医療の推進が図られている。2020年の届出医師数は339,623人で人口10万対では269.2となっているが，病院勤務医は約21.6万人，病院栄養士（管理栄養士を含む）は約25,000人で1施設あたりの就業者は約2.4人である。

11-2-3　医療経済と国民医療費

　医療保障システムが長期にわたって安定したものとして成立するためには，医療費財源の確保を含めた経済的視点からの認識も重要である。国民医療費とは医療保険や労働災害，生活保護の医療扶助，公費負担医療など医療機関で傷病の治療のために支払った費用をさす（正常な妊娠や分娩，健康診断や予防接種に要する費用などは含まれない）。わが国の国民医療費は国民皆保険体制が達成された1961（昭和36）年以降60年間で約87倍に増大した（図11-1）。近年の国民医療費は，毎年約0.3～1兆円程度の増加を示してきたが，2020年度には，新型コロナウイルス感染症の感染拡大による受診控えの影響から42兆9,665億円と減少したが，2021年度は45兆359億円となった。この額は人口1人

医療ソーシャルワーカー

　病院などの保健医療施設において，患者が適切な医療を受けられるように援助をおこなったり，患者や家族が安心して療養生活ができるように社会福祉の立場から相談・援助を行う。国家資格としては社会福祉士がある。

理学療法士（PT）

　身体の障害のある者に対して，その基本動作能力の回復を図るため理学療法（治療体操やマッサージなど）を行う。

作業療法士（OT）

　身体や精神に障害のある者に対して応用的動作能力や社会適応能力の回復をはかるための作業療法を行う。

視能訓練士

　両眼視機能に障害のある者に対して矯正訓練や検査などを行う。

公認心理師

　2015年に公布された公認心理師法に基づき，医療機関や学校，企業等での心理支援を行う。

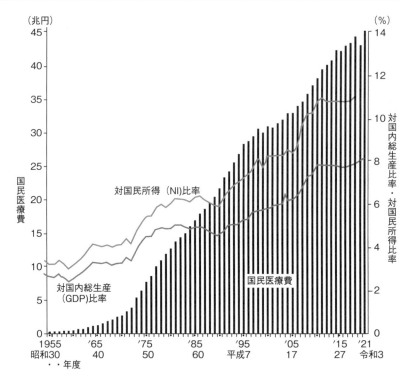

（兆円）　　　　　　　　　　　　　　　　　　　　　　　　（%）

対国民所得（NI）比率

対国内総生産
（GDP）比率

国民医療費

国民医療費

対国内総生産比率・対国民所得比率

1955　　　'65　　　'75　　　'85　　　'95　　　'05　　　'15　'21
昭和30　　40　　　50　　　60　　　平成7　　17　　　27　令和3
・・年度

図 11-1　国民医療費と対国民所得の年次推移
（資料　厚生労働省，「国民医療費」）

あたりに換算すると約 35 万 8,800 円となり，国内総生産（GDP）に対
する割合は約 8.18 ％である。また 65 歳以上の高齢者の医療費は 27.3
兆円で国民医療費の約 60.6 ％を占めている。

　国民医療費の増加の要因としては，高齢者の増加や疾病構造の変化に
よる受療率の上昇，医療技術の高度化や診療報酬の改訂に伴った医療費
単価の増大，医療施設や医療従事者の増加，診療機会や頻度の増加を背
景とした医療供給体制の増大が続いたが，少子高齢化が進行する中，国
民医療費の適正な水準を維持するために，高齢者医療の抜本的な見直し
など医療費の抑制を目指す医療制度改革関連法が 2006（平成 18）年に
成立し，2008（平成 20）年度から医療費適正化計画が開始され，国と
都道府県に適正化計画の策定が義務づけられた。

11-2-4　医療制度改革の動き

　2006（平成 18）年の医療制度改革関連法の成立によって保険者の統
合・再編を含む医療保険制度の見直しや高齢者医療制度の創設，診療報
酬体系の見直しなど様々な改革が実施されてきた。こうした近年の医療
制度改革には，①へき地での医師不足や小児科医等の特定診療科の医師
不足などの課題に対応した安心・信頼医療の確保，②糖尿病，高血圧症
などの生活習慣病への取り組み強化として，内臓脂肪症候群（メタボリ

ック・シンドローム）の予防に焦点をあてた国民健康保険や各種の健康保険組合による特定健康診査や特定保健指導の義務化，③国や都道府県による医療費適正化計画の策定義務など医療費の適正化，④高齢者の患者負担や高額療養費の自己負担限度額の引き上げなど保険給付の見直し，⑤ 75 歳以上の後期高齢者を対象とした医療保険制度（長寿医療制度）の創設，⑥医療報酬の見直しなどがある。

　40 歳から 74 歳までの被保険者と扶養者を対象に実施された特定健康診査の 2021（令和 3）年度実施率は 56.5 ％であり，特定保健指導の対象となった者の割合は 17.3 ％である。また，特定保健指導の実施率は 24.6 ％に留まっている。標準的な健診・保健指導プログラム（厚生労働省健康局 2007 年 4 月）によれば，保健指導は，健診結果と質問票（食生活習慣（食事内容や量，間食や外食の習慣），身体活動状況，運動習慣，休養・睡眠，飲酒状況，喫煙状況，健康意識，行動変容のステージ（準備段階，過去の保健行動，ストレスと対処））をもとにアセスメントが行われ，対象者の必要性にあわせて「情報提供」，「動機づけ支援」，「積極的支援」の 3 区分に階層化される。このうち，「動機づけ支援」，「積極的支援」では医師，保健師，または管理栄養士の面接指導のもとに行動計画を策定し，計画の進捗状況の評価と計画を策定してから 6 か月以降に実績評価を行うこととされている。また実施された特定健診，特定保健指導の評価は，ストラクチャー（構造），プロセス（過程）およびアウトカム（結果）の観点から行うこととされ，最終的な評価（アウトカム）としての糖尿病などの生活習慣病の有病者や予備軍の数や生活習慣病関連の医療費の推移などから長寿医療制度（後期高齢者医療制度）に対する支援金の加算（ペナルティ）・減算（インセンティブ）が実施されている。

　また医療と介護の総合的な確保を推進するために，地域における効率的・効果的な医療提供体制の確保を 2025 年を目標に実現するために医療介護総合確保推進法が 2014（平成 26）年に公布され，医療面では医療法の改正を通じて，病床機能を最適化する地域医療構想に基づく医療計画に沿った医療体制の整備が進められている。

11-2-5　医 薬 分 業

　医薬分業は，医師が診断，治療を行い，薬剤師が医師の処方せんに基づく調剤や薬歴管理，服薬指導を行うことにより，それぞれの職能を発揮して国民医療の向上を図ろうとするものである。法制度上は 1956（昭和 31）年より医薬分業が確立しているが，医療関係者のさまざまな議論を経て最近になって急速に進展している。医薬分業の利点としては，

患者が複数の診療科を受診することによる重複投薬や相互作用を排除し，薬剤師による十分な服薬指導によって医薬品の適正使用と安全性が確保できることなどが考えられている。しかしながら，2022（令和4）年末の医薬分業率（処方せん受取率）は未だ76.6％に留まっており，大きな地域格差が認められることや，病院や診療所の周辺に処方せん薬局の開設（いわゆる門前薬局）が集中するといった問題も指摘されている。

11-3　福祉・介護制度

11-3-1　社会福祉行政と社会福祉施設

「社会福祉とは，国家扶助の適用を受けている者，身体障害者，児童，その他，援護育成を要する者が，自立してその能力を発揮できるよう，必要な生活指導，更生補導，その他の援護育成を行うことをさす」（社会保障制度審議会の勧告，1950（昭和25）年）。わが国の社会福祉は，生活困窮者に対する「生活保護」，18歳未満の者を対象とする「児童福祉」，「母子・寡婦福祉」，老人を対象とした「高齢者福祉」，知的障害者や身体障害者を対象とする「障害者福祉」に大別される。それぞれの福祉分野の対象，内容，取扱機関，規定する法規について表11-2に示した。いずれの福祉分野も社会経済情勢の変化に伴い，ニーズも多様化しており，対応すべき課題は多い。こうした中，社会福祉の利用者の立場に立った制度の構築，サービスの質の向上，社会福祉事業の充実・活性化，地域福祉の推進を図るためこれまでの社会福祉事業法が2000年に社会福祉法に改正された。また2005年には障害者の地域生活と就労を進め，自立を支援する観点から，障害者自立支援法が制定され，その後2013（平成25）年4月より地域社会における共生の実現に向けて障害福祉サービスの充実など障害者の日常生活および社会生活を総合的に支援するために障害者総合支援法に改正された。

社会福祉行政機関としては，都道府県，市および特別区に社会福祉事務所が設置されており，福祉関連法規（表11-2）に規定される援護や育成，更正措置を担っている。また，児童福祉機関として児童相談所が都道府県および指定都市に設置が義務づけられている。社会福祉施設としては，社会福祉関係の法規に規定された多様な施設において，生活保護，児童福祉，母子福祉，老人福祉，知的障害者福祉，身体障害者福祉などの機能を果たしている。

障害者総合支援法

障害者基本法の基本的理念にのっとり，障害種別ごと（身体，知的，精神障害）に異なった法律による自立支援を一元的に扱う障害者自立支援法に難病などによる障害者を加え，社会参加の機会確保，地域社会における共生，社会的障壁の除去を基本理念とした障害者総合支援法が2013年4月より施行された。

表 11–2　わが国の社会福祉の概要

分　野	法　規	対　象	内　容	取扱機関	施　設
生活保護	生活保護法	生活困窮者	〔8 つの扶助〕 ① 生活　⑤ 葬祭 ② 住宅　⑥ 教育 ③ 医療　⑦ 生業 ④ 出産　⑧ 介護	福祉事務所	救護施設 厚生施設 医療保護施設 授産施設 宿泊提供施設
児童福祉	児童福祉法	18 歳未満の健常児と障害児	療育指導 助産施設への入所措置 母子寮への入所措置	福祉事務所 児童相談所 保健所	
障害者福祉	障害者総合支援法／福祉法身体障害者	18 歳以上の身体障害者	身体障害者の定義 身体障害者手帳交付	福祉事務所 更生相談所	更生施設 療護施設 授産施設
	福祉法知的障害者	18 歳以上の知的障害者	知的障害者の指導 援護施設への入所援護	福祉事務所 更生相談所	更生施設 授産施設 通勤寮
		身体，知的精神障害者，難病等	自立支援給付 （自立支援医療等） 地域生活支援事業	市町村	
高齢者福祉	老人福祉法	65 歳以上の老人	老人福祉施設の設置 在宅福祉，生きがい対策	福祉事務所（民生委員）	老人デイサービスセンター 特別養護老人ホームなど
母子福祉・寡婦	母子福祉・寡婦法	母子・寡婦家庭	母子福祉資金の貸与 母子・寡婦家庭の相談	福祉事務所	母子福祉センター 母子休養ホーム

11-3-2　高齢者福祉と介護保険制度

　人口の高齢化の進展に伴って，介護や生活上の支援を必要とする高齢者が増加しており，団塊の世代が後期高齢者となる 2025 年以降にはさらなる急増が見込まれている。一方で，世帯構造の変化や扶養意識の変化などから家庭の介護機能の低下が指摘されている。わが国の高齢者福祉施策としては，1989 年から 1999 年までの 10 年間の目標を定めた高齢者保健福祉推進 10 か年戦略（ゴールドプラン）が策定・実施され，以降，新ゴールドプラン（1995 年から実施），ゴールドプラン 21（2000 ～ 2004 年）へと引き継がれ，各種サービスの整備充実が図られてきた。ゴールドプラン 21 では，活力ある高齢者像の構築，高齢者の尊厳確保と自立支援，支え合う地域社会の形成，利用者から信頼される介護サービスの確立を目標とした施策が展開されてきた（図 11-2）。

　介護保険制度は，利用者によるサービスの選択や医療と福祉サービスの総合的な利用などを特徴として 2000 年 4 月から介護保険法のもとに実施されている。この制度は表 11-3 に示すように 40 歳以上の国民を被保険者，介護保険サービスを提供する側の市区町村を保険者とした社会保険方式で実施され，保険給付を受けようとする者は，図 11-3 に

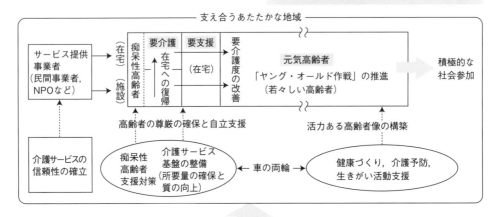

基本的な目標
Ⅰ　活力ある高齢者像の構築
Ⅱ　高齢者の尊厳の確保と自立支援
Ⅲ　支え合う地域社会の形成
Ⅳ　利用者から信頼される介護サービスの確立

具体的施策
1　介護サービス基盤の整備
2　痴呆性高齢者支援対策の推進
3　元気高齢者づくり対策の推進
4　地域生活支援体制の整備
5　利用者保護と信頼できる介護サービスの育成
6　高齢者の保健福祉を支える社会的基礎の確立

支え合うあたたかな地域

サービス提供事業者（民間事業者，NPOなど）

介護サービスの信頼性の確立

痴呆性高齢者

（在宅）
（施設）

要介護　要支援

在宅への復帰

在宅

（在宅）

要介護度の改善

元気高齢者
「ヤング・オールド作戦」の推進
（若々しい高齢者）

積極的な社会参加

高齢者の尊厳の確保と自立支援

痴呆性高齢者支援対策

介護サービス基盤の整備（所要量の確保と質の向上）

←　車の両輪　→

活力ある高齢者像の構築

健康づくり，介護予防，生きがい活動支援

高齢者の保健福祉を支える社会的基盤（福祉文化）の確立
長寿科学技術，介護に対する理解，高齢者・障害者に配慮されたまちづくり，国際交流

図 11-2　ゴールドプラン 21 の概要図

表 11-3　介護保険制度における被保険者・受給権者・保険料

	第 1 号被保険者	第 2 号被保険者
対象者	65 歳以上の者	40 歳以上 65 歳未満の医療保険加入者
受給権者	・要介護者（寝たきり・痴呆） ・要支援者（虚弱）	左のうち，初老期における認知症などの老化に起因する疾病によるもの(特定疾病*)
保険料負担	市町村が徴収	医療保険者が医療保険料として徴収し，納付金として一括して納付
賦課徴収方法	・所得段階別定額保険料 　（低所得者の負担軽減） ・年金額一定額以上は年金天引き 　それ以外は普通徴収	・健保：標準報酬×介護保険料率 　（事業主負担あり） ・国保：所得割，均等割などに按分 　（国庫負担あり）

＊アルツハイマー病などの認知症，脳血管疾患，パーキンソン病など 16 種類の疾病

　示したような流れで申請から介護の必要度を確認する要介護認定を受けて，その認定内容に応じたサービス給付を受けることができる。
　要介護認定は公平・公正の観点から市町村による実施を原則として，市区町村の保健師や介護福祉士が調査員となって要介護度を判定するための資料を作成する訪問調査が行われる。この資料を基にコンピュータによる 1 次判定が行われ，最終的には，かかりつけ医の意見書や調査員の特記事項を考慮して介護認定審査会において予防給付および介護給付の対象（要支援・要介護状態）であるかどうか，また介護の必要度に応じて要支援 1 ～ 2，要介護 1 ～ 5 の 7 段階での判定が行われる。要介護

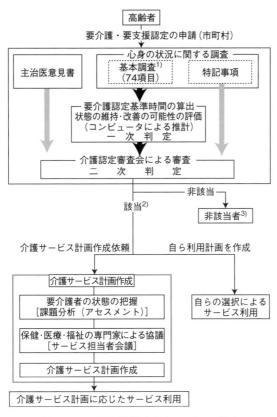

1）基本調査は身体機能・起居動作，生活機能，認知機能，精神・行動障害，社会生活への適応，その他過去 14 日以内に受けた医療から構成されている。

2）「要支援 1 ～ 2」と「要介護 1 ～ 5」に区分
3）要介護認定において，「非該当」となった者についても介護予防・日常生活支援総合事業として，運動器の機能向上や栄養指導，口腔ケアなどのプログラムを実施している市町村が多い。

図 11-3　要介護認定とケアプラン策定

認定の結果を受けて介護度が決定されると要支援 1，2 の場合には市町村または市町村から委託を受けた地域包括支援センター*の保健師によって介護予防ケアマネジメントがなされ，また要介護 1 ～ 5 の場合には保険利用の給付上限額の範囲において希望するサービスを受けるためにケアプラン（介護サービス計画）を作成し，これに応じたサービスを受けることができる。ケアマネージャーはケアプランの作成や事業者，施設との調整の役割を担う。

　介護保険で受けることのできるサービスには，居宅サービスとして訪問介護（ホームヘルプサービス*），訪問看護*，訪問リハビリテーション，訪問入浴サービス，通所介護（デイサービス），通所リハビリ（デイケア），夜間通所リハビリ（ナイトケア），短期入所生活介護（ショートステイ）などがある。また，機能訓練や自立を助けるための福祉用具の貸与や住宅のバリアフリー化の改修費助成などのサービスがある。

　一方，施設サービスは表 11-4 に示した介護老人福祉施設，介護老人保健施設，介護医療院，介護療養型医療施設がある。介護老人保健施設は治療施設である老人病院と介護施設である特別養護老人ホームの中間的施設であり，病状が安定期にあって入院加療をする必要はないが，

地域支援事業

　要介護認定で要支援 1 ～ 2 とされた人や，その他の高齢者を対象に，要介護状態にならないように介護予防・日常生活支援総合事業が，また，権利擁護，総合相談，包括的・継続的ケアマネジメント支援などのサービスが包括的支援事業として地域包括支援センターを拠点として提供されている。この他，市町村が実施する家族介護支援事業などを合わせて地域支援事業と呼ぶ。

地域包括支援センター

　高齢者の地域ケアの中核拠点として市町村が設置する機関。社会福祉士，保健師，主任ケアマネージャーが配置され，介護予防の利用計画の策定のほか，虐待などの相談にも応じる。

表 11-4　介護保険施設

介護老人福祉施設 （特別養護老人ホーム）	心身の障害のために食事や排泄などができず，常時介護を必要とし，しかも自宅でそれができない人が入所する施設。
介護老人保健施設	病状が安定していて入院治療の必要はないが，リハビリ・看護・介護を必要とする人を対象にした，自立や家庭復帰を目指す施設。
介護医療院	長期的な医療と介護ニーズを併せ持つ高齢者を対象とする医療機能と生活施設としての機能を兼ね備えた施設。
介護療養型医療施設*	病状の安定した長期療養患者に対して療養病床等を有する医療機関で療養上の管理，看護，医学的管理下での介護，機能訓練等必要な医療を行う。

＊令和 5 年度末までの廃止が決定されており，介護医療院等への移行が進められている。

訪問介護（ホームヘルプ）

要介護者の摂食，排泄，入浴を介助する身体介護と掃除，洗濯，調理などの家事援助が受けられる。医療行為でないため医師の指示は不要だが，介護福祉士またはホームヘルパーによる介護が保険給付の対象となる。

訪問看護

病状が安定期にあり，主治医が訪問看護の必要性を認めた者が対象となる老人訪問看護ステーションから派遣された看護師，准看護師により，療養上の世話や診療補助サービスが受けられる。

**認知症対応型共同生活介護
（グループホーム）**

中程度の認知症要介護高齢者が共同で生活し，家庭的な環境の中で食事などの生活援助を受けて症状の進行を抑え，健康的で満足感のある生活が送れるように支援する共同生活施設をさす。ゴールドプラン 21 では 2004 年までの整備目標を 3,200 ヵ所としていたが，2014 年 10 月末現在全国に 13,674 か所を超える施設が整備されており，約 20.7 万人の受給者がいる。

リハビリテーション，介護，看護を必要とする要介護者を対象とした施設である。開設状況は設置主体が医療法人によるものが多いが，2021 年 10 月現在の介護老人保健施設は 4,279 施設数，入所定員は約 37 万人（令和 3 年介護サービス施設事業所調査）となっており，介護老人福祉施設（定員 58.6 万），介護療養型医療施設（定員 1.4 万），介護医療院（3.8 万）のいずれの施設も利用率は 85 ％を超えている。これらの介護保険施設の居住費用と食費については 2005 年 10 月より介護保険給付の対象外とされ自己負担となった。また，介護老人福祉施設への入居条件が要介護 3 以上に引き上げられた。2021 年度改正では高所得世帯の介護サービス費の自己負担限度額の引き上げや施設やショートステイ利用者の食費負担の引き上げが行われた。

その他，介護保険制度の改正では，2005（平成 17）年に，軽度の要介護者（要支援 1，2）に対する予防給付や対象外の自立高齢者を対象とした地域支援事業を導入した「介護予防」を重視した制度となり，2016（平成 28）年からは，介護予防・日常生活支援総合事業として実施されている。また，ひとり暮らし高齢者や認知症高齢者の増加に対応して市町村の地域性や地域事情に合わせた市町村独自のサービスとなる「地域密着型」サービスが創設され，地域密着型サービスには，小規模多機能居宅介護（日中の通所ケアを中心として利用者の様態や希望に応じて居宅への訪問や宿泊による夜間ケアを組み合わせたサービス）や夜間対応型訪問介護，認知症対応型共同生活介護（グループホーム）などが含まれる。

2021 年度介護保険事業状況報告によると，第 1 号被保険者（65 歳以上の者）は約 3,589 万人であり，要介護（支援）認定を受けた者は 690 万人（約 13 万人の第 2 号被保険者を含む）である。

11-3-3　認知症高齢者支援対策と介護予防・生活支援

認知症高齢者が尊厳を保ちながら，家族も安心して暮らせるために，

支援策のひとつの柱として，認知症対応型グループホーム＊の整備が進められ，介護保険における地域密着サービスの一つと位置づけられている。また国は2013（平成25）年に「認知症施策5カ年計画（オレンジプラン）」を策定し，標準的な認知症ケアのサービスの流れの普及，かかりつけ医による早期診断，早期対応の推進，その他，認知症介護の質的向上を図る目的から，高齢者認知症介護研究センターを中心とした，全国的な研究・研修体制の整備が進められてきた。さらに認知症への理解を深めるための普及・啓発の推進や容態に応じた適時・適切な医療・介護等の提供などを柱とした認知症施策推進総合戦略（新オレンジプラン）が2015（平成27）年から実施されている。

　介護保険制度の円滑な実施の観点から，高齢者が要介護状態になったり，ADL＊のさらなる低下を抑止すること（介護予防）や自立した生活の確保にとって必要な支援（生活支援）は，ゴールドプラン21の基本的な考え方でもある。この目的のため介護保険の給付対象とならないサービスを含め地域の実状に合わせたサービス提供ができるように市町村が実施する介護予防教室，生活習慣病予防のための運動指導事業，高齢者のひきこもり対策，在宅高齢者を対象とした配食サービスの支援や，高齢者の在宅での生活を支援する観点から，居宅と通所型サービス施設や医療機関との間の送迎サービスや日常生活上の援助を行う軽度生活援助などの事業を支援するものとして介護予防・生活支援事業が1999（平成11）年に創設され，事業内容の拡充もすすめられ，2003（平成15）年には，介護予防・地域支え合い事業に名称が変更，さらには2006（平成18）年度からは介護保険法の地域支援事業や任意事業として位置づけられ展開されてきたが，2016（平成28）年4月からは介護予防・日常生活支援総合事業として実施されている。

ADL（Activity of Daily Living）

日常生活動作と訳される。日常生活を送るために必要な基本的な動作能力をあらわす。具体的には食事，着脱衣，移動，入浴，排せつなどの動作能力をさす。

11-4　地域保健

11-4-1　保健行政と地域保健活動

　わが国の保健行政は，一般衛生と労働衛生に関する行政を厚生労働省が担当し，学校保健に係わる行政は文部科学省，さらに環境対策などの環境行政は環境省が担当している。

　一般衛生行政の体系は，国（厚生労働省）－都道府県（衛生主管部局）－保健所－市町村（衛生主管担当課係）となっており，保健所はこの体系によるものの他，政令市および東京都特別区においてはその衛生主管部局下に設置されているものとがある。地域住民のニーズの多様化などの

表 11–5　保健所の業務（地域保健法第 6 条）

① 地域保健に関する思想の普及・向上
② 人口動態統計・地域保健にかかわる統計
③ 栄養改善および食品衛生
④ 環境衛生（住宅，上下水道，廃棄物処理，清掃，その他）
⑤ 医事・薬事に関すること
⑥ 保健師に関すること
⑦ 公共医療事業の向上・増進
⑧ 母性・乳幼児・老人の保健
⑨ 歯科保健
⑩ 精神保健
⑪ 治療法が確立していない疾病・特殊疾病により，長期に療養を必要とする者の保健
⑫ エイズ・結核・性病・伝染病・その他の疾病予防
⑬ 衛生上の試験・検査
⑭ その他，地域住民の健康の保持増進

地域保健法

　従来の保健所法を改めて 1994（平成 6）年に地域保健法が制定され，1997（平成 7）年 4 月より施行されている。保健所の業務の一部を改正し，市町村保健センターの設置についての規定も含まれる。対人保健サービスの市町村への委譲に関連して，母子保健法，精神保健及び精神障害者福祉に関する法律（通称，精神保健福祉法），栄養改善法（11 — 7 — 3　健康増進法参照）なども改正された。

　背景を受け，地域保健の新たな体系を構築するとして 1994（平成 6）年に地域保健法*が制定された。以来，保健所の集約化が進み 2023（令和 5）年 4 月現在，全国に 468 の保健所が設置されている。保健所は地域の公衆衛生の向上および増進を図ることを目的としており，表 11 − 5 に掲げた事項に関する指導および必要な事業を行っている。2023（令和 5）年の新型コロナウイルス感染症の流行時には相談，患者対応等の感染拡大の防止に向けた業務を担い，その体制強化が課題となっている。保健所には医師，歯科医師，薬剤師，獣医師，臨床検査技師，管理栄養士や保健師などの専門職者が配置され業務を担当している。

　さらに，健康管理活動のより実務的な面である各種の保健指導や健康相談，老人保健事業などの対人保健サービスは地域保健法に基づいて設置されている市町村保健センターを拠点として実施されている。

　この他の衛生行政機関としては，衛生研究所や公害研究所などの試験研究機関が設置されている。また，健康増進を目的とした運動型施設や温泉を利用した温泉型健康増進施設が厚生労働省の認定施設として設置されている。

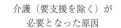

介護（要支援を除く）が
必要となった原因

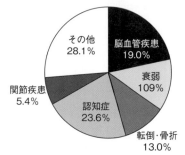

脳血管疾患 19.0%
衰弱 109%
認知症 23.6%
転倒・骨折 13.0%
関節疾患 5.4%
その他 28.1%

厚生労働省「国民生活基礎調査（2022）」

11–5　高齢者保健

11-5-1　高齢者の現状

　わが国の 65 歳以上の人口（老年人口）は約 3,623 万人を越え，総人口に占める割合（老年人口割合）が 29.1 %（2022 年 9 月）となった。後期老年人口（75 歳以上の人口）も約 2,005 万人となり，何らかの生活上の支援や介護を必要とする高齢者は増加の一途にある。脳血管疾患

や骨折などを原因とする寝たきり高齢者は，2025 年には約 230 万人に達すると推計されている。また，認知症高齢者は，厚生労働省の 2012（平成 24）年の推計で 462 万人，2025 年には約 700 万人を超えると推計されている。

11-5-2　高齢者の保健医療・福祉対策

わが国の高齢者を対象とした保健医療および福祉対策は，高齢者の医療の確保に関する法律，介護保険法，老人福祉法の法規に基いて実施されている（図 11-4）。さまざまな保健事業と医療に関しては 1982（昭和 57）年に制定された老人保健法によって，「老後の健康の保持と適切な医療の確保による疾病予防，治療，機能訓練等の実施による国民保健の向上と老人福祉の増進を図ること」を目的として総合的かつ体系的なサービスが実施されてきたが，平成 20 年 4 月に「高齢者の医療の確保に関する法律」に改正され，保健事業等は引き継がれた。健診のうち基

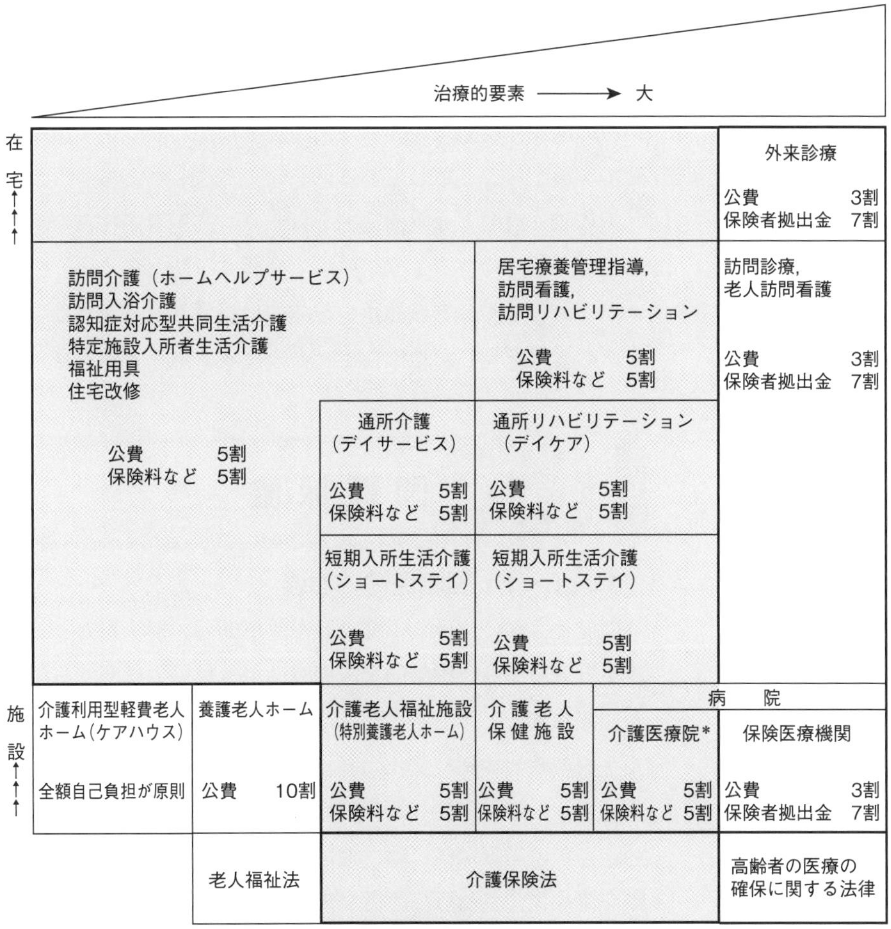

*介護療養型医療施設からの転換が進んでいる。

図 11-4　老人保健福祉サービスの体系

本健康診査は，生活習慣病予防に着目した特定健診・特定保健指導に，また骨粗鬆症，歯周疾患，肝炎ウイルス検診はがん検診と合わせて市町村の健康増進事業（健康増進法）に位置付けられており，また医療事業については75歳以上を対象とした後期高齢者医療制度として実施されている。

11-5-3　医療・介護分野の改革

2013（平成25）年に社会保障制度国民会議報告書にまとめられた医療と介護分野の改革では，病院の病床機能の再編を含めた医療施設，介護施設さらには在宅医療・介護の仕組みづくりとその充実が医療・介護制度の改革の方向性として示された。2014（平成26）年には，持続可能な社会保障制度の確立を図り改革を進めるために，地域包括ケアシステムの構築を通じて地域における医療と介護の総合的な確保を推進してゆくための医療介護総合確保推進法が制定された。これに従って医療法が改正され，医療機関は病床の担う医療機能の現状と今後の方向を都道府県に報告することが義務付けられ（病床機能報告制度），また都道府県はそれらに基づいて2025年の二次医療圏ごとの必要病床数を含めた地域の医療体制を策定された地域医療構想に基づいて医療計画に反映させて実現することとしている。

その際，医療と介護の連携をはかり，高齢者が住みなれた地域で安心して暮らしていけるよう，医療，介護，予防，住まい，生活支援サービスが切れ目なく，有機的かつ一体的に提供されるよう地域包括ケアシステムの構築を通した地域共生社会を実現することが急務となっている。

11-6　国際保健

11-6-1　国際保健の意義

開発途上国における保健課題や医療問題の解決にとって先進国の協力は不可欠であり，国際的な医療援助や保健協力に関する学問的な体系化が国際保健として位置づけられてきた。こうした国際協力の実施には，相手国の政治体制や文化，経済，宗教などさまざまな要素を考慮する必要があり，単に保健・医療関係者による協力だけで成立するものではない。さらに国際保健には，他国との交流をとおして自国の向上を図る国際交流も包含される。急激な世界情勢の変化の中で，人口問題，環境問題，感染症対策など，国際的視野と地球規模での取り組みが必要とされる中，国際保健の役割を理解し，実践することの重要性は高まってい

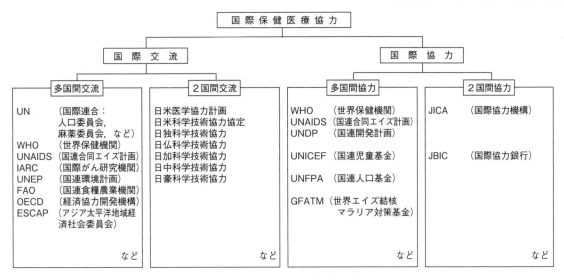

図 11-5　国際保健医療協力の状況

る。

11-6-2　国際保健医療協力

　国際保健医療協力は，図11-5に示したように，行政上の調整，技術・情報の交換，人的交流などによって自国の向上を目的とする「国際交流」と開発途上国に対する人・物・技術の提供によって，相手国の向上を目的とする「国際協力」に大別される。

　わが国の国際交流は，国際連合（UN）や世界保健機関（WHO），経済協力開発機構（OECD）などの国際機関活動を通した多国間交流と，アメリカなど特定国との二国間交流からなっている。また，国際協力についても，WHO や国際労働機関（ILO）*，国連児童基金（UNICEF）などの国際機関を介して行う多国間協力と，国際協力機構（JICA）などの活動を主体とした二国間協力が行われている。国際協力は，技術協力と経済協力の形で行われ，経済協力では政府開発援助（ODA）などにより行われている。

　また，非政府組織である民間の援助団体（NGO；Non-Governmental Organization）がおこなう国際協力活動は規模は小さく受益者は限られているが，きめ細やかな対応ができるなどの特徴から，政府開発援助を補完するものとしてその重要性は増している。また，民間非営利団体（NPO；Non-Profit Organization）は，その活動目的の非営利性や公益性から位置付けられた団体であり，わが国では NPO 法（1998年）によって規定された特定目的のひとつに「保健，医療，又は福祉の増進」があげられている。NGO は，基本的には非営利団体であることから，NPO であるが，国際協力分野では NPO を NGO とよぶことが多く，代

＊国際労働機関（ILO）は全世界の労働者の労働条件を改善し，生活水準の改善を目的とする国連の専門機関のひとつである。各国の労働立法や労働時間，賃金，保健衛生に関する勧告や指導を行っている。

表的な国際協力組織としては，赤十字国際委員会や国境なき医師団，世界精神連盟などがある。

11-6-3　世界保健機関
（WHO：World Health Organization）

1946 年ニューヨークで開催された国際保健会議で，すべての国民の健康は世界平和と安全のための基礎であり，その達成と維持のためには国家間の連携協調が不可欠であるという認識に立って世界保健機関憲章（WHO 憲章）が宣言され，これに基づき 1948（昭和 23）年に WHO（本部はジュネーブに設置）が設立された。日本は 1951（昭和 26）年に加盟国となり，毎年 5 月には総会が開催され，総会が選出した 34 か国が推薦した理事によって構成される執行理事会において総会で決定された政策が実施される。

WHO は 1978（昭和 53）年のアルマ・アタ宣言において，"西暦 2000 年までにすべての人々に健康を（health for all by the year 2000；HFA）" というスローガンを打ち出し，健康確保の方策としてプライマリヘルスケア（PHC）*を基本戦略として掲げて活動してきた。また，1986（昭和 61）年のオタワ憲章では，すべての政策を健康の視点から見直し，積極的な健康増進の方策として「人々が自らの健康をコントロールし，改善することができるようにするプロセス」と定義されたヘルスプロモーションの理念を打ち出した（巻末資料参照）。

現在，WHO が重要課題と位置づけて行っている主な活動としては，開発途上国を中心とした HIV/AIDS 対策，結核対策，マラリア対策，たばこ対策の他，食品保健に関してはこれまでに食品添加物，残留農薬，遺伝子組換え食品の安全性に関する検討を FAO（食料農業機関）との合同専門家会議において行ってきた。また，2020 年の新型コロナウイルス（COVID-19）のパンデミックに対して情報発信，研究開発などを通したアクションを続けている。

11-6-4　国際連合食糧農業機関
（FAO：Food and Agriculture Organization）

1945 年に設立された国際連合食糧農業機関（FAO）は，世界の人々の栄養と生活水準の向上，農業の生産性の向上，農村に生活する人々の生活条件の改善を目的として活動する国連の中の専門機関である。世界諸国の食糧の需給や消費動向に関する調査もおこなっている。近年の動きとしては，2009（平成 21）年，FAO の主催する「世界食糧安全保障サミット」がローマで開催され，国際社会の農業への更なる投資と飢餓

＊ WHO の提唱する PHC の具体的な業務には，当面の保健問題とその予防・対策に関する教育，食糧の供給と適正な栄養摂取の推進，安全な水の十分な供給と基本的な環境衛生，主要な伝染病に対する予防接種，地方流行病の予防と対策，一般的な疾病障害の適切な処置，必須医薬品の準備があげられている。

撲滅の早期実現への公約が表明され，182 か国以上の首脳・閣僚が一堂に会して，飢餓と闘うための取組強化について討議された。

11-6-5　国際連合児童基金
（UNICEF：United Nations Children's Fund）

　ユニセフ（国際連合児童基金）は，1989（平成元）年，児童の権利に関する条約に基づいた子どもの権利の保護や，基本的ニーズの充足，潜在的能力を引き出すための機会拡大などを使命として多国間協力として活動を行っている。UNICEF の主な保健活動としては，予防接種の普及，栄養指導員の養成などを通じた栄養改善の支援などがある。

11-7　保健・医療・福祉の関連法規

11-7-1　衛生法規の種類

　衛生法規とは憲法第 25 条の理念に基づき，国民の健康の保持・増進をはかる目的から進められる衛生行政の根拠となる法規の総称である。衛生法規には，表 11-6 に示した一般衛生行政法規の他，特別な衛生行政法規として，環境汚染や公害関連法規（環境基本法や大気汚染防止法など），学校保健関係法規（学校保健安全法や学校給食法など），労働衛生関係法規（労働基準法や労働安全衛生法など），その他の関連法規（生活保護法や健康保険法など）がある。

表 11-6　衛生法規の分類

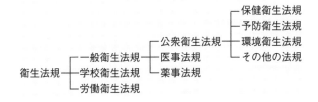

11-7-2　一般衛生行政法規

　医事法規は，国民の医療確保のため，医療関係者の資格と業務を定めたもの，また医療機関の施設や設備，運営について規定した法規である。医療法，医師法，歯科医師法，保健師助産師看護師法などがある。

　薬事法規は，医薬品や医療器具などの国民の衛生上規制を必要とする物品の製造，販売，輸入などの規制，薬品取扱者の資格，免許に関することなどを規定した法規である。薬事法，薬剤師法，麻薬取締法，毒物・劇物取締法などがある。

保健衛生法規は，国民の健康の保持・増進を目的とした種々の施策に関する法規であり，地域保健法，母子保健法，高齢者の医療の確保に関する法律，精神保健および精神障害者福祉に関する法などがある。

さらに特定の疾病を予防することを目的とした予防衛生法規には，感染症予防・医療法，予防接種法などがあり，環境衛生法規には食品衛生法や調理師法，畜産衛生に関する法規などがある。

11-7-3 栄養関連法規

栄養関連法規には，健康増進法（旧栄養改善法を含む），栄養士法，調理師法などがあるが，その他，学校給食法や地域保健法の中でも栄養に関する事項が設けられている。

（1）栄養士法

栄養士に関する身分とその業務については，国民栄養に対する指導の統一と徹底を図る目的から 1947（昭和 22）年に制定された「栄養士法」において定められており，栄養士とは厚生労働大臣の指定した養成施設を卒業し，都道府県知事の免許を受け，栄養士の名称を用いて栄養指導を行うことを業とする者をさす。栄養士法は 1962（昭和 37）年に，管理栄養士制度が設けられたことにより改正され，さらに 1985（昭和 60）年には栄養士試験の廃止により養成施設を卒業した者のみに栄養士免許*が与えられ，管理栄養士は管理栄養士国家試験（図 11-7）に合格した者のみ登録できることなどの改正がなされた。さらに 2000（平成 12）年には，管理栄養士の位置付けとして，傷病者に対する療養のため必要な栄養の指導や個人の身体の状況，栄養状態などに応じた高度の専門知識および技術を要する健康の保持増進のための栄養の指導などを行う職とし，① 多様な専門領域に関する基本となる能力養成，② 必要とされる知識，技能，態度，考え方の基本的能力の養成，③ チーム医療における他職種や患者とのコミュニケーション能力の養成，④ 公衆衛生の理解と保健・医療・福祉・介護システムの中でのマネージメント能力の

*栄養士免許は厚生労働大臣の指定した栄養士の養成施設において 2 年以上栄養士として必要な知識および技能を修得した者に対して都道府県知事から交付される。

管理栄養士国家試験受験資格

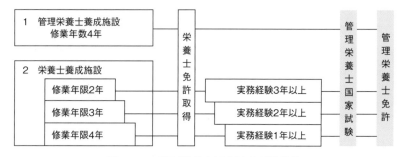

図 11-6　管理栄養士国家試験受験資格

養成，⑤健康の保持増進，疾病の1〜3次予防のための栄養指導を行う能力養成が基本的な考え方として示された改正がされた（2002（平成14）年施行）。

（2）健康増進法

2003（平成15）年5月より施行された健康増進法では，国民の健康の増進の総合的な推進に関して基本的な事項を定め，そのための措置を講じて国民保健の向上を図ることが謳われている。本法第10条から第15条には，国民健康・栄養調査*が規定されており，この調査は国民の栄養状態を把握し，健康と体力の保持増進を図るとともに，栄養改善思想を高めることを目的として1952（昭和27）年に制定された栄養改善法の国民栄養調査を拡充し，引き継ぐものである。このほか栄養改善法に規定されていた，市町村による栄養相談や都道府県による専門的栄養指導の実施についても，栄養改善その他の生活習慣の改善に関する事項の相談・保健指導（市町村），および専門的な栄養指導などの保健指導と規定が拡充された。さらに従来の集団給食施設における栄養管理，栄養指導員制度，特殊栄養食品の使用および製造の指導などについても，特定給食施設*における栄養管理に関する規定として継承されている。

（3）調理師法

調理師の身分と責務を明らかとし，調理の業務に従事する者の資質を向上させることによって調理技術の発達を図り，国民の食生活の向上に資することを目的として1958（昭和33）年に制定された。調理師免許は厚生労働大臣の指定した調理師養成施設において1年以上必要な知識および技能を修得した者または都道府県知事の行う調理師試験に合格した者に交付される。

（4）地域保健法

1995（平成7）年4月より施行された地域保健法では，保健所を地域保健の広域的，専門的，技術的拠点とし，機能強化が図られた。地域保健法第6条に規定されて保健所の事業の中には，栄養改善と食品衛生が含まれる（表11-5参照）。

国民健康・栄養調査

健康増進法に規定された国民健康・栄養調査は，これまでの栄養改善法における国民栄養調査を拡充し実施されるものである。これまで，国民栄養調査は国民の栄養状態を知り，栄養改善に役立てる基礎資料として健康状態と栄養摂取量を明らかにする目的から，毎年，全国から無作為抽出した300地区（約6,000世帯，約18,000人）の世帯員を対象として実施されている。調査項目は，栄養摂取状況の他，身体状況調査（身長・体重の計測，血圧測定，血液検査，歩数，問診（服薬状況，運動）），食生活調査があり，主として医師，栄養士，保健師など任命を受けた国民栄養調査員が行っている。

継続して特定かつ多数の人に食事を供給する施設のうち栄養管理が必要なものとして健康増進法第20条に規定されるものをさす。さらに健康増進法施行細則によって，1回100食以上，または1日250食以上の食事を供給する施設を特定給食施設という。都道府県知事の指定する施設では管理栄養士の必置が定められており，それ以外の特定給食施設においても栄養士か管理栄養士を設置するように努めることが定められている。

参考図書

1）『厚生の指標　増刊　国民衛生の動向 2023/2024 年』，2023 年 70 巻 9 号　厚生労働統計協会.

2）小山洋（監修），辻一郎・上島通浩編，『シンプル衛生公衆衛生学　2023』，南江堂.

公衆衛生の歴史

世　界	
BC3000年頃	エジプト文明はミイラをつくる防腐と殺菌の技術を持っていた。また排水灌漑用の溝をつくり、古代ローマには上下水道や浴場なども施設したことが知られている。
BC1500年頃	インド文明は、糖尿病、結核の詳細な病状の記述を残し、マラリアは蚊に刺されて起こることも書かれている。
BC5世紀	ギリシャのヒポクラテス（Hippocrates, B.C460～370頃）が「空気・水・場所」を著す。
	ギリシャ人の医師ガレヌス（C.Galenus, 130～200年）は医学と自然科学に関する多数の著作をあらわした。
	ローマ時代にはフロンティヌス（Fronteinusu）が「ローマの水道」で公衆衛生事業の開発と行政の組織化を述べた。
中世	十字軍の遠征や交易により世界的にペスト（黒死病）が流行し、1400年までに世界中で1億人近くが死亡した。
	Avicennna（980～1037）が医学正典で疾病予防法を述べコーラン経典は衛生法規を信徒の義務とした。
	Freidrich2世が不潔物除去法，市街清掃法，建築衛生法をつくった。
1492年	コロンブス（C.Columbus）による南北アメリカとの交流は、じゃがいもやたばこなどを広めたが、同時に梅毒，結核，天然痘なども広めた。
1596年	中国では「本草綱目全52巻」が刊行された。
近世	イタリアではギリシャ神話の健康の女神Hygieiaを衛生の意味の語源とした。
1700年頃	イタリア人のラマッチーニ（B.Ramazzini, 1633～1714）は「働く人々の病気（職業病，職工の疾病とその予防などともいう）」を書いた。これが予防医学の基礎的教科書となった。
	イギリスではJ.Grand（1620～1674）が「死亡表に関する諸観察（1622）」を示し、衛生公衆衛生学の萌芽をみた。
	エドワード・ジェンナー　E.Jenner（1749～1823）がワクチンを発見。牛痘接種法（1798）は近代へ新しい橋を架けた。
	ドイツではJ.P.Frank（1745～1821）の「完全なる医事警察体系（1779～1817）」が現代性衛生学の基礎となった。
	B.C.Faust（1744～1842）の「衛生教育問題集（1794）」は各語に訳されて普及した。
1786年	ハイデルベルグ大学に社会医学系（衛生学・法医学）講座がおかれた。
	フランスではM.Jero（1971）が国立衛生会館をつくることを、N.Lrespanior（1790）は出産・死亡を届出制度として健康を統計的に管理することと、各県の医学的地誌をつくることを提案した。
	フランス9市に衛生学校ができ、衛生学会が創設された（1796）。
1760年産業革命～ 1830年	イギリスでは繁栄の反面、都市の急激な工業化と人口流入による生活環境の悪化、伝染病の流行、都市スラムの拡大、貧困と犯罪をもたらした。
1810年	フランスでは労働立法ができ、健康保険組合法が成立した。
1822年	「衛生・公衆衛生・法医学年報」が世界最初の衛生学専門雑誌として創刊した。
1833年	1832年，1847年コレラが流行。イギリスで「工場法」が制定された。
	S.Smith（1788～1861）が「貧民間の予防可能な病気と死亡」を著す。彼の「健康の哲学（1835）」は生理学を健康法の基礎とした。
1848年	チャドウイック（E.Chadwick, 1800～1875）とサイモン（J.Simon）は公衆衛生法と救貧法を成立させ、「健全な町協議会」を発足させ、伝染病の大流行を食い止めることに成功した。
1867年	ドイツ自然科学者会に衛生学分科会がおかれ、1868年にはドイツ公衆衛生学雑誌が創刊された。
1875年	改正公衆衛生法はその後60年間イギリスの公衆衛生の憲章となった。
1876年	ベルリンに国立衛生院がおかれた。
	ロベルト・コッホ　R.Koch（1843～1910）　炭疽菌芽胞発見
1878年	ロベルト・コッホ　R.Koch　破傷風菌発見
1879年	アルベルト・ナイサー　A.Neisser　淋菌発見
1880年	シャルル・ルイ・アルフォンス・ラブラン　A.Laveran　マラリア病原体発見
	ルイ・パスツール　L.Pasteur　ワクチンの予防接種を開発
	カール・エーベルト　K.Eberth　チフス菌発見
1881年	パスツール Pasteur とステーンバーグ　Sternberg により肺炎球菌が分離される。
1882年	ロベルト・コッホ　R.Koch　結核菌発見
1883年	オットー・フォン・ビスマルク　Bismark（1821～1898）は疾病保険法をつくった。また、1884年には災害保険法をつくって社会保険法の先駆となった。
1884年	フリードリヒ・レフレル　F.A.Loeffler　ジフテリア菌発見
	A.Fraenkel と　Weichselbaum　によって肺炎の病原菌であることが明らかにされた。
1885年	ルイ・パスツール　狂犬病予防

1887年	オーストラリア人の病理学者・細菌学者　Anton Weichselbaum　流行性脳髄膜炎菌 発見
1890年	北里柴三郎が破傷風血清療法を開発
	ロベルト・コッホ　R.Koch　　ツベルクリン創製
1894年	北里柴三郎、アレクサンダー・イェルサン　Yersin　がほぼ同時期にペスト菌発見
1895年	ヴィルヘルム・レントゲン　W.C.Rentgen　X線発見
1897年	志賀潔、赤痢菌発見
1898年	ピエール・キュリー、マリ・キュリー夫妻　P.a.M.Curie　ラジウム発見
1914年	アメリカでは公衆衛生協会が労働衛生部門を設けた。E.Seydenstrickerは「健康と環境（1933）」で社会医学の必要性を説いた。
1919年第一次世界大戦の終	ベルサイユ講和会議　ILO（国際労働機関）が組織された。
1923年	ヨーロッパの社会医学の先駆者　Rene　Sandは「社会医学の原理」を著した。
1939年～1945年第二次世界大戦	
1948年7月	WHO（世界保健機構）がスイスに創設された。
1975年	ワシントン条約 発効　1980年日本が締約国となる。
1975年	ラムサール条約　日本国内では1980年に発行
1978年	アルマアタ宣言　プライマリ・ヘルスケア（PHC）の大切さを明確にした最初の国際宣言
1986年	オタワ宣言　WHOにより作成された健康づくりについての憲章
1989年	モントリオール議定書　日本は1988年に加入
1992年	バーゼル条約　日本は1992年に国内法（通称バーゼル法）を制定し1993年に加盟
1997年	京都議定書
2004年	鳥インフルエンザ：WHO・FAO・OELは共同声明として「世界的な流行を引き起こす非常に危険な人間の伝染病に変異する可能性がある」と発表した。

日　本	
西暦737年(天平9年)	痘瘡の大流行
平安時代	日本最古の医書「医心方30巻」　丹波康頼（912～995）
1713年(生徳3年)	「養生訓」貝原益軒（1630～1714）
1774年(安永3年)	「解体新書」杉田玄白
1798年(寛政8年)	幕府は医学館に痘科をつくり、池田瑞仙を教授とした。
1815年(文化12年)	「蘭学事始」杉田玄白
1861年(文久元年)	幕府は神田に種痘所をおいた。これはのち西洋医学所となり東京帝国大学医学部となった。
1873年(明治6年)	文部省に医務局が設けられ、長与専斉（1833～1902）が局長となり翌年種痘法を公布。「衛生」という言葉は長与専斉がドイツ語を中国古典にある「衛生」と訳したことに始まる。
1877年(明治10年)	コレラが侵入し、蔓延する。それ以来日本の公衆衛生活動のはじまりといえる。
1879年(明治12年)	海港伝染病予防規則　制定
1890年(明治23年)	水道条例　制定
1892年(明治25年)	大日本私立衛生会が伝染病研究所を設け、北里柴三郎（1952～1931）が所長となり病原微生物の研究と教育に当たった。
1897年(明治30年)	伝染病予防法　制定
1899年(明治32年)	海港検疫法　制定
1899年(明治32年)	「国家衛生原理」後藤新平（1857～1929）
1899年(明治32年)	花柳病予防法　公布
1900年(明治33年)	汚物清掃法、下水道法、飲食物その他の取り締まりに関する法律の制定
1907年(明治40年)	癩（らい）予防二関スル件　公布
1909年(明治42年)	種痘法　公布
1911年(明治44年)	工場法　制定（女子と16歳未満の者の労働時間を12時間以内に規制）
1913年(大正2年)	精神病院法
1919年(大正8年)	トラホーム予防法、結核予防法　公布
1922年(大正11年)	健康保険法および簡易生命保険法の制定
1923年(大正12年)	工場労働者最低年齢法
1929年(昭和4年)	救護法，工場危害予防および衛生規制の制定
1931年(昭和6年)	寄生虫予防法、労働者災害扶助法　公布
1937年(昭和12年)	結核予防法改正と保健所法、母子保健法の制定
1938年(昭和13年)	厚生省、公衆衛生院　設置
1939年(昭和14年)	職員健康保険法、船員保険法　制定
1940年(昭和15年)	国民体力法、国民優生法　制定

1941 年(昭和 16 年)	医療保護法、保健婦規則　制定
1942 年(昭和 17 年)	母子保健の強化策として妊産婦手帳制ができた。
1945 年(昭和 20 年)	第二次世界大戦（1939 ～ 1945）終戦、労働組合法　公布
1945 年(昭和 20 年)	労働組合法　公布
1946 年(昭和 21 年)	日本国憲法　公布（第25条で健康を守る国民の権利とそれに対する国の責任を明確に規定した。）
1947 年(昭和 22 年)	労働基準法　施行
1947 年(昭和 22 年)	（新）保健所法　制定
1947 年(昭和 22 年)	児童福祉法　制定
1947 年(昭和 22 年)	食品衛生法　制定
1948 年(昭和 23 年)	医療法 制定
1948 年(昭和 23 年)	各都道府県に公衆衛生所管の衛生部　設置。予防接種法、優生保護法、性病予防法　制定
1950 年(昭和 25 年)	狂犬病予防法　制定
1950 年(昭和 25 年)	精神衛生法 制定
1951 年(昭和 26 年)	検疫法　制定
1954 年(昭和 29 年)	清掃法　制定
1953 年(昭和 28 年)	水俣病が発生、らい予防法　制定
1954 年(昭和 29 年)	学校給食法　制定
1961 年(昭和 36 年)	WHO に加盟
1965 年(昭和 40 年)	母子保健法　制定
1967 年(昭和 42 年)	公害対策基本法　制定
1968 年(昭和 43 年)	消費者基本法　制定
1971 年(昭和 46 年)	環境庁　設置
1972 年(昭和 47 年)	労働安全衛生法　制定
1975 年(昭和 50 年)	作業環境測定法　制定
1982 年(昭和 57 年)	老人保健法　制定
1993 年(平成 5 年)	環境基本法　制定
1994 年(平成 6 年)	地域保健法（保健所法の新名称）　制定
1995 年(平成 7 年)	精神保健福祉法　制定
1996 年(平成 8 年)	らい予防法　廃止
1998 年(平成 10 年)	感染症法　制定　（伝染病予防法、性病予防法、エイズ予防法廃止）
1999 年(平成 9 年)	介護保険法　制定
2001 年(平成 13 年)	環境庁、厚生省がそれぞれ　環境省、厚生労働省　に変更
2002 年(平成 14 年)	健康増進法　制定
2003 年(平成 15 年)	たばこ規制枠組み条約を WHO で採択。日本は平成 16 年に批准。
2003 年(平成 15 年)	食品安全基本法　施行
2005 年(平成 17 年)	食育基本法　制定
2005 年(平成 17 年)	障害者自立支援法　施行
2006 年(平成 18 年)	高齢者医療確保法を老人保健法を改正して制定
2006 年(平成 18 年)	がん対策基本法　制定
2008 年(平成 20 年)	後期高齢者医療制度　創設

参考文献

1）安倍三史・高桑栄松編：『新衛生公衆衛生学』，南山堂（1979）

2）鈴木庄亮・久道　茂監修，辻　一郎・小山　洋編：『シンプル衛生公衆衛生学2010』，南江堂（2010）

3）藤原元典・渡辺厳一・高桑栄松監修：『総合衛生公衆衛生学-下巻』，南江堂（1985）

4）辻　達彦：『基礎公衆衛生学』，朝倉書店（1973）

5）国民衛生の動向（2014/2015）

資　　料

1　アルマ・アタ宣言

（1）本会議では，健康について，以下のように強く再認識する。健康とは身体的精神的社会的に完全に良好な状態であり単に疾病のない状態や病弱でないことではない。健康は基本的人権の一つであり，可能な限り高度な健康水準を達成することは最も重要な世界全体の社会目標である。その実現には保健分野のみでなく他の多くの社会的経済的分野からの行動が必要である。

（2）人々の健康に関してとりわけ先進国と発展途上国の間に存在する大きな不平等は国内での不平等と同様に政治的社会的経済的に容認できないものである。それ故すべての国に共通の関心事である。

（3）「新国際経済秩序」に基づいた経済社会開発はすべての人々の健康を可能な限り達成し先進国と発展途上国の健康状態の格差を縮小するために基本的の重要なことである。人々の健康を増進させ保護することは持続した経済的社会的発展に欠くことのできないものでありまたより良い生活の質と世界平和とに貢献するものである。

（4）人々は個人または集団として自らの保健医療の立案と実施に参加する権利と義務を有する。

（5）政府は国民の健康に責任を負っているがこれは適切な保健及び社会政策の保証があってはじめて実現される。政府国際機関およびすべての国際社会の今後数十年の主要な社会目標は西暦2000年までに世界中のすべての人々が社会的経済的に生産的な生活を送ることができるような健康状態を達成することである。PHCは開発の一環として社会正義の精神に則りこの目標を達成するための鍵である。

（6）PHCとは，実践的で，科学的に有効で，社会に受容されうる手段と技術に基づいた，欠くことのできない保健活動のことである。これは，自助と自決の精神に則り，地域社会または国家が開発の程度に応じて負担可能な費用の範囲で，地域社会のすべての個人や家族の全面的な参加があって，はじめて

彼（女）らが広く享受できうるものとなる。PHCは国家の保健システムの中心的機能と主要な部分を構成するが，保健システムだけでなく，地域社会の全体的な社会経済開発の一部でもある。PHCは，国家保健システムと個人，家族，地域社会とが最初に接するレベルであって，人々が生活し労働する場所になるべく接近して保健サービスを提供する，継続的な保健活動の過程の第一段階を構成する。

（7）PHCは，

A　国家と地域社会の経済状態と社会文化的および政治的特徴を配慮するものであり，かつ，そこから進展する。その基盤は，関連する社会的，生物医学的，保健サービス上の研究成果の応用と公衆衛生の経験にある。

B　地域社会における主要な健康問題を対象とする。それは，健康増進，予防，治療，社会復帰のサービスを適宜提供することであり，したがって，

C　少なくとも次のものを含む・・・・主要な保健問題とその予防・対策に関する教育，食糧供給の促進と適切な栄養，安全な水の十分な供給と基本的な衛生措置，家族計画を含む母子保健，主要な感染症の予防接種，風土病の予防と対策，日常的な疾患と外傷の適切な処置，必須医薬品の供給。

D　保健分野に加えて，国家や地域の開発，とくに農業，畜産，食料，工業，教育，住宅，公共事業，通信，その他すべての関連した分野を含み，これらすべての分野の共同した努力が必要である。

E　地域，国家，その他の利用可能な資源を最大限利用し，地域社会と地域住民が最大限の自助努力を行い，PHCの計画，組織化，実施，管理に参加することが重要であり，これを推進する。そして，この目標のために，適切な教育を通じて地域住民がこれに参加する能力を開発する。

F　統合的で機能的な相互支援の体制によって維持されなければならない。そのことによりすべての

人々を対象とする包括的な保健を継続的に改善し，もっとも必要とされている人々を最優先する。

　G　地域や後方支援レベルにおいても，保健医療チームとして働くために，また地域社会が求める保健ニーズに応えるために，社会的にも技術的にも適格に訓練された保健ワーカー，すなわち，医師，看護婦，助産婦，補助要員，可能であれば地域ワーカーや，必要によっては伝統治療師たちの力を必要とする。

　(8)　すべての政府は，PHCを，他の部門と協力し，包括的国家保健システムの一部として着手し維持していくために，国家の政策，戦略，および行動計画を作成すべきである。この目的のために政治的意思を実行し，国内資源を動員し，利用可能な外部資源を合理的に活用することが必要である。

　(9)　すべての国々は，すべての人々にPHCを保証するために，パートナーシップと奉仕の精神で協力すべきである。一国の保健目標が達成された場合，これは，他のあらゆる国に直接に影響し，恩恵を与えるのであるから。これに関連して，PHCに関するユニセフとWHOの合同報告書は，全世界でのPHCの将来の発展と実施に向け，確固とした基礎となる。

　(10)　現在かなりの部分が軍備と軍事紛争に使われている世界の資源を，十分にかつよりよく利用すれば，世界中のすべての人々の健康水準は西暦2000年までに十分達成可能となろう。独立，平和，緊張緩和，軍縮への真の政策は，平和的目的，とくに社会経済開発の促進のために適切に活用されるさらなる資源を生み出すことができるであろうし，また，そうすべきである。その中で，PHCは，必要不可欠な要素として，資源が適切に割り当てられるべきである。

　「PHCに関する国際会議」は，技術協力の精神のもと，「新国際経済秩序」と歩調を合わせ，全世界，とくに発展途上国においてPHCを発展させ，実施するための緊急かつ効果的な国家的および国際的な活動を要請する。本会議は，政府，WHOとユニセフ，その他の国際機関，二国間および多国間の援助機関，NGO，資金援助団体，すべての保健ワーカー，および全世界の国々に対して，PHCを推進するための国家的，国際的行動を支援し，とくに発展途上国において，PHCへの技術的，財政的支援を拡大するための方策の道を開くよう要請する。本会議は上述の全機関と全関係者に対して，本宣言の精神と内容に則ってPHCを導入，発展，維持していくための協力を求めるものである。

（池住義憲氏による日本語訳を参考にした）

2　オタワ憲章

　第1回健康増進会議（1986年11月21日，オタワ）はすべての人の健康を2000年までに達成するための行動計画をこの憲章によって提言する。この会議は主に世界中の新しい健康運動の期待の増大に応えるものである。議論は先進国の要求に焦点を当てているが，その他の国での同様の関心も考慮に入れている。アルマ・アタでのプライマリーヘルスケア宣言，すべての文書にとっての世界保健機関の健康に関する目標と世界保健機関会議での健康の相互行動に関する最近の議論を通じて蓄積された進歩を組み入れて作り上げる。

健康増進

　健康増進とは，人々が自身の健康を管理改善できることの過程である。身体的・精神的そして社会的に完全な生活状態に到達するために，個人ないしはグループは，強い願望を確立し実現し，要求を満たし，そして環境を改善し，それに対処しなければならない。したがって，健康とは生活の対象物ではなく，日々の人生の源とみなされる。健康は，身体的な能力とともに社会的個人的な源を強調する積極的な考え方である。したがって，健康増進は，単に健康部門の責任だけではなく，人生スタイルを超えて良い生活状態に至るものである。

健康にとっての前提

　健康にとっての基礎的条件と資源は，平和，援護，教育，食料，所得，安定した環境システム，持続可能な資源，社会正義と公正がある。
健康改善には，これらの基本的な前提において安定した基盤が必要である。

提　唱

　良い健康は社会的・経済的そして人の発展の源であり，人生の質の重用な側面である。政策的・社会

的・文化的・環境的そして行動と生物的な要因はすべて，健康を助けるか，もしくは害になる。健康増進活動は，健康のための提唱をとおして，これら条件を好ましいものにすることを目指す。

可能性への力

健康増進は健康における平等の達成に焦点を当てている。健康増進活動は現在の健康状況で格差を減らし，すべての人が健康でいられる最善の可能性を達成するために，同じ機会と資源を確保することを目標としている。これには，支援環境・情報へのアクセス・健康選択をする生活力量と機会に於いて確固とした基盤をも含む。これは，男女に等しく適用されなければならない。

仲介による達成

健康の前提条件や展望は，健康部門だけで確実なものにすることは不可能である。より重要なことは，健康増進では関連部門すべての協力が必要だということである：政府・健康とその他の社会経済的部門・非政府とボランティア組織・地域の専門家・企業とメディアによる協力。すべての階層の人々には，個人・家族そして地域が含まれる。健康遂行のための社会的な異なる関心を仲介して成立させるのが，専門的，社会的グループや健康職員の主たる責任である。健康増進の戦略と計画は，社会的・文化的そして経済的な組織の違いを考慮し，地域の要求と個々の国や地域の可能性に適合させねばならない。

健康増進活動媒介手段：

健康公的政策構築

健康増進はヘルスケアを超えたものである。すべての部門で，あらゆるレベル・決定がもたらす健康上の結果を自覚し健康に対する責任を受け入れる方向付けにおいて，新世代の政策立案者の下に健康を置く。健康増進政策は多種だが補足的な手段と結合していて，法律・財政規模・税制そして組織変更をも包含する。それは，健康・偉大な公正を育む所得と社会政策につながる協調活動である。健康増進政策では，健康公的政策の非健康部門での適用にとっての障害を確認しておく必要がある。目的は，より健康な選択を政策立案者にとってより容易な選択にもなるようにしなければならない。

支援環境創造

我々の社会は複雑で相互に関連されている。健康はその他の目標と関係なく考えることはできない。人々と彼等の状況との錯綜した結び付きが，健康への社会的環境的な取り組み方の基本を構成している。お互いにわれわれの地域と国について考慮するため，世界・国の，地域とコミュニティにとっても，総括的な原則を示すことは相互的な管理を推奨する上で必要です。世界の自然の資源の保存は，グローバルな責任として強調されなければならない。

生活・仕事・余暇のパターンを変更することは，健康に重要な衝撃を与える。仕事や余暇は人々にとって健康の源である。社会が仕事を組織する方法が，健康な社会を創造する。健康増進は，安全で刺激に満ち満足され享受できる生活と職場状況を生みだす。急速に変わる状況の健康への衝撃の組織立った評価が，特に技術・仕事・エネルギー製品と都会化社会の領域で，必須であり，公的な健康に有益であるとの確認をする活動に引き継がれなければならない。自然と作り上げられた環境の保護と自然資源の保存は，如何なる健康増進戦略においても，取り組まれなければならない。

地域活動強化

健康増進は，優先順位の設定・決定・戦略計画・より良い健康を達成するための手段提供のもと，実際的有効な地域活動を通じて達成する。地域の制御能力がこの核心にあり−彼等自身の所有者意識と自身の地域努力管理と運命を決定する力。地域の発展は，自助と社会支援を拡大し健康問題への公的参加と方向性を強化するための柔軟なシステムを発展するために，その地域の現存する人的と物的資源に頼る。これは，基金支援と同じように，全面的で持続する健康情報へのアクセスと格好の状況の学習を必要とする。

人々の力量の開発

健康増進は，健康情報・健康教育を提供し，そして生活力量を育むことを通して個人的社会的発展を支援する。そうすることによって，自身の健康と環境のより良い統治を学び，そして健康の助けとなる選択を行う上で，人々に入手可能な選択の幅を増大する。人々が，その段階のために自身に用意し，慢性の病気や障害に対処することを生涯を通じて学べることが，必須である。これは学校・家庭・仕事場と地域環境で助成されなければならない。活動は，教育・職業・商業的やボランティア団体を通し，そしてそれら制度自体の中で要求される。

再方向付けされた健康サービス

健康サービスでの健康増進の責任は，個人・地域

グループ・健康専門家・健康サービス機関そして政府の間で分担します。健康の追求に貢献するヘルスケア・システムに向けて伴に働かなくてはならない。健康部門の役割は，臨床的治療サービスを提供する責任以上に，健康増進の方向へますます移行しなければならない。健康サービスは，繊細で文化的要求を配慮した広い要求を受け入れる必要がある。この要求は個人と地域の健康な生活に必要なもので，健康部門と幅広い社会・政策・経済そして自然環境要素との間の接近手段を開発する。健康サービスの再方向付けには，専門教育と訓練と同等に，健康研究への強い関心を必要とする。これは健康サービスへの姿勢と組織化の変更に導き，全人としての個人のトータルな要求に焦点を合わせるようになる。

将来への提案

健康は，日々の生活の状況下で，人々によって創造され，生き続けられなくてはならない；そこで人々は学び，働き，遊びそして恋をする。自身と他者を気遣い，生活環境を決定し管理することができ，そして住んでいる社会が，すべての構成員による健康の達成ができるという状況を創造する保証があって，健康は作り上げられる。気遣いと全体像，そして生態環境は，健康増進の戦略を展開する上において，必須の問題である。したがって当然，健康増進活動の計画・手段・評価の各段階で，男女は同等なパートナーであるべきだと言うことを指針原則として取り込まなければならない。

健康増進への関与

この会議の参加者は，以下のことを固く誓う：

＊健康公的政策領域で活躍し，そしてあらゆる部門で健康と公正に明確で実際的な関与を提唱すること；

＊有害な製品・資源枯渇・不健康な生活状態と環境そして栄養状態の悪化・職業上の危険・家庭と安住の地への圧力に対抗すること；

＊社会内外の健康格差に対応し，社会の規則と実践によって作り出された健康上の不公正に取り組むこと；

＊人が健康の主たる源であることに同意すること；人々が，経済的やその他の手段を通じて，自身や家族と友達の健康を守るのを支援し，可能にすること；健康・生活状態と案寧に関しては，地域を基本的な影響力として認めること；

＊健康増進に向けての健康サービスと資源を再方向付けすること；そしてその他の部門・別の原則また，最も重要なこととして人々と力を分け合うこと；

＊健康と維持を主要な社会的な投資と挑戦として認識すること；そしてわれわれの生活習慣の全体的な生態的な問題に取り組むこと；

この会議は，強力な公的健康提携への関与に協力するよう，関係者全員に説得します。

国際活動の喚起

適切なフォーラムでの健康増進の提唱と健康増進の戦略と計画の設定で国々を支援するよう，この会議は世界保健機関とその他の国際組織に喚起している。あらゆる階層の人々・非政府とボランティア組織・政府・世界保健機関とその他の関連団体が，この憲章の基本を形成する道徳的そして社会的価値にそって，健康増進のための戦略導入で力を合わせると，2000年までのすべての人の健康は現実のものとなる，とこの会議は強く確信している。

（加藤泰孝氏による日本語訳を参考にした）

索　引

著 者 略 歴（（ ）内は執筆箇所）

【編著者】

安 達 修 一（1章, 2章, 3章）
　1977年　東京薬科大学卒業
　　　　　医学博士
　　　　　相模女子大学栄養科学部教授を経て
　現　在　相模女子大学短期大学部特任教授

【著者】

落 合 裕 隆（4章）
　2003年　岡山大学卒業
　2009年　博士（医学）（授与大学：大阪市立大学）
　　　　　昭和大学医学部准教授を経て
　現　在　相模女子大学栄養科学部教授

金 井 美 惠 子（5章）
　1976年　実践女子大学大学院家政学研究科修了
　　　　　獣医学博士
　現　在　東都大学管理栄養学部教授

篠 原 暁 子（5章）
　2013年　早稲田大学人間科学研究科博士後期課程修了
　　　　　博士（人間科学）
　現　在　相模女子大学短期大学部講師

川 村 堅（6章）
　1987年　北海道大学大学院獣医学研究科修士課程修了
　　　　　医学博士
　現　在　女子栄養大学栄養学部教授

小 田 切 陽 一（7章, 11章）
　1982年　東京農工大学大学院農学研究科修士課程修了
　　　　　医学博士
　現　在　山梨県立大学名誉教授
　　　　　山梨県立大学大学院特任教授

柴 﨑 智 美（8章, 9章）
　1988年　山形大学医学部医学科卒業
　　　　　医学博士
　現　在　埼玉医科大学医学部教授

野 寺 誠（10章）
　1984年　東京理科大学卒業
　　　　　医学博士
　　　　　埼玉医科大学准教授を経て
　現　在　日本医療科学大学保健医療学部教授

公衆衛生学 —社会・環境と健康—

2023年 4 月10日　初版第 1 刷発行
2024年 4 月10日　初版第 2 刷発行

©編著者　安　達　修　一
　発行者　秀　島　　　功
　印刷者　萬　上　孝　平

発行所　三 共 出 版 株 式 会 社　東京都千代田区神田神保町3の2
　　　　　　　　　　　　　　　　　　　振替　00110-9-1065
郵便番号　101-0051　電話 03-3264-5711㈹　FAX 03-3265-5149
一般社団法人 日本書籍出版協会・一般社団法人 自然科学書協会・工学書協会　会員

Printed in Japan　　　　　　　　　　　　印刷・製本　恵友印刷

ISBN 978-4-7827-0821-7